"十四五"高等职业教育创新教材

供临床、基础、预防、护理、口腔、药学、检验、康复等专业使用

临床护理综合实践技能

主　编　张继娜　徐志华　任建坤

副主编　李　英　王银燕

编　委（以姓氏笔画为序）

　　　　王　娟　王银燕　任建坤

　　　　孙瑞婧　李　丹　李　英

　　　　张艳燕　张继娜　范成香

　　　　罗　芸　徐志华

北京科学技术出版社

图书在版编目（CIP）数据

临床护理综合实践技能/张继娜，徐志华，任建坤
主编．— 北京：北京科学技术出版社，2023.12
ISBN 978-7-5714-2435-0

Ⅰ．①临… Ⅱ．①张…②徐…③任… Ⅲ．①护理学
-高等职业教育-教材 Ⅳ．①R47

中国版本图书馆 CIP 数据核字（2022）第 138115 号

策划编辑：马　驰
责任编辑：张露遥
责任校对：贾　荣
图文制作：舒斋文化
责任印制：李　茗
出　版　人：曾庆宇
出版发行：北京科学技术出版社
社　　　址：北京西直门南大街 16 号
邮政编码：100035
电　　　话：0086-10-66135495（总编室）　0086-10-66113227（发行部）
网　　　址：www.bkydw.cn
印　　　刷：保定市中画美凯印刷有限公司
开　　　本：889 mm×1194 mm　1/16
字　　　数：410 千字
印　　　张：22.25
版　　　次：2023 年 12 月第 1 版
印　　　次：2023 年 12 月第 1 次印刷
ISBN 978-7-5714-2435-0

定　　价：82.00 元

前　言

　　护理学是一门综合性应用学科，具有很强的实践性，而护理实训作为护理专业开设的一门必修实训课，其目的是提高护理专业学生的实际动手能力、综合分析能力和评判性思维能力，使之更好地掌握临床基本技能及操作，为今后的临床工作奠定基础。

　　《临床护理综合实践技能》是根据护理教学的培养目标和教学计划，在总结了多年教学改革实践和教学经验的基础上编写而成的。内容包括内科护理学实训、外科护理学实训、妇产科护理学实训、儿科护理学实训、急危重症护理学实训、健康评估实训、康复护理学实训、中医护理学实训。其中，在每项护理实训技能中还包括实训目标、实训准备、实训步骤等方面。

　　全书内容简明扼要、实用性强，对护理教学及护士执业资格考试有很大帮助。本书适用于护理专业在校学生及临床护理工作者。在本书的编写过程中，得到了临床护理专家们的大力支持和帮助，在此表示感谢！

　　由于编写时间紧迫及水平所限，在编写过程中难免有不足或疏漏之处，恳请广大师生和读者批评与指正。

编　者

2023 年 12 月

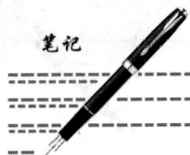

目　　录

第一篇　内科护理学实训指导

第二篇　外科护理学实训指导

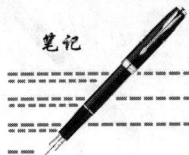

第五篇　急危重症护理学实训指导

第六篇　健康评估实训指导

第七篇　康复护理学实训指导

第八篇　中医护理学实训指导

第一篇 内科护理学实训指导

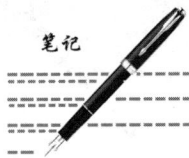

实训一 呼吸系统疾病护理案例分析

【实训目标】

（1）掌握呼吸系统常见病的临床表现、诊断要点、护理诊断及护理措施。

（2）通过案例分析课的训练，学生能较好地掌握运用护理程序对呼吸系统疾病患者进行护理的方法。

【实训准备】

教学案例。

【实训方法】

情境模拟，展示病例，分组讨论；教师随堂指导，随机提问并请学生回答提问，最后强调要点。

【实训步骤】

（1）课前可将学生分成若干小组，教师将准备好的病例资料提供给学生，做好课前预习。

（2）课中教师引导学生分组讨论病例，可采用情境教学或角色扮演等方式进行健康史的采集训练。

（3）复习呼吸系统护理体检步骤，并讨论呼吸系统常见疾病典型病例可能出现的体征。

（4）学生分组，根据情境中提出的问题进行讨论，教师随堂指导提问，并请学生回答，最后强调要点。

病例一

患者，女性，23岁。因反复咳嗽、咯大量脓痰伴有咯血15年，加重2天入院。患者于15年前患麻疹后咳嗽迁延不愈，常伴有黄色脓痰，每天40~50 ml。夜间体位变动或清晨起床后症状加重，间有少量咯血。患者曾到当地医院就诊，经抗生素治疗后症状好转。此后上述症状反复发作，多以劳累、受凉为诱因，自服抗生素可缓解。2天前淋雨后症状加重，痰量增多，每天150~200 ml，伴臭味。咯血约100 ml，轻度胸闷伴发热。患者因担心咯血危及生命十分恐惧，故尽量忍住咳嗽。护理体检：T 38 ℃，R 22次/分，P 90次/分，BP 120/80 mmHg。神志清，口唇无发绀。左下肺呼吸音粗，可闻及中等量水泡音。心率90次/分，律齐。无杵状指（趾）。胸部X线片显示左下肺纹理增粗、紊乱，呈卷发样阴影，阴影内出现液平面。

（1）该患者最可能的临床初步诊断是什么？

（2）目前该患者的主要护理诊断是什么？

（3）在病情监测方面，重点观察的内容包括哪些？

病例二

患者，女性，26岁。因低热、乏力、盗汗、咳嗽及咳痰1月余，咯血2天入院。患者1个月前无明显诱因出现午后低热，伴有乏力、盗汗、食欲缺乏、体重减轻、咳嗽、咳少量白色黏液痰。在村诊所按"感冒"治疗，效果不佳。2天前出现咯血，量约50 ml，随即来医院就诊。护理体检：T 38 ℃，R 20次/分，P 92次/分，BP 110/70 mmHg。患者左锁骨上下可闻及少许湿啰音。心脏及腹部检查未见异常。胸部X线片显示左上肺野片状阴影，中间有一透亮区。

（1）该患者最可能的临床初步诊断是什么？
（2）为协助制订护理计划，还应补充询问患者哪些健康史方面的内容？
（3）对该患者应采取哪些护理措施？

病例三

情境一

患者，男性，39岁。因寒战、高热及胸痛3天入院。患者3天前淋雨后突发寒战、高热，伴有头痛。右上胸部刺痛，深呼吸或咳嗽时加重，右侧卧位可缓解。曾到附近诊所诊治，青霉素肌内注射2次（剂量不详），症状未见好转。昨日患者胸痛加剧，并有咳嗽，咳少量铁锈色痰伴气促。护理体检：T 39.8 ℃，R 30次/分，P 110次/分，BP 120/80 mmHg。患者呈急性病容，鼻翼扇动，面颊绯红，口唇发绀，颈软。右上肺触诊语颤增强，叩诊呈浊音，听诊可闻及支气管呼吸音和少量湿啰音。心律齐，未闻及杂音。腹软，无压痛。双下肢无水肿。胸部X线片显示右上肺野大片致密阴影，按肺叶或肺段分布。血常规：白细胞计数 $18.0×10^9/L$，中性粒细胞 88%，伴核左移。

（1）该患者最可能的临床初步诊断是什么？
（2）目前该患者的主要护理诊断及合作性问题有哪些？
（3）作为护士应重点观察患者的哪些情况？

情境二

患者入院后2天出现意识模糊、烦躁不安、四肢厥冷、多汗、脉搏细速及呼吸急促，急测血压 80/55 mmHg。

（1）请分析该患者病情发生了什么变化？
（2）护士应怎样配合医师进行紧急抢救？

病例四

患者，男性，72岁。因咳嗽、咳痰伴喘息20年，活动后气促近10年，下肢水肿3年，加重3天伴意识障碍1天入院。20年前患者因感冒后出现咳嗽、咳白色泡沫样痰，曾到当地医院就诊，经抗生素治疗后症状好转。以后每年冬季或感冒后均出现上述症状。10年前在上述症状的基础上出现逐渐加重的呼吸困难，治疗后症状不缓解（具体治疗不详）。3年前出现双下肢水肿，休息后可缓解。3天前因感冒后上述症状加重，咳黄色脓痰，气喘加剧，不能平卧。患者于入院前1天出现烦躁、昼睡夜醒，谵妄，遂由急诊入

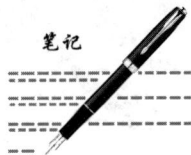

院。护理体检：T 37.8 ℃，R 32 次/分，P 110 次/分，BP 135/85 mmHg。慢性病容，谵妄状态，呼吸急促，口唇明显发绀，球结膜充血、水肿，颈静脉怒张，桶状胸，触觉语颤减弱，叩诊呈过清音，双肺呼吸音粗，可闻及散在湿啰音。心尖搏动位于剑突下，心律齐，未闻及杂音。血气分析：PaO_2 45 mmHg，$PaCO_2$ 65 mmHg。患者入院后立即给予抗生素、支气管舒张剂、吸氧等治疗及护理。因患者气喘严重，家属未经医师和护士允许，擅自调大吸氧浓度和流量，在夜间陪护期间要求给患者应用镇静剂，以帮助患者入睡。

（1）该患者最可能的临床初步诊断是什么？

（2）家属这种擅自调整吸氧浓度和流量的做法，是否有利于缓解患者的症状？为什么？应该如何指导患者吸氧？

（3）可否给予该患者镇静剂？为什么？

（4）护士需密切观察患者哪些病情变化？

（备注：在实际教学中，教师可根据具体实训教学需要及课时安排，从以上病例中选择一个或多个病例进行分析；也可另外准备典型教学案例进行实训教学。）

实训二　保持呼吸道通畅的护理措施

【实训目标】

清除患者呼吸道内的分泌物和异物，改善呼吸功能，避免缺氧。

【适应证和禁忌证】

1. 适应证　适用于呼吸道内有分泌物和异物的患者。
2. 禁忌证　无绝对禁忌证。

【实训准备】

吸痰器、化痰药、温开水、监测生命体征的设备等。

【实训步骤】

1. 湿化痰液　适用于痰液黏稠而不易咳出者。保持体液平衡是最有效的祛痰措施。鼓励患者多饮水，每日饮水量在 1500 ml 以上。同时注意保持空气湿润，使痰液湿化，便于排出。

2. 配合药物治疗

（1）雾化吸入。超声雾化吸入糜蛋白酶加生理盐水，必要时酌情加入抗生素。也可单纯超声雾化吸入生理盐水湿化痰液。为避免超声雾化吸入降低吸入氧的浓度，可使用氧气驱动的射流雾化吸入器辅助吸入液体及药物。

（2）气管内滴入。可将糜蛋白酶、生理盐水、抗生素混合溶液从气管切开处适量滴入。

（3）注射、口服药物。遵医嘱按时、按量使用化痰药及抗生素，观察疗效及副作用。

3. 翻身、叩背　每 1~2 小时改变体位 1 次，便于痰液引流。必要时用手或自动叩击器在胸廓肺区处进行叩击，使痰液松动，利于咳出。此法尤其适用于长期卧床、久病体弱、排痰无力的患者。

4. 指导有效咳嗽、咳痰

（1）咳出中央气管内的痰液。协助患者坐于床上，膝盖弓起，双手抱膝，上身前倾（图 1-1A），或在腹部置一枕头，用双上肢夹紧（图 1-1B），指导患者深吸气后屏气 3 秒，两手挤压支持物（腿或枕头）的同时，用力将痰咳出；也可以让患者坐在椅子上，屈膝，腹部与膝之间垫枕，上身前倾，指导患者深吸气后屏气 3 秒，双上肢挤压腹部处枕头的同时，用力将痰咳出（图 1-1C）。

（2）咳出周边细支气管内的痰液。指导患者深吸气后，于呼气时连续做 3~4 次小力气的咳嗽，直到感觉肺内已无空气为止。

（3）协助卧床不起患者咳痰。协助患者将上身、头部抬高，同时鼓励患者咳痰。

（4）协助腹肌无力患者咳痰。协助患者上身前倾，一手置于患者腹部，于患者用力

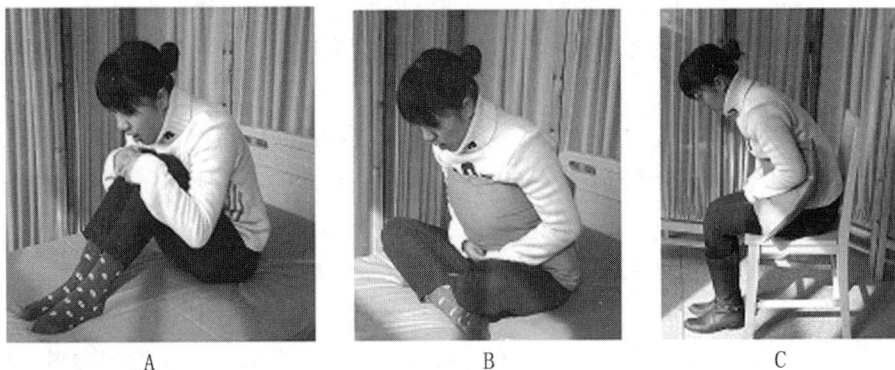

图 1-1　有效咳痰方法
A. 抱膝咳痰；B. 抱枕咳痰；C. 坐位咳痰

咳嗽时用手挤压患者腹部并向上推。

5. 体位引流　利用重力作用使肺、支气管内分泌物排出体外，因而又称重力引流。体位引流适用于痰量较多、呼吸功能尚好的患者，如支气管扩张症、肺脓肿等。

6. 机械吸痰　适用于痰量较多、排痰困难、咳嗽反射弱的患者，尤其是昏迷或已行气管切开、气管插管的患者。

7. 保持环境舒适　为患者营造良好的休息环境，注意保暖，避免受凉，维持适宜的室温（18~20 ℃）和湿度（50%~60%）。既要避免寒冷刺激引发咳嗽，又要避免高温、干燥使痰液干结。

8. 窒息抢救的护理

（1）大咯血有窒息征兆时。立即取头低足高45°俯卧位，托起患者头部向背部屈曲，轻拍其背部，嘱患者尽量将气管内存留的积血咯出。必要时用粗管道吸取血块，也可以直接刺激咽喉，咳出血块，或用手指裹上纱布清除口、咽、喉、鼻部血块，或行气管插管或在气管镜直视下吸取血块。

（2）应用垂体后叶素（血管升压素）。立即开放两条静脉通道，一条静脉通道内选用垂体后叶素5~10 U加入50%葡萄糖40 ml中，15~20分钟内缓慢静脉注射，另一条静脉通道内用垂体后叶素10~20 U加入10%葡萄糖液250 ml缓慢静脉滴注。

（3）镇静。守护并安慰患者，消除其紧张情绪，使之有安全感。对极度紧张、咳嗽剧烈者，可遵医嘱给予小剂量镇静剂、止咳剂，如地西泮5~10 mg肌内注射或10%水合氯醛10~15 ml保留灌肠。

（4）观察生命体征。观察患者咯血的量、颜色、性质及出血的速度，以及血压、脉搏、呼吸、瞳孔、意识状态等方面的变化。观察有无窒息征象，发现窒息立即抢救。

（5）其他。若患者咯血量过多，应尽快配血、输血，可少量多次地给患者输新鲜血，但不宜用库存血。因库存血的血小板破坏较多，凝血因子相对较少，不利于止血。大量咯血不止者，还可经纤维支气管镜局部注射凝血酶或行气囊压迫止血措施。

【注意事项】

（1）糜蛋白酶有分解肽键的作用，可使黏稠的痰液稀化，便于咳出，但要现配现用。注射溴己新时，要慎与其他药物混合配制，若注射药变为白色混浊物，应禁用。

（2）体位引流时，协助患者采取痰液易于流出的位置，即病灶处于高处，引流支气管开口向下的体位。引流前湿化痰液，引流时辅以叩背，有利于痰液排出。

（3）大咯血时，告知患者不能屏气，以免诱发喉头痉挛，使血液引流不畅形成血块，加重窒息。

（4）垂体后叶素通过收缩小动脉、减少肺血流量从而减轻咯血，但它也能引起子宫、肠道平滑肌收缩和冠状动脉收缩，故冠心病、高血压患者及孕妇禁用。用药同时要密切观察患者有无恶心、腹痛、便意、面色苍白、血压升高、心悸、心律失常、心绞痛、心肌梗死等不良情况的发生。另外，应在严密监护下使用垂体后叶素。

（5）大咯血时，禁用吗啡、哌替啶，以免抑制呼吸。大咯血伴剧烈咳嗽时，可使用可待因。但年老体弱、肺功能不全者要慎用镇静剂及强镇咳剂，以免抑制咳嗽反射和呼吸中枢，使血块不能咯出而发生窒息。

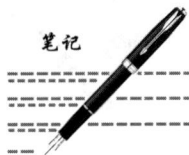

实训三　胸腔闭式引流术的护理

【实训目标】

排出胸膜腔内的气体、液体，重建负压，使肺复张。

【实训准备】

治疗车、治疗盘、水封瓶、弯盘 2 只（内装无齿镊 2 把、聚维酮碘棉球 4 只、消毒纱布 1 块）、血管钳 2 把、生理盐水、开瓶器、胶布、别针、污物筒。

【实训步骤】

（1）护士戴帽子、口罩，洗手。

（2）在治疗室内检查水封瓶包消毒日期，打开水封瓶包，检查水封瓶有无破损。

（3）连接水封瓶引流管。

（4）向瓶内倒入生理盐水，长管置于液面下 1~2 cm，检查水封瓶的密闭性。瓶身保持直立位，并用胶布在瓶外做好水平面标记。

（5）将所有备用物放置于治疗车上，推至患者床旁，向患者解释以取得合作。

（6）正确放置引流瓶。瓶的位置与胸腔间距 60~100 cm。

（7）检查伤口，松开别针，注意患者保暖。挤压引流管。暴露胸腔引流管的接口处，并接弯盘，用 2 把血管钳夹住胸腔引流管近端。

（8）消毒接口处，并正确连接引流管。

（9）检查引流装置是否正确，放开血管钳，再次挤压胸腔引流管，观察水封瓶内的水柱波动情况。

（10）妥善固定引流管，安置患者，整理用物。记录引流液的量、颜色、性状。

【注意事项】

（1）严格无菌操作，每日更换水封瓶。

（2）任何情况下引流瓶的放置不能高于患者胸部。

（3）要避免引流管受压、折曲、滑脱及阻塞，保持引流通畅。

（4）要保持引流系统密封，胸壁伤口在引流管周围要用凡士林纱布包盖严密。如水封瓶破损，要立即夹住引流管，另换水封瓶。

（5）如患者呼吸改善，引流管无气体排出，24 小时引流液小于 50 ml，脓液小于 10 ml，肺完全复张时，可考虑拔管。

（6）拔管后要观察患者有无气急情况，以及皮下气肿或气胸。

（7）一次性胸腔引流装置的操作方法同前。参考说明书使用。

实训四　呼吸系统常见诊疗技术的护理配合

【实训目标】

（1）了解呼吸系统常见诊疗技术的操作目的、操作过程及注意事项。

（2）了解呼吸系统常见诊疗技术的各项用物准备。

（3）熟悉呼吸系统常见诊疗技术的护理配合。

【实训准备】

教学录像。

【实训步骤】

（一）血气分析

1. 多媒体演示、观看教学录像　略。

2. 教师讲解操作要点和注意事项

（1）准备。

1）患者准备：向患者说明穿刺的目的和注意事项，使患者在平静状态下接受穿刺。

2）物品准备：消毒皮肤物品、无菌治疗盘、2 ml 无菌干燥玻璃注射器 1 支、每毫升含 1500 U 肝素液 1 支、软木塞或橡皮塞、指套、消毒棉签、检验单。

（2）过程。核对患者信息，说明检查目的→肝素湿润注射器内壁，并针尖朝上排弃注射器内多余的肝素和空气→选择动脉→常规消毒穿刺点→消毒操作者左手中、示指或戴指套→先用消毒的手指摸清动脉搏动、走向和深度→动脉穿刺→采血 1 ml→拔针→将针立即刺入软木塞或橡皮塞→同时使用消毒干棉签按压穿刺点 2~5 分钟→用手旋转注射器使血液与肝素充分混匀→贴上姓名标签→整理用物并记录（注明吸氧方法、氧浓度、呼吸机参数、采血时间）→立即送检。

3. 教师提出问题，启发学生思考并进行讨论

（1）为什么要在平静状态下采集血气分析标本？

（2）为什么要用肝素液湿润注射器内壁？

（3）股动脉穿刺时，如何判断穿刺针进入的是股动脉还是股静脉？

（4）为什么抽血结束拔出针头后需迅速刺入软木塞或橡皮塞内？

（二）胸腔穿刺术

1. 多媒体演示、观看教学录像　略。

2. 教师讲解操作要点和注意事项

（1）准备。

1）患者准备：①询问患者有无麻醉药过敏史。②向患者解释穿刺的目的，告知患者

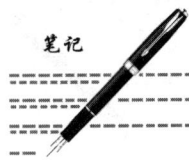

术中不能动、咳嗽、深呼吸，患者若有剧烈咳嗽不宜穿刺，必要时按医嘱术前 0.5 小时给予可待因镇咳。③签署知情同意书。④做普鲁卡因皮试。⑤术前排空大小便；静卧 15 ~30 分钟，必要时给予镇静剂。

2）物品准备：常规治疗盘 1 套，无菌胸腔穿刺包（内有接有胶管的胸腔穿刺针、5 ml 和 50 ml 注射器、7 号针头、血管钳、孔巾、纱布），以及 2% 利多卡因针剂、0.1% 肾上腺素、无菌手套、无菌试管、量杯等。

（2）过程。说明目的→准备物品→安置体位→确定穿刺点→常规消毒→固定孔巾→协助抽取局麻药→协助固定穿刺针，配合抽液或抽气→密切观察患者病情→抽液完毕，拔针，固定纱布→做好患者术后指导→清理用物，标本送检→洗手，记录。

3. 教师提出问题，启发学生思考并进行讨论

（1）如何确定穿刺点？

（2）为什么应沿肋骨上缘垂直进针，不可斜向上方进针？

（3）在穿刺过程中如何观察患者病情？若出现胸膜反应该如何处理？

（4）抽液时如何控制抽液量？

（三）纤维支气管镜检查

1. 多媒体演示、观看教学录像 略。

2. 教师讲解操作要点和注意事项

（1）准备。

1）患者准备：①向患者解释检查的目的、配合事项。②进行血小板和出凝血时间、X 线片、心电图、血气分析检查。③术前禁食、禁水 4 小时。④术前 30 分钟肌内注射阿托品；精神紧张者肌内注射地西泮，避免使用呼吸抑制剂如吗啡、哌替啶（杜冷丁）等。⑤根据患者病情，术前酌情卧床吸氧，氧流量为 3 ~ 4 L/5 ~ 10 min。⑥检查开始前嘱患者排空大小便；患者若有活动性义齿应事先取出。

2）物品准备：纤维支气管镜、吸引器、冷光源、活检钳、细胞刷、喉头喷雾器，以及麻醉药、镇静剂、抢救药及物品。

（2）过程：核对患者信息，说明手术目的→麻醉咽喉部→安置患者于仰卧位→了解操作过程，协助医师插管→协助医师经纤维支气管镜滴入麻醉剂做黏膜表面麻醉→做好术中配合，密切观察病情→协助医师拔管→做好患者术后指导→清理用物，记录检查情况。

3. 教师提出问题，启发学生思考并进行讨论

（1）为什么于术前 30 分钟给予肌内注射阿托品或地西泮？

（2）术中、术后如何观察患者病情？

（3）纤维支气管镜术后患者出现大咯血应该怎么办？

（备注：在实际教学中，教师可根据具体教学需要及课时安排，从以上项目中选择一个或多个项目进行教学。）

实训五　循环系统疾病护理案例分析

【实训目标】

（1）掌握循环系统常见病的临床表现、诊断要点、护理诊断及护理措施。

（2）通过案例分析课的训练，学生能较好地掌握运用护理程序对循环系统疾病患者进行护理的方法。

【实训准备】

教学案例。

【实训方法】

情境模拟，展示病例，分组讨论；教师随堂指导，随机提问并请同学回答，最后强调要点。

【实训步骤】

（1）课前可将学生分成若干小组，教师将准备好的病例资料提供给学生，做好课前预习。

（2）课中教师引导学生分组讨论病例，可采用情境教学或角色扮演等方式进行健康史的采集训练。

（3）复习循环系统护理体检步骤，并讨论循环系统常见疾病典型病例可能出现的体征。

（4）学生分组，根据情境中提出的问题进行讨论，教师随堂指导提问，并请学生回答，最后强调要点。

病例一

情境一

患者，女性，35岁。因劳累后心悸、气短7年，咳嗽、痰中带血1月余，下肢水肿4天入院。7年前患者于劳累或登楼时出现心悸、气短，休息后减轻，当时未加注意。近3年，轻微体力活动时即感心悸、气短，休息后不能很快缓解，经常咳嗽，咳白色泡沫样痰，夜间喜睡高枕。患者曾到当地医院检查，诊断为"风湿性心瓣膜病，二尖瓣狭窄"。1月前患者因过度劳累、着凉后，出现咽痛，咳嗽、痰中带血，心悸、气短，不能平卧。在当地卫生所治疗，应用"止咳药""青霉素"及"地高辛"等药物后，症状未见好转。4天后上述症状加重，并出现下肢水肿，遂由急诊入院。询问病史，患者在20岁时曾患"风湿热"。护理体检：T 37.5 ℃，R 30次/分，P 90次/分，BP 112/76 mmHg。两颊暗红，口唇发绀，咽部充血，颈静脉怒张，双肺底可闻及少量湿啰音。听诊HR 110次/分，心音强弱不等，心律绝对不齐，心尖部可闻及舒张期隆隆样杂音和收缩期吹风样杂音。触诊肝位于右肋缘下 4 cm，质韧，表面光滑。双下肢轻度凹陷性水肿。X 线检查：左心房、左心室扩大，可见肺淤血征。心电图检查示心房颤动。

（1）该患者最可能的临床初步诊断是什么？

（2）本次发作的主要诱因是什么？心力衰竭的常见诱因有哪些？

（3）该患者目前主要的护理诊断及合作性问题有哪些？

（4）根据患者的心功能分级，护士应如何指导其休息？

情境二

该患者入院后积极控制感染，同时给予利尿剂、血管紧张素转换酶抑制剂、洋地黄类药物治疗，患者心悸、气促及水肿等症状明显减轻。但患者出现厌食、恶心、呕吐、头痛、头晕、视物模糊、黄视及心悸等症状。急做心电图示室性期前收缩二联律。

（1）该患者的病情发生了什么变化？应如何处理？

（2）怎样指导该患者在服用洋地黄类药物期间进行病情自我监测？

病例二

患者，男性，50 岁。因头痛、头晕 5 年加重 2 天入院。5 年前患者因"头痛、头晕及耳鸣"就医，发现高血压后一直服用硝苯地平、卡托普利治疗，但经常忘记服药，疲劳时常伴有头痛、耳鸣和胸闷等不适。近日因工作繁忙，经常陪客户吃饭，烟酒过量，每天吸烟 20 余支，饮酒 300~500 ml，睡眠不足。昨晚与客户谈判过程中，因情绪激动突感剧烈头痛，伴有烦躁、眩晕、恶心、呕吐、胸闷、气急及视物模糊，于今日入院。护理体检：T 36.2 ℃，R 30 次/分，P 110 次/分，BP 180/130 mmHg，身高 176 cm，体重 90 kg。神志清，颈软。双肺呼吸音正常。心尖搏动位于左侧第 6 肋间锁骨中线外 1 cm，心律齐，主动脉瓣区第二心音亢进，可闻及收缩期杂音。腹软，双下肢无水肿。神经系统检查无异常。

（1）该患者最可能的临床初步诊断是什么？

（2）目前该患者的主要护理诊断及合作性问题有哪些？

（3）护士如何配合医师进行抢救？

病例三

患者，男性，65 岁。因突发性胸骨后压榨性剧痛 1 小时，伴有恶心、呕吐、恐惧和濒死感入院。患者于 1 小时前晨起跑步途中，突然出现胸骨后剧痛，并向左前臂放射，伴有恶心、呕吐、恐惧和濒死感。经休息和舌下含服硝酸甘油后不缓解，急来医院就诊。患者既往有心绞痛反复发作史。护理体检：T 37.0 ℃，R 24 次/分，P 100 次/分，BP 90/60 mmHg。意识清楚，表情痛苦，面色苍白，出冷汗，口唇轻度发绀，烦躁不安。双肺呼吸音正常，无干湿啰音。叩诊心界不大，心律齐，心音低钝，各瓣膜听诊区无病理性杂音。腹平软，肝脾未触及，双下肢无水肿。辅助检查：血白细胞计数 10×10^9/L，中性粒细胞 67%，淋巴细胞 23%。心电图检查：$V_1 \sim V_3$ 导联 ST 段弓背向上抬高，并有深而宽的 Q 波。

（1）该患者最可能的临床初步诊断是什么？

（2）该患者目前还需要做哪些辅助检查？

（3）目前该患者的主要护理诊断及合作性问题有哪些？

（4）护士应怎样安排该患者的休息与活动？如何对患者进行心理护理？

（备注：在实际教学中，教师可根据具体实训教学需要及课时安排，从以上病例中选择一个或多个病例进行分析；也可另外准备典型教学案例进行实训教学。）

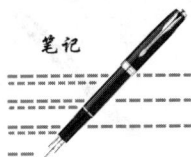

实训六 多功能心电监护仪的使用方法

【实训目标】

发现和识别各种心律失常，以便及时、有效地进行治疗和抢救。

【实训准备】

心电监护仪和电极片数个。

【实训步骤】

（1）护士衣帽整洁，佩戴胸牌，戴口罩、洗手。

（2）备齐用物，推至患者床旁，检查仪器各部件性能是否良好，正确连接各部件。

（3）评估患者的意识、心率、心律、脉搏和口唇颜色。

（4）核对患者的床号、姓名。

（5）向患者和家属解释操作的目的及方法，以取得配合。

（6）将患者安置舒适体位。

（7）连接监护仪电源，打开主机开关，选择"成人"或"小儿"模式。

（8）无创血压监测：选择合适的部位，绑好血压计袖带；有标志的箭头指向肱动脉搏动处。按测量键（NIBP-START），设定测量间隔时间（TIME-INTERVAL）。

（9）心电监测。暴露患者胸部，清洁皮肤，保证电极与皮肤表面接触良好。正确定位（必要时用75%乙醇清洁放置电极片处），粘贴电极片；将电极片分别粘贴在患者右锁骨中线第2肋间、左锁骨中线第2肋间、左腋中线第5肋间，连接心电导联线；根据患者情况选择导联；调节振幅。

（10）监测血氧饱和度（SpO_2）。用 SpO_2 传感器夹住患者手指，使血氧夹红灯对着患者指甲，血氧夹与血压计袖带不可置于同一肢体。

（11）其他监测。如呼吸、体温等。

（12）根据患者情况，在相对安全的范围内设定报警限（ALARM），打开报警系统。关闭不必要的声音。保证监测波形清晰、无干扰。

（13）调至主屏。监测异常心电图并遵医嘱记录监护参数。

（14）向患者交代在心电监护期间应注意的问题。

（15）停止监护。向患者解释；关闭监护仪，撤除导联线及电极片、血压计袖带等。

（16）清洁皮肤，协助患者穿衣，合理安置患者。

（17）整理床单位及用物，用75%乙醇擦拭监护仪及导线。

（18）按规定处理用物，洗手。

【操作流程】

护士着装整齐→准备用物→评估患者→核对→解释→正确连接监护仪→观察→记录

监护参数。

【注意事项】

（1）正确安放电极片。

（2）密切观察心电图波形，及时处理干扰和电极脱落问题。

（3）定期更换电极片安放位置，防止患者皮肤过敏和破溃。

（4）报警系统应始终保持打开状态，出现报警应及时处理。

（5）血氧夹与血压计袖带不可置于同一肢体，以免在测血压时，因阻断血流而测不出血氧。

（6）对需要频繁测量血压的患者，应定时松解袖带，以减少因频繁充气对患者肢体造成的影响和不适感，必要时更换测量部位。

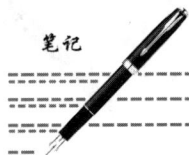

笔记

实训七　循环系统常见诊疗技术的护理配合

【实训目标】

（1）熟悉临床上常见的几种心律失常的心电图特点。

（2）了解循环系统常见诊疗技术的操作目的、操作过程及配合注意事项。

（3）了解循环系统常见诊疗技术的各项用物准备。

（4）熟悉循环系统常见诊疗技术的护理配合。

【实训准备】

心肺模拟人、教学录像。

【实训步骤】

（一）识别异常心电图

（1）利用心肺模拟人展示几种常见心律失常，学生分组讨论其心电图特点。

（2）教师讲解，强调窦性心律失常、期前收缩、室上性心动过速、室性心动过速、房颤、室颤、房室传导阻滞的心电图特点。

（3）根据提供的心电图进行自我测试，并分析其特点。

1）心电图 1。

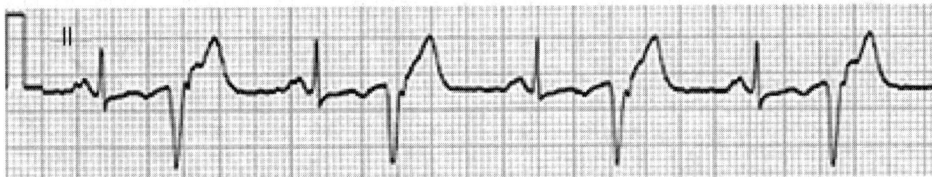

心电图 1 为：

特点为：

2）心电图 2。

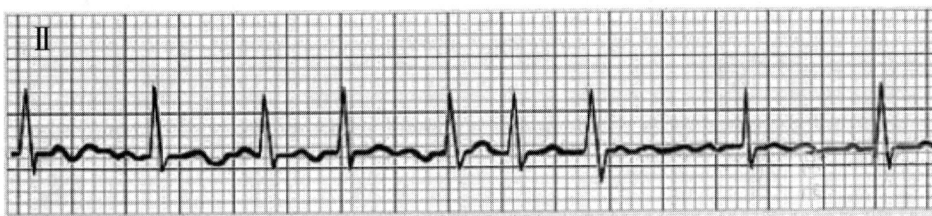

心电图 2 为：

特点为：

3）心电图 3。

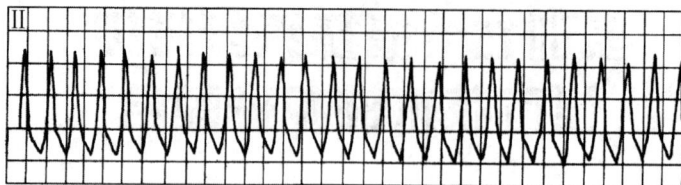

心电图 3 为：

特点为：

（二）心脏电复律

1. 多媒体演示、观看教学录像　略。

2. 教师讲解操作要点和注意事项

（1）准备。

1）患者：①解释操作的目的，以及患者如何配合。②选择性电复律术前应常规检查血电解质。③停用洋地黄类药物 1~2 天。④纠正低钾血症酸中毒。⑤口服奎尼丁 1~2 天，预防转复后复发。⑥房颤有栓塞者抗凝治疗 2 周。⑦术前禁食 4~6 小时；排空大小便；建立静脉通路。

2）物品准备：电复律仪、心电图机、示波器、生理盐水、导电糊、纱布垫、氧气、血压计、注射器、听诊器、急救药物和器械。

（2）过程。核对患者信息，说明治疗目的→安置患者平卧于绝缘硬板床上，勿与金属导电物相接→取下活动性义齿，松解衣扣与腰带→常规做心电图→完成心电记录后将导联线从心电图机上撤除→清洁电击处皮肤→连接电源，打开电复律仪开关→测试电复律仪性能→配合医师对患者镇静和催眠（同步电复律时，给予地西泮 0.3~0.5 mg，直至患者处于嗜睡状态；注意患者呼吸）→电极板涂导电糊→放置电极板→选择"同步"或"非同步"按钮→充电（同步电复律充电 150~200 J，室颤充电 300~350 J）→放电→做常规导联心电图，复律后在原位继续心电监护 24 小时，观察患者生命体征→患者清醒后送回病房，做好术后指导→清理用物，记录复律过程。

3. 教师提出问题，启发学生思考并进行讨论

（1）心脏电复律的适应证和禁忌证分别是什么？

（2）为什么用洋地黄类药物治疗的心力衰竭患者在电复律前应停用洋地黄类药物？

（3）心脏电复律的电极安放位置在哪里？

（4）能否用乙醇代替导电糊？为什么？

（5）如何根据患者病情选择电能？

（三）人工心脏起搏

1. 多媒体演示、观看教学录像　略。

2. 教师讲解操作要点和注意事项

（1）准备。

1）患者准备：①解释心脏起搏意义，告知患者如何配合。②家属签署知情同意书。③停用抗凝剂 3 天。④手术部位备皮。⑤检查血常规、出凝血时间、血小板计数。⑥做

普鲁卡因、青霉素皮试及动态心电图、超声心动图、X 线检查。⑦嘱患者术前排空大小便，禁食 6~8 小时，应用镇静剂。

2）物品准备：①备好心电监护仪、除颤仪、起搏器、吸痰器、氧气、心导管检查器械包。②2% 利多卡因、阿托品、多巴胺、间羟胺（阿拉明）及呼吸兴奋剂等。

（2）过程。核对患者信息，说明穿刺目的→安置患者取平卧位→消毒穿刺部位皮肤→配合抽取局麻药→外周静脉（股静脉或锁骨下静脉等）穿刺、插管→观察患者病情，配合安置起搏器→协助医师进行植入部位的皮肤缝合→做好患者术后护理→清理用物，记录术中患者情况。

3. 教师提出问题，启发学生思考并进行讨论

（1）如何做好安装起搏器患者的术后护理？

（2）安装永久心脏起搏器的患者日常生活是否会受影响？如何为患者进行健康指导？

（四）冠状动脉造影

1. 多媒体演示、观看教学录像　略。

2. 教师讲解操作要点和注意事项

（1）准备。

1）患者准备：①做好解释工作，消除其疑虑，安定情绪。②训练患者有效地咳嗽、吸气、呼气和屏气。③术前进行血生化、血常规、出凝血时间、肝肾功能、心电图等检查。④术前 1 天备皮，备净自脐以下至两膝关节以上范围内毛发，清洁皮肤。⑤做抗生素、碘过敏试验。⑥术前 4 小时禁食，以免术中呕吐。⑦术晨测血压、脉搏和体温。⑧术前嘱患者排空大小便，必要时术前半小时肌内注射地西泮（安定）等。

2）物品准备：①穿刺针及 6 F、7 F 动脉鞘管，长、短导丝，三连三通，三环注射器，测压延长管，输液管，6 F 左、右冠状动脉导管。②药物准备：造影剂（76% 泛影葡胺及其他非离子型碘造影剂如优维显）、肝素、生理盐水、口服硝苯地平（心痛定）、硝酸异山梨酯（消心痛）、常规抢救用药及硝酸甘油、利多卡因常规配制好备用。③另外，备好除颤器、临时起搏器、吸氧仪等设备，并检查其功能，使之处于应急状态。

（2）过程：核对患者信息，说明穿刺目的→安置患者取平卧位→消毒穿刺部位皮肤→铺无菌巾→协助医师连接好压力监测系统→配合抽取局麻药→协助医师穿刺，并将导管经股动脉、肱动脉或桡动脉送至主动脉根部，分别插入左、右冠状动脉口→注入造影剂使冠状动脉及其主要分支显影→做好术中观察与护理→协助医师拔管→做好术后护理→整理用物，记录操作过程和结果。

3. 教师提出问题，启发学生思考并进行讨论

（1）为什么术中造影完毕后嘱患者立即用力咳嗽？

（2）术中应如何做好患者的病情观察？

（3）如何做好冠状动脉造影术后护理？

（五）经皮腔内冠状动脉成形术（PTCA）及冠状动脉内支架植入术

1. 多媒体演示、观看教学录像　略。

2. 教师讲解操作要点和注意事项

（1）准备。

1）患者准备：①解释手术目的。②家属签署知情同意书。③检查出凝血时间及血小板计数。④配血。⑤做普鲁卡因和碘过敏试验；⑥检查肝肾功能、血尿常规、电解质、

心电图，进行 X 线检查，备皮。⑦术前晚应用镇静剂。⑧术晨禁食、禁水及镇静。

2）物品准备：皮肤消毒物品、PTCA 穿刺包、造影剂、麻醉药、生理盐水、肝素钠、无菌手套、沙袋、抢救药物、心电监护仪、除颤仪。

（2）过程。核对患者信息，说明穿刺目的→安置患者取平卧位，连接心电监护仪→常规消毒穿刺部位皮肤→配合抽取局麻药→协助医师行冠状动脉造影→配合医师用指引导管将带球囊导管植入，通过细钢丝后，引至狭窄病变处→造影剂注入球囊，加压使之扩张膨胀，持续 30~120 秒，可重复多次，直至扩张结果满意→做好术中观察与护理→回抽造影剂，将球囊抽成负压撤出→冠状动脉内支架植入者将金属支架植入病变的冠状动脉内，并支撑其管壁→协助医师拔管→做好术后护理→整理用物，记录操作过程和结果。

3. 教师提出问题，启发学生思考并进行讨论

（1）术后如何指导患者进行活动？

（2）术后如何做好伤口护理？

（六）心包穿刺术

1. 多媒体演示、观看教学录像　略。

2. 教师讲解操作要点和注意事项

（1）准备。

1）患者准备：①向患者解释穿刺的目的、意义和注意事项，消除其紧张心理，以利于配合穿刺。②患者有咳嗽或过度紧张时，可给予镇咳剂及镇静剂。③术前做普鲁卡因皮试及行 X 线和（或）超声检查，以便决定穿刺部位及估计积液量；积液量少者不宜手术。

2）物品准备：常规消毒治疗盘；无菌心包穿刺包，内有心包穿刺针（针座接胶管）、5 ml 和 50 ml 注射器、7 号针头、血管钳、洞巾、纱布；其他用物如 1% 普鲁卡因、无菌手套、试管、量杯等；备好心电图机、抢救药品、心脏除颤仪和人工呼吸器。

（2）过程。说明穿刺目的→安置患者取半卧位→确定穿刺点（剑突下与左肋缘相交的夹角处或左侧第 5 肋间，心浊音界内侧 1~2 cm 处）→常规皮肤消毒→固定孔巾→配合抽取局麻药→协助固定穿刺针，配合抽液→若需注入药物，则将事先准备好的药物注入→拔针，固定纱布→做好患者术后指导→清理用物，标本送检→洗手，记录。

3. 教师提出问题，启发学生思考并进行讨论

（1）心包穿刺的目的是什么？

（2）为什么每次抽液不宜超过 500 ml 以上？

（3）当患者麻醉不佳，因疼痛刺激或神经反射引起休克时，应怎样处理？

（备注：在实际教学中，教师可根据具体教学需要及课时安排，从以上项目中选择一个或多个项目进行教学。）

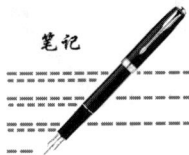

实训八　消化系统疾病护理案例分析

【实训目标】

（1）掌握消化系统常见病的临床表现、诊断要点、护理诊断及护理措施。

（2）通过案例分析课的训练，学生能较好地掌握运用护理程序对消化系统疾病患者进行护理的方法。

【实训准备】

教学案例。

【实训方法】

情境模拟，展示病例，分组讨论；教师随堂指导，随机提问并请学生回答，最后强调要点。

【实训步骤】

（1）课前可将学生分成若干小组，教师将准备好的病例资料提供给学生，做好课前预习。

（2）课中教师引导学生分组讨论病例，可采用情境教学或角色扮演等方式进行健康史的采集训练。

（3）复习消化系统护理体检步骤，并讨论消化系统常见疾病典型病例可能出现的体征。

（4）学生分组，根据情境中提出的问题进行讨论，教师随堂指导提问，并请学生回答，最后强调要点。

病例一

情境一

患者，男性，48岁。因反复发作上腹部疼痛8年，加重3天伴有呕血、黑便入院。患者8年前因饮食不当，逐渐出现上腹部疼痛，伴有反酸、嗳气，多在餐后1小时出现。曾诊断为胃溃疡，给予"雷尼替丁""硫糖铝"等药物治疗，当时症状缓解。以后每于气候变化、饮食不当、劳累时有类似发作，自行服用上述药物后症状缓解。3天前饮酒后（白酒250 ml），上述症状再次发作，伴有恶心、呕吐，呕吐物为胃内容物。6小时前呕血4次，呈暗红色，总量约900 ml，排黑便2次，约500 g。患者自觉头晕、心慌、疲乏无力、皮肤湿冷，遂由急诊入院。护理体检：T 37.8 ℃，R 28次/分，P 120次/分，BP 80/50 mmHg。患者表情紧张、焦虑，面色苍白。双肺无异常，心律齐。腹软，上腹部轻度压痛，肝、脾未触及，双下肢无水肿。临床初步诊断为胃溃疡合并上消化道出血。

（1）该患者最可能的临床初步诊断是什么？

（2）对该患者进行护理评估时，还需要收集哪些方面的资料？需做哪些检查？

（3）目前该患者的主要护理诊断及合作性问题有哪些？

（4）对该患者应如何估计出血量？护士应如何配合医师进行抢救？

情境二

该患者入院后立即给予补充血容量、止血及应用胃黏膜保护剂等治疗，病情明显好转。护士在护理评估时发现，8 年来该患者从未进行过系统治疗，此次又出现呕血与黑便。患者因担心胃溃疡会引发癌变而产生紧张、恐惧心理，且缺乏消化性溃疡防治及保健方面的知识。

护士应该对该患者进行哪些健康指导？

病例二

患者，男性，54 岁。因腹胀、乏力及食欲缺乏 1 年，伴有意识不清 2 小时入院。患者 1 年前无明显诱因出现腹胀、乏力、食欲缺乏及恶心等症状，经当地医院治疗后症状无缓解（具体用药不详）。患者 3 天前因感冒后出现躁动不安、淡漠少言、昼睡夜醒，2 小时前突然意识不清。患者既往有乙肝病史 20 年。护理体检：T 36.7 ℃，R 22 次/分，P 96 次/分，BP 100/60 mmHg。患者一般状态差，意识模糊，面色灰暗，巩膜黄染，瞳孔对光反射迟钝，胸前可见 3 个蜘蛛痣。颈软，无颈静脉怒张。双肺无异常，心律齐，未闻及杂音。腹部隆起，肝未触及，脾位于肋下 4.5 cm，移动性浊音阳性，双下肢中度凹陷性水肿。血常规检查：红细胞计数 $3.0×10^{12}/L$，白细胞计数 $3.5×10^9/L$，血小板计数 $120×10^9/L$。

（1）该患者最可能的临床初步诊断是什么？

（2）对该患者进行护理评估时，除病例中的资料外，还需收集哪些资料？

（3）目前该患者的主要护理诊断及合作性问题有哪些？

（4）该患者经过护理应该达到什么样的护理目标？

（5）对该患者及其家属进行健康指导的内容有哪些？

（备注：在实际教学中，教师可根据具体实训教学需要及课时安排，从以上病例中选择一个或多个病例进行分析；也可另外准备典型教学案例进行实训教学。）

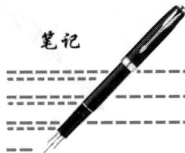

实训九　消化系统常见诊疗技术的护理配合

【实训目标】

（1）了解消化系统常见诊疗技术的操作目的、操作过程及注意事项。

（2）了解消化系统常见诊疗技术的各项用物准备。

（3）熟悉消化系统常见诊疗技术的护理配合。

【实训准备】

教学录像。

【实训步骤】

（一）纤维胃镜检查

1. 多媒体演示、观看教学录像　略。

2. 教师讲解操作要点和注意事项

（1）准备。

1）患者准备：①向患者解释检查的目的、配合事项。②检查血小板、出凝血时间、X线胸片、心电图、血气分析。③术前禁食、禁水4小时。④术前30分钟肌内注射阿托品；精神紧张者肌内注射地西泮（安定），避免使用呼吸抑制剂如吗啡、哌替啶（杜冷丁）等。⑤根据患者病情，术前酌情卧床吸氧，氧流量为3~4 L/5~10 min。⑥检查开始前嘱患者排空大小便；患者若有活动性义齿应事先取出。⑦评估患者的病情、年龄、意识状态、生命体征及输液通道是否通畅，有无青光眼、高血压及心律失常等情况。⑧评估患者在体能上对纤维胃镜检查的承受能力。⑨了解患者的口腔和咽部情况，有无活动性义齿及感染征象。⑩检查患者血清HBsAg情况。

2）物品准备：胃镜检查仪器1套，活检钳、喉头麻醉喷雾器、5 ml无菌注射器及7号针头，2%利多卡因溶液或2%利多卡因、地西泮（安定）、0.1%肾上腺素等药物，无菌手套、弯盘、治疗巾、牙垫、润滑剂、乙醇棉球、纱布及甲醛固定液标本瓶等，复苏设备和止血药物。

（2）过程。核对患者信息，说明检查目的→咽喉麻醉→安置患者取左侧卧位，双腿屈曲→协助医师插管，当插入14~16 cm时，嘱患者做吞咽动作→胃镜进入胃腔内→配合医师向胃内注气、摄影、取活体组织标本及止血→协助医师拔管→做好患者术后指导→清理用物，记录检查情况。

3. 教师提出问题，启发学生思考并进行讨论

（1）针对该患者的术前准备有哪些？

（2）在操作过程中，应如何指导患者配合？

（二）纤维结肠镜检查

1. 多媒体演示、观看教学录像　略。

2. 教师讲解操作要点和注意事项

（1）准备。

1）患者准备：①评估患者对纤维结肠镜检查的认知水平、沟通能力、精神状态、心理反应及合作程度。②评估患者在体能上对纤维结肠镜检查的承受能力。③检查患者的肛门和直肠情况。④了解纤维结肠镜的性能。

2）物品准备：①内镜装置、电凝电切治疗设备及钢丝支架等。②弯盘、纱布、注射器、生理盐水、甲基硅油、标本瓶、组织吸附小纸片及细胞刷。③急救药品和器械。

（2）过程。核对患者信息，说明手术目的→安置患者取左侧卧位，双腿屈曲→术者直肠指检→协助医师插镜，按术者口令遵照循腔进镜原则逐渐缓慢插入肠镜→做好术中配合，协助医师摄像、取活检及治疗等工作→协助医师退镜和抽气→做好患者术后护理→清理用物，记录检查情况。

3. 教师提出问题，启发学生思考并进行讨论　术中患者应采取何种体位？

（三）双气囊三腔管压迫止血术

1. 多媒体演示、观看教学录像　略。

2. 教师讲解操作要点和注意事项

（1）准备。

1）患者准备：①评估患者对双气囊三腔管压迫止血术的认知水平、合作程度、沟通能力及心理反应。②了解患者的病情、年龄、意识状态、生命体征、消化道出血的程度及全身情况。③检查患者有无鼻中隔偏曲、鼻腔炎症及阻塞等情况。

2）物品准备：①治疗盘内放置治疗巾、治疗碗、生理盐水1瓶、弯盘、短镊子、50 ml注射器2支、棉垫、小纱绳2根、弹簧夹1~3只、纱布、胶布、棉签及液体石蜡。②双气囊三腔管。③牵引架、滑轮、蜡绳、牵引物0.5 kg（纱袋或盐水瓶内装300 ml水）及网袋，必要时准备胃肠减压器。

（2）过程。核对患者信息，说明手术目的→检查双气囊三腔管的性能→安置患者于半坐卧位或平卧位，头偏向一侧→清洁鼻腔→润滑双气囊三腔管前端及气囊→协助医师插管，指导患者做吞咽动作→证实气囊在胃内后，协助医师充气、测压→打结→胃管开口用弹簧夹夹紧→正确牵引双气囊三腔管，并标记→按医嘱向胃管内注药或抽液（毕后继续夹紧）→安置患者→清理用物→洗手，记录→止血期间观察与护理患者→出血停止后24小时协助医师拔管。

3. 教师提出问题，启发学生思考并进行讨论

（1）充气时，胃囊与食管囊充气的顺序是什么？放气的顺序是什么？

（2）如果在置管过程中患者出现窒息，应如何处理？

（备注：在实际教学中，教师可根据具体教学需要及课时安排，从以上项目中选择一个或多个项目进行教学。）

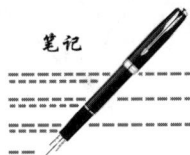

实训十　腹腔穿刺术的护理

【实训目标】

（1）抽取腹腔积液进行化验检查，明确腹腔积液的性质，协助诊断。

（2）放出适量的腹腔积液，减轻腹腔的压力，缓解压迫症状。

（3）腹腔内注入药物，达到直接治疗和提高治疗效果的目的。

【实训准备】

（1）常规消毒治疗盘1套。

（2）腹腔穿刺包内有弯盘、治疗碗、小药杯、止血钳、组织镊、5 ml注射器、6号及7号针头、腹腔穿刺针、洞巾、纱布、棉球、培养瓶、持针器、缝针、缝线等。

（3）其他用物有无菌手套、30 ml注射器、消毒长橡皮管（70~80 cm）、酒精灯、火柴、腹带、皮尺、盛放腹腔积液的容器、1%普鲁卡因10 ml；另备无菌手术剪、手术刀。

【实训步骤】

（1）将备好的用物携至患者床旁，用屏风遮挡患者，并嘱其排尿。必要时导尿，以免穿刺时误伤膀胱。

（2）根据患者病情嘱患者取坐位或半卧位，将油布、治疗巾垫于患者腹部，腹带垫于患者腰背部，暴露腹部，测量腹围。

（3）当医师确定穿刺部位（一般采用脐与左髂前上棘连线上，中外1/3交界处或脐与耻骨连线中点为穿刺点）后，即打开无菌盘，解开无菌腹腔穿刺包，协助进行常规消毒和局部麻醉。

（4）当医师将穿刺针穿入腹腔后，根据穿刺目的进行操作。如系诊断性穿刺，可用注射器抽出适量的腹腔积液留取标本；如系放腹腔积液，则在套管针柄玻璃接管上连接长乳胶管，使腹腔积液缓慢流入备好的容器中。

（5）随着腹腔积液不断流出，为防止因腹内压突然下降而引起休克，应将腹带自上而下逐层束紧。

（6）在放液过程中，应随时观察患者的反应，如出现面色苍白、头晕、血压下降、出汗、脉速、心悸等应及时通知医师并配合抢救。

（7）穿刺完毕，协助医师以无菌纱布覆盖穿刺处，并压迫穿刺部位片刻。用胶布固定，并束紧腹带。如系切口穿刺，放液完毕后协助医师缝合切口，再次消毒，用纱布覆盖切口，其他步骤同上。

（8）嘱患者取平卧位，整理用物，送检标本，继续观察患者反应。

【注意事项】

（1）严格遵循无菌技术操作流程，防止感染。

（2）穿刺点应视患者病情及需要而定，急腹症时穿刺点最好选择在压痛点及肌紧张最明显的部位。

（3）勿在腹部手术瘢痕部位或肠袢明显处穿刺，妊娠时应在距子宫外缘 1 cm 处穿刺。

（4）少量腹腔积液进行诊断性穿刺时，穿刺前宜嘱患者先侧卧于拟穿刺侧 3~5 分钟。对腹腔积液量多者进行腹腔穿刺时，应先将其腹壁皮肤向下向外牵拉，然后再穿刺。拔针后可使皮肤针眼与腹肌针眼错开，以防腹腔积液沿针眼外溢。

（5）大量放液可能引起患者电解质紊乱，血浆蛋白大量丢失，除特殊情况外一般不予放液。初次放液不宜超过 3000 ml（如有腹腔积液回输设备则不在此限）。血性腹腔积液留取标本后应停止放液。

（6）束腹带时不宜过紧，以免造成患者呼吸困难。

（7）术后穿刺处如有腹腔积液外溢，可用火棉胶涂抹，及时更换敷料，防止切口感染。

（8）大量放液者应卧床休息 8~12 小时，并密切观察病情变化。

（9）有粘连型结核性腹膜炎、卵巢肿瘤、囊虫病、棘球蚴病、动脉瘤者应慎行或禁行腹腔穿刺术。

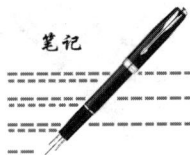

实训十一　泌尿系统疾病护理案例分析

【实训目标】

（1）掌握泌尿系统常见病的临床表现、诊断要点、护理诊断及护理措施。

（2）通过案例分析课的训练，学生能较好地掌握运用护理程序对泌尿系统疾病患者进行护理的方法。

【实训准备】

教学案例。

【实训方法】

情境模拟，展示病例，分组讨论；教师随堂指导，随机提问并请学生回答，最后强调要点。

【实训步骤】

（1）课前可将学生分成若干小组，教师将准备好的病例资料提供给学生，做好课前预习。

（2）课中教师引导学生分组讨论病例，可采用情境教学或角色扮演等方式进行健康史的采集训练。

（3）复习泌尿系统护理体检步骤，并讨论泌尿系统常见疾病典型病例可能出现的体征。

（4）学生分组，根据情境中提出的问题进行讨论，教师随堂指导提问，并请学生回答，最后强调要点。

病例一

患者，女性，28 岁，已婚。因寒战、高热伴有尿频、尿急、尿痛 2 天入院。患者 2 天前劳累后出现寒战、高热、头痛、全身乏力、肌肉酸痛，伴有尿频、尿急、尿痛及腰痛。患者 3 年间曾有类似症状发作 3 次，经抗感染治疗后症状消失。护理体检：T 39.5 ℃，R 28 次/分，P 105 次/分，BP 120/70 mmHg。患者面色潮红，表情痛苦。心肺无异常。腹平软，肝、脾肋下未触及，肋脊角及上、中输尿管点有压痛，双肾区叩击痛阳性。颜面及双下肢无水肿。辅助检查：血常规示白细胞计数 12×10^9/L，中性粒细胞 80%；尿常规示尿蛋白（−），白细胞 20 个/HP（高倍镜），红细胞 8 个/HP（高倍镜）。

（1）该患者最可能的临床初步诊断是什么？

（2）目前该患者的主要护理诊断及合作性问题有哪些？

（3）该患者发病的主要易感因素有哪些？

（4）该患者还应进一步做哪些检查？

（5）对该患者应进行哪些方面的健康指导？

病例二

患者，男性，42岁。因乏力、食欲缺乏及水肿3年，加重2天入院。患者3年前于感冒后出现乏力、食欲缺乏、眼睑和下肢轻度水肿，劳累后加重。尿常规检查有蛋白尿，未加重视。近2天患者劳累后上述症状加重，故到医院就诊。护理体检：T 36.5 ℃，R 18次/分，P 80次/分，BP 150/96 mmHg。患者颜面部及双下肢水肿，咽部无充血，扁桃体无肿大。心肺无异常。腹平软，无压痛，肝、脾肋下未触及，双肾区无叩击痛。辅助检查：尿蛋白（++）。红细胞3个/HP（高倍镜），颗粒管型1个/HP（高倍镜），血红蛋白90 g/L，血尿素氮6 mmol/L，血肌酐90 μmol/L。

（1）该患者最可能的临床初步诊断是什么？

（2）护士还应询问该患者哪些健康史内容？

（3）目前该患者的主要护理诊断及合作性问题是什么？

（4）对该患者应进行哪些方面的健康指导？

病例三

患者，女性，35岁。因反复水肿6年，伴有乏力、头晕、食欲缺乏、体力下降1年，加重1周入院。6年前患者于劳累后出现颜面部及双下肢水肿，曾到当地医院检查，诊断为"慢性肾小球肾炎"，未进行系统治疗。以后患者每于劳累或感染后均会发作，经休息、服用抗生素后症状缓解。近1年，患者出现乏力、头晕、食欲缺乏，体力逐渐下降，常感腰腿酸软，时有双下肢抽搐和疼痛。1周前因感冒上述症状加重，并出现心慌、气短、不能平卧、尿少、颜面部及双下肢水肿。患者及其家属对所患疾病的有关知识了解较少。护理体检：T 37.8 ℃，R 20次/分，P 92次/分，BP 150/110 mmHg。患者神志清，颜面部水肿、苍白。心肺无异常。腹平软，无压痛，肝、脾肋下未触及，移动性浊音阴性。双下肢凹陷性水肿。神经系统检查无异常。辅助检查：血红蛋白60 g/L，白细胞计数 $3.8×10^9$/L，血小板计数 $58×10^9$/L，尿蛋白（++），尿红细胞4~6个/HP（高倍镜），血肌酐865 μmol/L，血尿素氮48.4 mmol/L，血钾5.65 mmol/L，血钙1.87 mmol/L。

（1）该患者最可能的临床初步诊断是什么？

（2）目前该患者的主要护理诊断及合作性问题是什么？

（3）该患者相应的护理措施有哪些？

（备注：在实际教学中，教师可根据具体实训教学需要及课时安排，从以上病例中选择一个或多个病例进行分析；也可另外准备典型教学案例进行实训教学。）

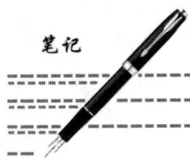

实训十二 泌尿系统常见诊疗技术的护理配合

【实训目标】

（1）了解泌尿系统常见诊疗技术的操作目的、操作过程及注意事项。

（2）了解泌尿系统常见诊疗技术的各项用物准备。

（3）熟悉泌尿系统常见诊疗技术的护理配合。

【实训准备】

教学录像。

【实训步骤】

（一）血液透析

1. 多媒体演示、观看教学录像 略。

2. 教师讲解操作要点和注意事项

（1）准备。

1）患者准备：①评估患者对血液透析的认知水平、合作程度及心理反应。②了解患者的病情、年龄、体重、生命体征、出凝血时间、肾功能及电解质检查结果。③评估患者的血液通路。

2）物品准备：①基本设备，如血液透析机、水处理设备、透析器及动静脉管路等。②辅助物品，如动静脉内瘘穿刺针、血压计、听诊器、体重秤、各种型号的注射器、穿刺包、无菌手套、氧气瓶、塑料桶及透析袋等。③药物准备，如透析液、生理盐水、肝素、次氯酸钠溶液、柠檬酸溶液、过氧乙酸、2.5%碘酊、75%乙醇、50%葡萄糖、10%氯化钠、5%碳酸氢钠、地塞米松、降压药及一般抢救用药。

（2）过程。核对患者信息→送入透析室→开机，透析器及透析管路的安装与预冲→动静脉穿刺→从静脉端穿刺针注入首剂量肝素→肝素化后3~5分钟，将透析器的动脉管路与患者动脉瘘管连接→以50~100 ml/min速度引出血液→关掉血泵，连接静脉瘘管与管路静脉，开动血泵→连接肝素注射器，开动肝素泵，进行透析→调节静脉压及透析液压不超过300 mmHg、透析液流速为500~600 ml/min、血液流速为100~300 ml/min→透析结束后回血→处理动静脉瘘，整理用物，做好护理并记录。

3. 教师提出问题，启发学生思考并进行讨论 略。

（二）腹膜透析

1. 多媒体演示、观看教学录像 略。

2. 教师讲解操作要点和注意事项

（1）准备。

1）患者准备：①评估患者对血液透析的认知水平、合作程度及心理反应。②了解患者的病情、年龄、体重、生命体征、出凝血时间、肾功能及电解质检查结果。

2）物品准备：透析硅胶管、透析液、血压计、听诊器、体重秤、各种型号的注射器、无菌切开包、无菌手套、塑料桶等；无菌生理盐水、2.5%碘酊、75%乙醇、1%普鲁卡因溶液、2%利多卡因针剂及一般抢救用药；透析液要用干燥恒温箱干燥加热至 37 ℃。

（2）过程。核对患者信息→通过手术腹腔插管→插管术后隔离 1~2 周，防止感染→打开透析管的包扎→经 75%乙醇消毒后与透析袋连接→抬高透析袋，使透析液在 10 分钟内流入腹腔→夹紧管口→1 小时后将透析袋放在低于腹腔的位置，将腹腔内透析液引流入透析袋→更换透析袋，如此反复多次，每天灌入透析液 10 000~12 000 ml→处理透析管并包扎，整理用物，做好护理并记录。

3. 教师提出问题，启发学生思考并进行讨论

（1）腹膜透析的适应证有哪些？

（2）护士应如何观察与防止切口感染？

（3）透析阶段应如何评价患者？

（备注：在实际教学中，教师可根据具体教学需要及课时安排，从以上项目中选择一个或多个项目进行教学。）

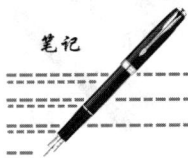

实训十三　血液系统常见诊疗技术的护理配合

【实训目标】

（1）了解血液系统常见诊疗技术的操作目的、操作过程及注意事项。

（2）了解血液系统常见诊疗技术的各项用物准备。

（3）熟悉血液系统常见诊疗技术的护理配合。

【实训准备】

教学录像。

【实训步骤】

（一）骨髓穿刺术

1. 多媒体演示、观看教学录像　略。

2. 教师讲解操作要点和注意事项

（1）准备。

1）患者准备：①评估患者的认知水平、沟通能力、合作程度及心理反应。②了解患者的病情、年龄、意识状态及生命体征等。③了解患者近期红细胞、白细胞、血小板计数及出凝血时间检查结果。④评估患者骨髓穿刺部位皮肤的完整性。

2）物品准备：常规消毒治疗盘 1 套；无菌骨髓穿刺包（内有骨髓穿刺针、10 ml 或 20 ml 注射器、7 号针头、孔巾、纱布等）；棉签、1% 普鲁卡因溶液或 2% 利多卡因针剂、无菌手套、玻片、培养基、酒精灯、火柴及胶布等。

（2）过程。核对患者信息，解释穿刺目的→准备物品→确定穿刺点→安置患者体位→常规穿刺部位皮肤消毒→打开骨髓穿刺包→固定孔巾→协助抽取局麻药→协助医师穿刺→术中观察与护理→留取标本→拔针，固定纱布→做好患者术后指导→清理用物，送检标本→洗手，记录穿刺过程及患者反应。

3. 教师提出问题，启发学生思考并进行讨论

（1）如何确定穿刺点？

（2）对术后的患者应如何进行护理？

（二）骨髓移植术

1. 多媒体演示、观看教学录像　略。

2. 教师讲解操作要点和注意事项

（1）患者准备：①评估患者的认知水平、沟通能力、合作程度及心理反应。②对异基因骨髓移植患者应评估供者及受者的组织配型。③了解患者的血常规、骨髓象及心、肺、肝、肾等重要脏器功能检查结果，免疫功能及内分泌功能检查结果，痰、尿、粪便、

皮肤、耳、鼻、咽拭子细菌及真菌培养结果。④评估患者有无感染灶。⑤评估患者预处理后的状况及在体能上对骨髓移植术的承受能力。

（2）过程。供者的选择和准备→无菌层流室准备→患者准备→进入无菌层流室→骨髓采集→骨髓输注→移植术后的护理。

3. 教师提出问题，启发学生思考并进行讨论　骨髓移植术前患者应做何准备？

（备注：在实际教学中，教师可根据具体教学需要及课时安排，从以上项目中选择一个或多个项目进行教学。）

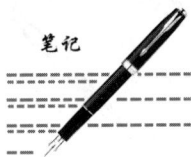

实训十四 胰岛素注射相关护理技术

【实训目标】

（1）了解临床上常用胰岛素的来源、剂型，保存和使用胰岛素注射器。

（2）了解胰岛素的保存与抽吸。

【实训准备】

护士应清洗双手，确认在注射前准备好皮肤消毒设备、胰岛素笔式注射器，含有胰岛素的笔芯、针头等。

【适应证和禁忌证】

1. 适应证　需用胰岛素治疗的糖尿病患者，特别是新诊断的 1 型糖尿病患者；糖尿病伴有严重急性或慢性并发症的患者，如糖尿病酮症酸中毒（DKA）、高血糖高渗状态和乳酸性酸中毒伴高血糖患者；急性感染、创伤的糖尿病患者；手术、妊娠和分娩期患者；2 型糖尿病伴有胰岛 B 细胞功能明显减退患者。

2. 禁忌证　如低血糖、胰岛细胞瘤。

【实训方法】

胰岛素是一种蛋白质，冷和热均可影响胰岛素分子，因此需要特殊保存。未开封的胰岛素应存放于冰箱中冷藏（4~8 ℃），正在使用的胰岛素在常温下（不超过 28 ℃）可使用 28 天，无须放入冰箱，还应避免过冷、过热、太阳直晒、剧烈晃动，否则可因蛋白质凝固变性而失效。

注射胰岛素必须使用 1 ml 或与胰岛素浓度含量相匹配的专用注射器。注意药物剂量必须准确，我国常用胰岛素制剂有 40 U/L 或 100 U/L 两种规格。护士应准确执行医嘱，做到制剂、种类正确，剂量准确，按时注射。短效胰岛素于饭前 30 分钟皮下注射。

1. 普通胰岛素的抽吸　短效胰岛素抽吸时可轻轻摇匀药物，但应避免剧烈晃动。长、短效或中、短效胰岛素混合使用时，如无预先混合好胰岛素，护士应学会如何正确抽取混合胰岛素。当胰岛素的纯度和来源不同时，不要将胰岛素混合。

混合胰岛素的步骤如下。

（1）洗手后，轻轻转动装有中性鱼精蛋白锌胰岛素（NPH）的瓶子。

（2）先用 75% 乙醇消毒瓶口，再抽取等量胰岛素的空气。向瓶中注射欲抽取胰岛素的等量空气，然后拔出注射器。

（3）注射与普通胰岛素等量的空气于普通胰岛素瓶中，倒转瓶子，抽取普通胰岛素至需要量。

（4）再抽取 NPH 至需要量。

2. 胰岛素笔式注射器的应用　胰岛素笔式注射器具有操作简单、调节剂量精确、注射疼痛感小、使用时间长、体积小、携带方便、经济实用、易于保管等特点。掌握胰岛素笔式注射器的正确使用方法，能使糖尿病患者在家中应用胰岛素更为方便，以利于控制血糖。胰岛素笔式注射器的使用方法不正确，将导致患者血糖波动，加重病情。胰岛素笔的使用步骤如下。

（1）安装注射笔芯。

1）旋转取下笔帽，转动笔芯架（图1-2A、B）；推回螺旋杆，或将回复装置往右转，直到螺旋杆完全进入为止。注意螺旋杆不应掉出，如推动注射按钮，注射笔中有笔芯时螺旋杆才会向前移动。

2）检查胰岛素注射笔芯，确保其未破裂或折断。插入笔芯，将与注射笔品牌型号相适应的胰岛素注射笔芯较小的一端插入笔芯架，安装笔芯架（图1-2C、D）。直线推进并旋转机械装置和笔芯架，将两者紧密连接起来。若笔芯架没有完全安装到位，螺旋杆将不能移动，患者将不能得到完整的剂量。

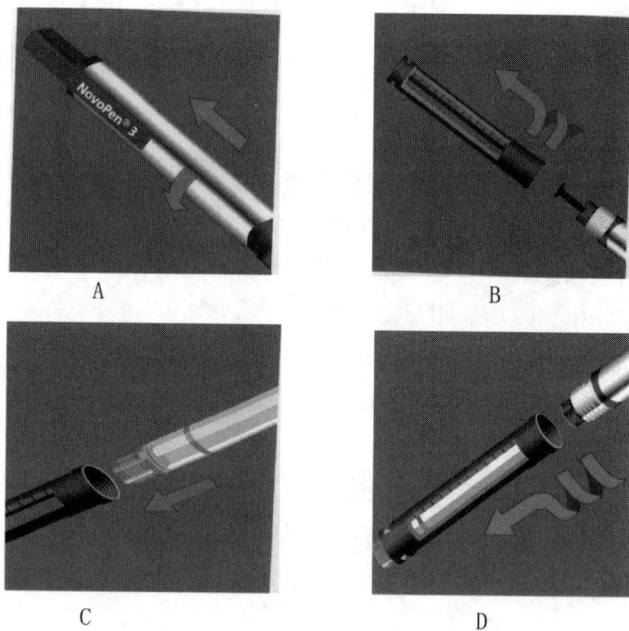

图1-2　安装胰岛素注射笔芯步骤示意图
A. 取下笔帽；B. 拧开笔芯架；C. 安装笔芯；D. 旋转机械装置和笔芯架

3）检查胰岛素，确定胰岛素的剂型、失效期、外观。用75%乙醇棉球擦拭笔芯末端的橡胶封条。对于混悬型胰岛素，应用之前要先轻轻地滚动注射笔10次，再来回上下颠倒注射笔10次，使胰岛素混合均匀。

（2）注射前准备。以下步骤是每次注射前都必须要做的（图1-3）。

1）去掉针头纸签，安装针头。径直对准笔芯架，将针头旋紧在笔芯架上。

2）取下针头内针套和外针套，不要丢弃外针套，以备取下针头时使用。

3）调整2个单位剂量，针头向上，轻轻用手指敲打笔芯，使气泡聚在上部以便去除。推动注射按钮，直至看到胰岛素流出。如果仅看到几滴胰岛素则注射准备未完成；未看到胰岛素流出，则需重复注射准备。笔芯初次使用时常需要进行几次注射准备，如果多次注射准备后仍未能看到胰岛素流出，可能是针头堵塞。

（3）注射所需剂量。

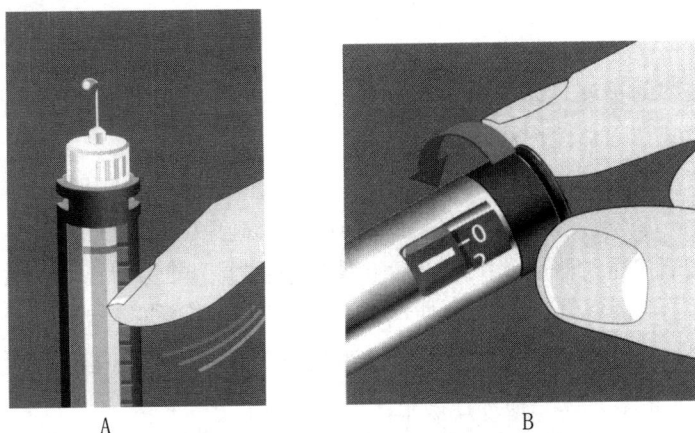

图 1-3　胰岛素笔注射前准备示意图
A. 注射前准备；B. 调整剂量

1）转动剂量调节栓选择所需剂量，胰岛素笔后部的剂量窗口可根据长短线表示不同的奇偶数单位。

2）将针头扎入体内，先将拇指放在注射推键上，然后再缓慢推注直至注射按钮不能再向前推进。为能充分注射胰岛素，应按住注射按钮 5 秒，然后再拔出针头。当检查剂量窗口显示为"0"时，表明注射了足量的药物。设定的剂量可以多于笔芯中剩余的胰岛素。如果剂量窗口未显示"0"，表明没有注射足量的药物，应记住数字，并取下针头和空的笔芯，再按照步骤 1）和 2）安装新笔芯，进行注射前准备后，只注射缺少的剂量以完成注射所需的剂量。

3）注射结束后，戴上针头外针套，旋下套好外针套的针头，按消毒隔离规定处理废弃针头，盖上笔帽。为避免空气进入笔芯，不应贮藏安装针头的注射笔（图 1-4）。

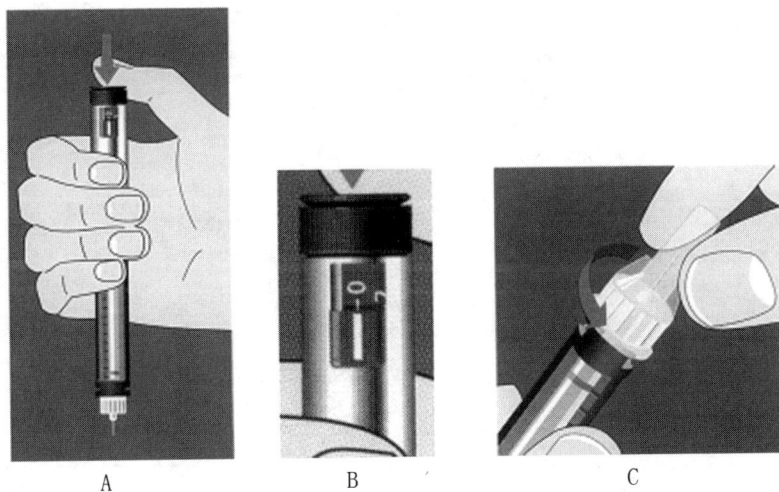

图 1-4　胰岛素笔注射所需剂量示意图
A. 注射；B. 注射到"0"；C. 旋下针头

（4）记录。记录注射时间、剂量。

【注意事项】

1. 胰岛素注射的护理　详见糖尿病患者的护理。

2. 胰岛素笔式注射器使用注意事项

（1）爱护胰岛素笔式注射器，避免潮湿、灰尘、过冷、过热和日光直射，不要在冰箱中贮藏安装了胰岛素笔芯的胰岛素笔。谨防坠落，避免撞击坚硬物体。

（2）胰岛素笔式注射器从盆中取出后，请注意防尘，并保持清洁。使用潮湿的抹布对笔帽、笔身和笔盒进行清洁。不要使用乙醇、过氧化氢溶液（双氧水）、漂白剂擦拭笔身和剂量窗口。不要将胰岛素笔浸入液体中或被液体覆盖，不要试图使用油剂或其他润滑剂来润滑胰岛素笔，以免损坏注射笔。

（3）安装连接机械装置部分和笔芯架前，应确认螺旋杆已经完全回复到机械装置部分内。

（4）胰岛素笔芯上的色带表示胰岛素的不同剂型。每次注射前，护士应仔细查对和确认所注射胰岛素的剂型无误。

（5）每次注射前护士都应查看笔芯中胰岛素的余量是否够本次注射使用。

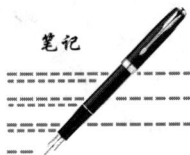

实训十五　神经系统常见诊疗技术的护理配合

【实训目标】

（1）了解神经系统常见诊疗技术的操作目的、操作过程及注意事项。

（2）了解神经系统常见诊疗技术的各项用物准备。

（3）熟悉神经系统常见诊疗技术的护理配合。

【实训准备】

教学录像。

【实训步骤】

腰椎穿刺术

1. 多媒体演示、观看教学录像　略。

2. 教师讲解操作要点和注意事项

（1）准备。

1）患者准备：①评估患者的认知水平、沟通能力、合作程度及心理反应。②了解患者的病情、年龄、意识状态、生命体征及穿刺部位皮肤情况。

2）物品准备：无菌腰椎穿刺包（内有腰椎穿刺针、2 ml 及 20 ml 注射器、7 号注射针头、孔巾、纱布、血管钳）、压力表、1%普鲁卡因溶液或 0.5%~2%利多卡因针剂、无菌手套、无菌试管、培养瓶、酒精灯、火柴及注射药物等。

（2）过程。核对患者信息，说明穿刺目的→安置患者取去枕侧卧位，屈颈抱膝→确定穿刺点→穿刺部位皮肤消毒→打开穿刺包→固定孔巾→配合抽取局麻药→协助医师穿刺、测压、做动力试验、留取标本或注射药物→拔针，消毒穿刺点→无菌纱布固定→安置患者→清理用物→送检标本→洗手、记录。

3. 教师提出问题，启发学生思考并进行讨论

（1）如何确定穿刺点？

（2）对术后的患者应如何护理？

（备注：在实际教学中，教师可根据具体教学需要及课时安排，从以上项目中选择一个或多个项目进行教学。）

实训十六　神经系统疾病护理案例分析

【实训目标】

（1）掌握神经系统常见病的临床表现、诊断要点、护理诊断及护理措施。

（2）通过案例分析课的训练，学生能较好地掌握运用护理程序对神经系统疾病患者进行护理的方法。

【实训准备】

教学案例。

【实训方法】

情境模拟，展示病例，分组讨论；教师随堂指导，随机提问并请学生回答，最后强调要点。

【实训步骤】

（1）课前可将学生分成若干小组，教师将准备好的病例资料提供给学生，做好课前预习。

（2）课中教师引导学生分组讨论病例，可采用情境教学或角色扮演等方式进行健康史的采集训练。

（3）复习神经系统护理体检步骤，并讨论神经系统常见疾病典型病例可能出现的体征。

（4）学生分组，根据情景中提出的问题进行讨论，教师随堂指导提问，并请学生回答，最后强调要点。

病例一

情境一

患者，男性，65岁。因右侧肢体活动无力、意识不清8小时。患者8小时前与他人下棋时突然出现头晕、右侧肢体活动无力，随之意识不清，急呼120送医院就诊。急诊CT检查示"左基底结区高密度影"，诊断"脑出血"。患者既往有高血压病史20年，未规律服药。患者平时性格较急躁、易怒。有烟酒嗜好40余年，病前每天吸烟20余支，饮白酒半斤余。护理体检：T 36.8 ℃，R 20次/分，P 86次/分，BP 200/120 mmHg。呼吸、意识模糊，呼吸有鼾声，双侧瞳孔等大、等圆，对光反射存在。双肺无异常。心界不大，心律齐，各瓣膜听诊区未闻及病理性杂音。腹部检查无异常。右侧鼻唇沟变浅，右侧上、下肢肌张力增高，角膜反射、咽反射存在，右侧巴宾斯基征（+）。

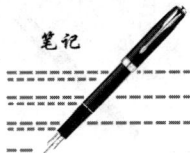

（1）目前该患者存在的主要护理诊断及合作性问题是什么？

（2）护士在护理过程中应重点观察患者的哪些情况？

情境二

该患者入院后 2 小时出现喷射性呕吐、呼吸不规则、一侧瞳孔进行性扩大、意识障碍加重等表现。

（1）该患者可能发生了什么情况？诱发因素有哪些？

（2）护士应如何配合医师进行抢救？

情境三

经积极抢救和护理，该患者病情缓解。目前患者生命体征平稳，意识清楚，右上肢肌力 4 级，右下肢肌力 3 级。患者和家属要求出院。

出院前护士应做哪些方面的健康指导？

病例二

患儿，男，12 岁。因发作性意识丧失 5 年，伴全身抽动 3 个月入院。患儿 5 年前与小朋友玩耍时突然出现双眼凝视，呼之不应，终止玩耍。约十几秒后患儿清醒，继续原先的活动，对发作无记忆，以后症状经常发作。在当地医院诊断为"癫痫"，口服丙戊酸钠后症状好转。3 个月前患儿出现发作性意识丧失，尖叫后跌倒于地，头向后仰，全身抽动，口唇发绀，伴有舌咬伤和尿失禁。患儿恢复后不能回忆发作过程，此种发作每月 2~3 次，口服卡马西平效果不佳。患儿出生时有难产史，否认家族史。患儿平时受宠娇惯，不能自行控制不良习惯，经常玩游戏、看电视到很晚。患儿及其家属对正确用药均认知不足。护理体检：T 36 ℃，R 20 次/分，P 78 次/分，BP 100/80 mmHg。患儿神志清，心、肺及腹部检查无异常，神经系统无阳性体征。辅助检查：头颅 MRI 检查未见异常。

（1）该患儿最可能的临床初步诊断是什么？

（2）该患儿的主要护理诊断及相关护理措施是什么？

（3）对该患儿健康指导的内容包括哪些？

（备注：在实际教学中，教师可根据具体实训教学需要及课时安排，从以上病例中选择一个或多个病例进行分析；也可另外准备典型教学案例进行实训教学。）

附：评估标准

考核项目1 评估标准

班级_____ 学号_____ 姓名_____ 操作时间_____ 成绩_____

项目	权重	质量标准		分值	扣分	得分
准备	10	护士	(1)衣、帽、鞋整洁,符合要求	1		
			(2)操作前洗手、戴口罩	2		
			(3)剪指甲,指甲不超过甲缘	1		
		物品	用物齐全、位置恰当	3		
		患者	(1)核对患者的床号、姓名	1		
			(2)向患者解释操作目的,让患者了解病情	1		
			(3)患者体位适宜,处于休息状态	1		
测血压	65	(1)检查血压计		5		
		(2)患者取合适体位:上臂、心脏、血压计在同一水平		5		
		(3)将患者右臂衣袖卷于肩部(必要时脱袖),肘部伸直,手掌向上		5		
		(4)打开血压计,垂直放妥,开启水银槽开关		5		
		(5)缠袖带:袖带下缘距肘窝2~3 cm,袖带平整,松紧适度		7		
		(6)戴听诊器,用手将听诊器头固定于肱动脉搏动明显处(不能塞在袖带下)		7		
		(7)加压充气,至汞柱上升到动脉搏动音消失后,再上升20~30 mmHg		7		
		(8)放气:以水银柱下降速度为4 mmHg/s为宜		7		
		(9)读数正确并记录(误差±10 mmHg)		7		
		(10)整理血压计:排净余气;关闭汞槽;整理袖带;关好血压计		5		
		(11)提问(由考官任选1题) 1)测量血压时要做到哪"四定" 2)若患者手臂位置高于心脏水平,会对测得的血压值造成什么影响 3)如果听诊血压时变音与消失音之间差异较大,该如何记录(报告) 4)根据中国高血压防治指南,高血压的诊断标准是什么		5		

(续表)

项目	权重	质量标准及分值	分值	扣分	得分
颈动脉搏动	15	检查者以拇指置于患者颈动脉搏动处(在甲状软骨水平胸锁乳突肌内侧或甲状软骨水平气管一侧旁开2指处),分别触诊并比较两侧颈动脉搏动	10		
		提问(由考官任选1题) 1)为什么不能同时触诊两侧颈动脉 2)在患者安静状态下出现颈动脉明显搏动,有什么临床意义 3)如何区别颈静脉搏动和颈动脉搏动 4)什么情况下可以见到颈静脉搏动	5		
终末评价	10	(1)态度亲切、语言、举止符合规范	3		
		(2)动作轻柔、熟练,不遗漏关键步骤	4		
		(3)沟通有效,患者积极配合	3		
合计	100		100		

考核项目 2 评估标准

班级_____ 学号_____ 姓名_____ 操作时间_____ 成绩_____

项目	权重	质量标准		分值	扣分	得分
准备	10	护士	(1)衣、帽、鞋整洁,符合要求	1		
			(2)操作前洗手、戴口罩	2		
			(3)剪指甲,指甲不超过甲缘	1		
		物品	用物齐全、位置恰当	3		
		患者	(1)核对患者床号、姓名	1		
			(2)向患者解释操作目的,让患者了解病情	1		
			(3)患者体位适宜,处于休息状态	1		
瞳孔检查	65	瞳孔	形状、大小及两侧是否等圆、等大	10		
		对光反射	(1)先检查左侧瞳孔:将手电光由外向内移动,直接照射瞳孔,如瞳孔缩小,为直接对光反射	10		
			(2)用手于患者鼻根部隔开双眼,用手电光直接照射左侧瞳孔,并观察右侧瞳孔,如瞳孔缩小,为间接对光反射	10		
			(3)同法检查右侧	10		
		调节反射	嘱被检查者注视1 m远处的示指,然后将示指迅速移近被检查者鼻根部,观察被检查者的瞳孔变化情况	10		
		辐辏反射	嘱被检查者注视1m远的示指,然后将示指缓慢移近被检查者鼻根部,观察被检查者的眼球变化情况	10		
		提问(由考官任选1题) 1)濒死患者的瞳孔有什么样的改变 2)患者的两侧瞳孔大小不等有什么临床意义 3)患者的调节反射和辐辏反射均消失有什么临床意义 4)患者的对光反射完全消失有什么临床意义		5		
角膜反射	15	嘱被检查者向内上方注视,用灭菌棉签的棉花纤维由角膜外缘轻触被检查者的角膜(不能触及睫毛),观察被检查者的闭目反应		10		
		提问(由考官任选1题) 1)患者的直接与间接角膜反射均消失,提示什么病变 2)患者的直接角膜反射消失,间接角膜反射存在,提示什么病变 3)患者的两侧角膜反射同时消失,提示什么病变 4)什么是间接角膜反射		5		
终末评价	10	(1)态度亲切,语言、举止符合规范		3		
		(2)动作轻柔、熟练,不遗漏关键步骤		4		
		(3)沟通有效,患者积极配合		3		
合计	100			100		

考核项目 3 评估标准

班级_____　学号_____　姓名_____　操作时间_____　成绩_____

项目	权重	质量标准及分值		分值	扣分	得分
准备	10	护士	(1)衣、帽、鞋整洁,符合要求	1		
			(2)操作前洗手、戴口罩	2		
			(3)剪指甲,指甲不超过甲缘	1		
		物品	用物齐全、位置恰当	3		
		患者	(1)核对患者床号、姓名	1		
			(2)向患者解释操作目的,使患者了解病情	1		
			(3)患者体位适宜,处于休息状态	1		
常见压痛点的检查	40	(由考官任选 4 个项目,每一项 10 分) (1)胆囊点 (2)麦氏点 (3)溃疡病压痛点 (4)季肋点 (5)上输尿管点 (6)中输尿管点 (7)肋脊点 (8)肋腰点		40		
墨菲(Murphy)征	10	(1)评估者将左手手掌平放在被检查者的右肋下部,以拇指指腹勾压于胆囊点		5		
		(2)嘱被检查者缓慢做深吸气,判断是否存在 Murphy 征		5		
反跳痛	10	(1)检查者用手触诊被检查者腹部出现压痛后,手指可于原处稍停片刻		5		
		(2)被检查者压痛感觉趋于稳定后,检查者迅速将手抬起,离开腹壁,判断是否存在反跳痛		5		
肝上界的叩诊	10	沿右锁骨中线自第 2 肋间向下逐一叩诊,至叩诊音由清音变为相对浊音的肋间为肝上界		10		
提问	10	(由考官任选 2 题) 1)上、中输尿管点压痛提示什么病变 2)肋脊点压痛提示什么病变 3)Murphy 征阳性,提示什么病变 4)反跳痛的意义是什么 5)腹膜刺激征的表现及意义是什么 6)在右锁骨中线上,肝上、下径的正常值各是多少 7)季肋点压痛提示什么病变 8)肝浊音界消失,代之以鼓音提示什么病变		10		
终末评价	10	(1)态度亲切,语言、举止符合规范		3		
		(2)动作轻柔、熟练,不遗漏关键步骤		4		
		(3)沟通有效,患者积极配合		3		
合计	100			100		

考核项目 4 评估标准

班级＿＿＿＿＿ 学号＿＿＿＿＿ 姓名＿＿＿＿＿ 操作时间＿＿＿＿＿ 成绩＿＿＿＿＿

项目	权重	质量标准		分值	扣分	得分
准备	10	护士	(1)衣、帽、鞋整洁,符合要求	1		
			(2)操作前洗手、戴口罩	2		
			(3)剪指甲,指甲不超过甲缘	1		
		物品	用物齐全、位置恰当	3		
		患者	(1)核对患者床号、姓名	1		
			(2)向患者解释操作目的,使患者了解病情	1		
			(3)患者体位适宜,处于休息状态	1		
测血压	60	(1)检查血压计		5		
		(2)患者取合适体位:上臂、心脏、血压计在同一水平		5		
		(3)将患者右臂衣袖卷于肩部(必要时脱袖),肘部伸直,手掌向上		5		
		(4)打开血压计,垂直放妥,开启水银槽开关		5		
		(5)缠袖带:袖带下缘距肘窝2~3 cm,袖带平整,松紧适度		7		
		(6)戴听诊器,用手将听头固定于肱动脉搏动明显处(不能塞在袖带下)		7		
		(7)加压充气,至汞柱上升到动脉搏动音消失后,再上升20~30 mmHg		7		
		(8)放气:以水银柱下降速度为4 mmHg/s为宜		7		
		(9)读数正确并记录(误差±10 mmHg)		7		
		(10)整理血压计:排净余气;关闭汞槽;整理袖带;关好血压计		5		
气管触诊	10	让受检者取舒适坐位或仰卧位,使颈部处于自然正中位置,检查者将示指与环指分别置于受检者两侧胸锁关节上,然后将中指置于气管之上,观察中指是否在示指与环指中间		10		
提问	10	(由考官任选2题) 1)测量血压时要做到哪"四定" 2)若患者手臂位置高于心脏水平,会对测得的血压值造成什么影响 3)如果听诊血压时变音与消失音之间差异较大,该如何记录(报告) 4)根据中国高血压病防治指南,高血压病的诊断标准是什么 5)哪些疾病患者气管可向健侧偏斜(至少举两个例子) 6)哪些疾病患者气管可向患侧偏斜(至少举两个例子) 7)测量血压时,放气时水银柱下降的速度是多少 8)为什么不能将听诊器的听头塞入袖带下		10		
终末评价	10	(1)态度亲切,语言、举止符合规范		3		
		(2)动作轻柔、熟练,不遗漏关键步骤		4		
		(3)沟通有效,患者积极配合		3		
合计	100			100		

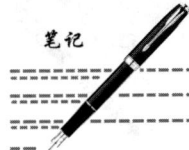

考核项目5评估标准

班级_____　学号_____　姓名_____　操作时间_____　成绩_____

项目	权重	质量标准		分值	扣分	得分
准备	10	护士	(1)衣、帽、鞋整洁,符合要求	1		
			(2)操作前洗手、戴口罩	2		
			(3)剪指甲,指甲不超过甲缘	1		
		物品	用物齐全、位置恰当	3		
		患者	(1)核对患者床号、姓名	1		
			(2)向患者解释操作目的,使患者了解病情	1		
			(3)患者体位适宜,处于休息状态	1		
心脏听诊	53	(1)在被检查者身体上能正确指出传统的5个听诊区位置。二尖瓣区(5分)、肺动脉瓣区(5分)、主动脉瓣区(5分)、主动脉瓣第二听诊区(5分)、三尖瓣区(5分)		25		
		(2)听诊顺序正确:从二尖瓣区开始(2分)、肺动脉区(2分)、主动脉区(2分)、主动脉第二听诊区(2分)、三尖瓣区(2分)		10		
		(3)能表达心脏听诊主要内容:心率(3分)、心律(3分)、心音(3分)、额外心音(3分)、心脏杂音(3分)、心包摩擦音(3分)		18		
鼻窦检查	15	额窦:检查者双手置于被检查者两侧颞部,双手拇指分别置于被检查者左右眼眶上方稍内侧,用力向后向上按压,观察并询问被检查者有无疼痛现象		5		
		筛窦:检查者双手置于被检查者颈部耳郭部,双侧拇指分别置于被检查者鼻根部与眼内眦之间,向后按压,观察并询问被检查者有无疼痛现象		5		
		上颌窦:检查者双手置于被检查者两侧耳后,双手拇指分别于被检查者左右颧部向后按压,观察并询问被检查者有无疼痛现象		5		
提问	12	(由考官任选2题,每题6分) 1)什么是舒张早期奔马律?说明什么问题 2)如果心尖部听到舒张期杂音,还要注意什么 3)第一心音和第二心音的意义是什么 4)房颤听诊有什么特点 5)鼻窦炎有哪些临床表现 6)哪些杂音属于器质性杂音 7)二尖瓣狭窄听诊最典型的体征是什么 8)心脏瓣膜听诊区有哪些		12		
终末评价	10	(1)态度亲切、语言、举止符合规范		3		
		(2)动作轻柔、熟练,不遗漏关键步骤		4		
		(3)沟通有效,患者积极配合		3		
合计	100			100		

考核项目6评估标准

班级_____ 学号_____ 姓名_____ 操作时间_____ 成绩_____

项目	权重	质量标准及分值		分值	扣分	得分
准备	10	护士	(1)衣、帽、鞋整洁,符合要求	1		
			(2)操作前洗手、戴口罩	2		
			(3)剪指甲,指甲不超过甲缘	1		
		物品	用物齐全、位置恰当	3		
		患者	(1)核对患者床号、姓名	1		
			(2)向患者解释操作目的,使患者了解病情	1		
			(3)患者体位适宜,处于休息状态	1		
测脉搏和呼吸	40	(1)检查者示、中、环指的指端按压在被检查者的桡动脉上		5		
		(2)准确计数脉搏30秒(心脏病及危重症患者计数1分钟)(注:误差±6次/分)		10		
		(3)触诊双侧桡动脉并比较		5		
		(4)检查者将手放在被检查者的诊脉部位似诊脉状,眼睛观察被检查者胸部或腹部的起伏		5		
		(5)准确计数呼吸30秒(呼吸不规则者及婴儿计数1分钟)(注:误差±4次/分)		10		
		(6)记录		5		
检查颈静脉	15	(1)协助被检查者取平卧位,观察其颈静脉充盈情况		7		
		(2)协助被检查者取30°~45°的半卧位,观察其颈静脉充盈情况		8		
振水音	15	(1)嘱被检查者取仰卧位,检查者将听诊器放在其左上腹部		7		
		(2)用稍弯曲的手指在被检查者上腹部做连续迅速的冲击动作,判断可否听到振水音		8		
提问	10	(由考官任选2题,每题5分) 1)测量脉搏时为什么不能用拇指诊脉 2)患者体温升高1℃时,呼吸及脉搏有什么变化 3)正常人安静状态下的呼吸频率为多少 4)糖尿病酮症酸中毒患者呼气时可有什么样的特殊气味 5)应在哪个位置观察颈静脉 6)颈静脉怒张有什么意义 7)幽门梗阻患者除了振水音之外,还有什么表现 8)水冲脉的检查方法及意义是什么		10		
终末评价	10	(1)态度亲切,语言、举止符合规范		3		
		(2)动作轻柔、熟练,不遗漏关键步骤		4		
		(3)沟通有效,患者积极配合		3		
合计	100			100		

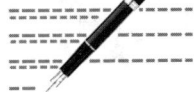

考核项目7 评估标准

班级＿＿＿＿ 学号＿＿＿＿ 姓名＿＿＿＿ 操作时间＿＿＿＿ 成绩＿＿＿＿

项目	权重		质量标准	分值	扣分	得分
准备	10	护士	(1)衣帽、鞋整洁,符合要求	1		
			(2)操作前洗手、戴口罩	2		
			(3)剪指甲,指甲不超过甲缘	1		
		物品	用物齐全、位置恰当	3		
		患者	(1)核对患者床号、姓名	1		
			(2)向患者解释操作目的,使患者了解病情	1		
			(3)患者体位适宜,处于休息状态	1		
病理反射	45		(1)巴宾斯基征:用竹签沿患者足底外侧缘,由后向前至小趾根部并转向内侧快速轻划,同时判断结果	10		
			(2)奥本海姆征:检查者用拇指及示指沿被检查者胫骨前缘用力由上向下滑压,同时判断结果	10		
			(3)戈登征:检查者用手以一定力量捏压被检查者腓肠肌中部,同时判断结果	10		
			(4)查多克征:用竹签在被检查者外踝下方由后向前划至趾跖关节处(足背外侧)为止,同时判断结果	10		
			提问(由考官任选1题) 1)巴宾斯基征阳性的表现是什么 2)病理反射的出现有何临床意义 3)正常人能否出现巴宾斯基征阳性 4)患者一侧锥体束征阳性考虑什么？两侧锥体束征阳性考虑什么	5		
脑膜刺激征	35	颈项强直	(1)被检查者取仰卧位,去掉枕头,颈部放松	5		
			(2)检查者左手托被检查者枕部,右手置于其前胸上部,以左手力量托起被检查者枕部做屈颈动作检查,使其颏部接近胸部。判断结果	5		
		克尼格征	(1)被检查者取仰卧位,先将一侧髋关节和膝关节屈成直角	5		
			(2)检查者左手按住被检查者膝关节,右手将其小腿屈伸活动数次后,抬高小腿,同时判断结果	5		
		布鲁辛斯基征	(1)被检查者取仰卧位,双下肢伸直	5		
			(2)检查者在右侧,右手按于被检查者胸前,左手托起其枕部做头部前屈动作,同时判断结果	5		
			提问(由考官任选1题) 1)举出两种能引起克尼格征和布鲁辛斯基征阳性的疾病 2)何谓颈项强直 3)何谓克尼格征阳性 4)何谓布鲁辛斯基征阳性	5		
终末评价	10		(1)态度亲切,语言、举止符合规范	3		
			(2)动作轻柔、熟练,不遗漏关键步骤	4		
			(3)沟通有效,患者积极配合	3		
合计	100			100		

考核项目8评估标准（规定时间：8分钟）

班级_____ 学号_____ 姓名_____ 操作时间_____ 成绩_____

项目总分	考核内容	得分	评分细则	扣分
准备质量标准（5分）	(1)工作人员准备(衣、帽、鞋、口罩、洗手)	3	着装不符合要求扣1分，未洗手扣2分	
	(2)备齐用物，放置有序	2	缺少一项扣2分	
操作质量标准（70分）	(1)认真收集患者的有关资料	4	未做扣4分	
	(2)评估环境的影响	2	未做扣2分	
	(3)向患者解释清楚	4	未做全扣，未做好扣1分	
	(4)查对患者卧位：仰卧位，下肢伸直略外展	3	查对不全缺一项扣2分，一项未做好扣3分	
	(5)选择穿刺部位(股动脉搏动处)	3	未做全扣	
	(6)常规消毒穿刺点及术者左手示指、中指	5	一项未做好扣2分，污染全扣	
	(7)术者左手示指、中指摸到股动脉搏动后移动0.5 cm	5	酌情扣分	
	(8)术者右手持注射器使针尖与皮肤成直角于搏动处刺入，见鲜红血液后退至2 ml刻度线	10	酌情扣分	
	(9)迅速拔出针尖刺入标本容器橡皮塞内，无菌纱布加压止血5分钟以上	8	重新穿刺酌情扣4~8分	
	(10)协助患者穿好衣裤，整理床单位，安置患者	8	处理不正确扣2~8分，污染全扣	
	(11)填写化验单(抽血时间、患者体温、血红蛋白、吸氧方式、流量或浓度)，标本及时送检	10	未做全扣，未做好缺一项扣2分	
	(12)整理病床单位，患者体位舒适	4	一项未做好扣2分	
	(13)清理用物，洗手	4	一项未做好扣2分	
全程质量标准（25分）	(1)仪表端庄、言行举止优雅、大方、得体	3	酌情扣1~2分	
	(2)态度和蔼，关心患者	2	酌情扣1~2分	
	(3)操作熟练，一次性穿刺成功	6	未做好扣2分	
	(4)不违反无菌操作原则	6	未做好扣2分	
	(5)操作时间符合要求	5	每超过30秒扣1分	
	(6)应变能力强	3	酌情扣1~2分	
合计		100		

考核项目9 评估标准

班级_____　学号_____　姓名_____　操作时间_____　成绩_____

项目总分	考核内容	分值	评分细则	扣分
准备质量标准（5分）	(1)工作人员准备(衣、帽、鞋、口罩、洗手)	3	着装不符合要求扣1分,未洗手扣2分	
	(2)备齐用物:常规消毒治疗盘1套,无菌胸膜穿刺包(内有接有胶管的胸腔穿刺针、5 ml和50 ml注射器、7号针头、血管钳、孔布、纱巾等),2%利多卡因针剂、0.1%肾上腺素、无菌手套、无菌试管、量杯、胶布、棉签等,放置有序	2	缺少物品扣2分	
操作质量标准（72分）	(1)核对患者信息,解释穿刺目的	2	未做到酌情扣分	
	(2)体位。嘱患者反向坐于靠背椅上,双手平放于椅背上;或取坐位,使用床旁桌支托。也可仰卧于床上,举起上臂,完全暴露胸部或背部	5		
	(3)确定穿刺点。一般常取肩脚线或腋后线第7~8肋间;有时也选腋中线第6~7肋间或腋前线第5肋间为穿刺点	10		
	(4)常规消毒皮肤,戴无菌手套,覆盖消毒孔巾	10		
	(5)用2%利多卡因在患者下一肋骨上缘的穿刺点自皮肤至胸膜壁层进行局部浸润麻醉	10		
	(6)术者左手示指和拇指固定患者穿刺部位的皮肤及肋间,右手持20 G或更粗的穿刺针(针座胶管用血管钳夹紧),沿下位肋骨上缘缓慢刺入胸壁直达胸膜,将50 ml注射器接至胶管,然后在协助下抽取胸腔积液或气体	15		
	(7)术毕拔出穿刺针,消毒穿刺点后,覆盖无菌纱布,胶布固定后嘱患者健侧卧位1小时,以利于穿刺部位愈合	10		
	(8)清理用物,洗手,并口述注意事项。①严格执行无菌操作,避免胸腔内继发感染。②维护患者自尊,并注意保暖,避免受凉。③嘱患者穿刺过程中勿咳嗽或转动体位。④抽液后向胸腔内注药时,需接上盛有药液的注射器,先抽出少许胸腔积液,与药液混合后再行注入,要确保注入胸腔内。⑤穿刺时注意防止空气进入胸腔。当医师将注射器与胶管分离前,护士须先用血管钳将通往胸腔的胶管夹住。⑥每次抽液、抽气时,不宜过快过多,以防胸腔内压力突然下降,发生肺水肿、循环障碍。首次抽液量不宜超过600 ml,以后每次抽液量不宜超过1000 ml。⑦有靠近纵隔、心脏和大血管附近的局限性积液积脓者,有严重肺气肿、肺大疱者,有心脏、肝、脾增大的患者穿刺时,应严格慎重	10		
全程质量标准（23分）	(1)仪表端庄、言行举止优雅、大方、得体	3	未做到酌情扣分	
	(2)操作熟练、规范	6		
	(3)动作轻快、节力、有条不紊	6		
	(4)操作时间符合要求	5		
	(5)应变能力强	3		
合计		100		

考核项目10 评估标准（规定时间：8分钟）

班级_____ 学号_____ 姓名_____ 操作时间_____ 成绩_____

项目总分	考核内容	得分	评分细则	扣分
准备质量标准（5分）	(1)工作人员准备(衣、帽、鞋、口罩、洗手)	3	着装不符合要求扣1分,未洗手扣2分	
	(2)备齐用物,备好食物	2	缺少物品扣2分	
操作质量标准（70分）	(1)认真收集患者的有关资料	4	未做全扣,未做好扣2分	
	(2)检查胰岛素笔的配置是否齐全	4	未做全扣,未做好扣2分	
	(3)检查胰岛素的有效期、品种和剂型	4	未做全扣,未做好扣2分	
	(4)认真查对患者信息,解释注射目的清楚	4	未做一项扣2分	
	(5)根据胰岛素种类安装胰岛素笔	12	方法错误酌情扣分,安装失败全扣	
	(6)中效、混效胰岛素注射前需摇匀	2	未做全扣	
	(7)准确排气	5	未做全扣,有气泡酌情扣分	
	(8)调节剂量准确	3	未做全扣,未做好酌情扣分	
	(9)按皮下注射标准进行注射	10	方法错误酌情扣分	
	(10)注射后立即检查注射剂量是否足够	2	忘记全扣	
	(11)除去针头的方法正确	3	方法错误酌情扣分	
	(12)保存胰岛素笔的方法正确	7	污染酌情扣分,忘记全扣	
	(13)叮嘱患者进食	2	未做全扣,未做好酌情扣分	
	(14)询问患者的感受,妥善安置患者	3	未做全扣,未做好酌情扣分	
	(15)整理床单位	2	未做全扣,未做好酌情扣分	
	(16)妥善清理物品	3	未做全扣	
全程质量标准（25分）	(1)仪表端庄、言行举止优雅、大方、得体	3	酌情扣1~2分	
	(2)患者无不良反应			
	(3)操作熟练	2	未做到扣2分	
	(4)关心爱护患者,治疗性沟通有效	6	未做到扣1分	
	(5)严格遵守胰岛素注射要求	6	未做到扣2分	
	(6)操作时间符合要求	5	每超过30秒扣1分	
	(7)应变能力强	3	酌情扣1~2分	
合计		100		

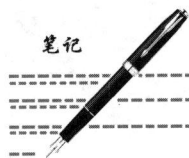

考核项目 11 评估标准

班级_____ 学号_____ 姓名_____ 操作时间_____ 成绩_____

项目总分	考核内容	分值	评分细则	扣分
准备质量标准(5分)	(1)工作人员准备(衣、帽、鞋、口罩、洗手)	3	着装不符合要求扣1分,未洗手扣2分	
	(2)备齐用物(双气囊三腔管、纱布、棉签、50 ml注射器、止血钳、治疗碗、血压计、蝶形胶布、滑轮、牵引架、胃肠减压器、沙袋、线绳、液体石蜡)	2	缺少物品扣2分	
操作质量标准(72分)	(1)核对患者信息,解释手术目的,清洁患者鼻腔	2	未做到酌情扣分	
	(2)检查胃气囊和食管气囊是否漏气,管腔是否通畅。胃气囊注气:注气量150~200 ml,压力为6.6 kPa;食管气囊注气:注气量80~100 ml,压力为4~5.3 kPa。操作时分别将胃气囊、食管气囊气体抽尽,用止血钳夹紧导管开口处			10
	(3)润滑管壁,插管。胃管、胃气囊、食管气囊及患者鼻腔处涂以液体石蜡,充分润滑后嘱患者侧卧,将双气囊三腔管的远端从患者鼻腔插入,达咽部时嘱其吞咽,以利于双气囊三腔管顺利送入。当双气囊三腔管插入65 cm处时,通过胃管腔抽出胃液			20
	(4)注气。用注射器将事先测好的气量向胃气囊、食管气囊内注入空气,注气完毕后用止血钳将此管夹住			10
	(5)牵引。将双气囊三腔管向外牵引,直至感觉有弹性阻力为止(表明胃气囊已压于胃底贲门部)。用0.5 kg重的物品(500 ml盐水瓶内加水250 ml),通过滑轮装置牵引固定双气囊三腔管			10
	(6)抽胃液。用注射器抽出胃全部内容物			10
	(7)整理用物,洗手,记录压迫时间,并口述注意事项			10
全程质量标准(23分)	(1)仪表端庄、言行举止优雅、大方、得体	3	未做到酌情扣分	
	(2)操作熟练、规范			6
	(3)动作轻快、节力、有条不紊			6
	(4)操作时间符合要求			5
	(5)应变能力强			3
合计		100		

病例分析

病例一

患者，男性，68岁。因间断性咳嗽、咳痰20年，伴有心慌、胸闷、呼吸困难和下肢水肿3年，加重1周入院。患者20年前于受凉后出现咳嗽、咳白色黏液样痰，伴有发热和胸骨后针刺样疼痛。在当地医院诊断为"急性支气管炎"，肌内注射青霉素、口服咳必清后症状好转，未予其他检查和治疗。以后患者每于冬季受凉后上述症状即发作，持续时间3~4个月，间断应用抗生素及止咳祛痰药物治疗，症状未能完全控制，病情呈进行性加重。3年前患者出现活动后心慌、胸闷、呼吸困难、下肢水肿，在当地医院行X线及心电图等检查，诊断不明，经休息和用药（不详）后症状缓解，以后反复发作。1周前因再度受凉而出现发热、频繁咳嗽、咳黄色脓性痰，轻微活动即感心悸、胸闷、气喘、呼吸困难，不能平卧，伴有下肢水肿和尿量减少。患者既往无高血压、冠心病、风湿性心脏病及肺结核病史。患者吸烟史40年，平均20支/日，无饮酒及其他不良嗜好。体格检查：T 38.8 ℃，R 28次/分，P 110次/分，BP130/75 mmHg。

患者发育正常，营养中等，神志清晰，半卧位。口唇发绀，颈静脉怒张，气管居中，桶状胸，呼吸运动及触觉语颤减弱。两肺叩诊呈过清音，肺下界和肝上界下移，呼气延长，呼吸音减弱，两下肺可闻及湿啰音。心尖搏动不能明视，剑突下可见收缩期搏动，心浊音界缩小，心律齐，肺动脉瓣区第二心音增强，三尖瓣听诊区可闻及收缩期Ⅲ/6级杂音。腹部平坦柔软，肝位于右肋下4 cm，质中等，有压痛，肝颈静脉回流征阳性，脾未触及。双下肢凹陷性水肿，杵状指。生理反射存在，病理反射未引出。实验室及辅助检查：①周围血象示Hb 170 g/L，WBC $12×10^9$/L，N 82%，L 18%。②X线胸片示两肺透亮度增加。③心电图示P波电压增高，V_1导联示R波电压增高。

【思考题】

（1）写出该患者的主要护理诊断和诊断依据。

（2）写出该患者的护理要点。

病例二

患者，男性，62岁。因发作性胸痛2小时于2003年11月25日下午入院。患者当日中午饱餐。2小时前步行上楼时突感胸部闷压性疼痛，伴有出汗，被迫停下休息，约5分钟后缓解，未予其他处理。30分钟前因情绪激动，症状再次发作，胸骨后压榨性疼痛，并向左上肢内侧放射，伴有心悸、心前区不适和出冷汗，休息后缓解。为明确诊断和治疗，由单位工作人员急送医院门诊。在由门诊赴病房途中，患者因精神紧张症状又再次出现，且疼痛程度较前加重，立即给予硝酸甘油0.3 mg舌下含服，症状迅速消失。患者既往有高血压病史10年，长期服用降压药物；糖尿病病史3年，采用饮食控制及口服降糖药物治疗。患者有吸烟史30年，平均20支/日，有少量饮酒史。体格检查：T 36.2 ℃，R 22次/分，P 92次/分，BP 120/80 mmHg。患者发育正常，营养好，体形偏胖，神

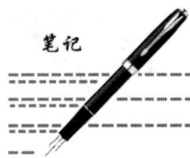

志清楚，面色苍白，表情焦虑，精神较紧张。两肺呼吸音清晰，未闻及干湿啰音。心前区无隆起，心浊音界稍向左下扩大，心律齐，未闻及病理性杂音。腹部平坦柔软，胆囊区及上腹部无压痛，肝浊音界位于右锁骨中线上第 5 肋间，右肋下未触及，脾未触及。四肢和脊柱无畸形，神经系统无异常。实验室及辅助检查：①心电图示 P、QRS、T 波无异常。②心肌酶示 CK 及 CK-MB、LDH 和 AST 均正常。③血生化示胆固醇 7.3 mmol/L，甘油三酯 3.3 mmol/L。④血糖 8.1 mmol/L。

【思考题】

（1）写出该患者的主要护理诊断和诊断依据。

（2）写出该患者的护理要点。

病例三

患者，男性，66 岁。因发作性心前区闷压样疼痛 6 年，再次发作加重 1 小时入院。患者 6 年前于情绪激动时突发心前区闷压样疼痛，并向下颌部放射，伴有心悸、胸闷和出冷汗，经休息约 5 分钟后症状缓解。以后患者每于体力劳累、精神紧张或气候变化时症状即发作，在当地医院诊断为冠心病，间断服药治疗（具体用药不详）。1 小时前患者因排便用力致上述症状再度出现，心前区呈剧烈压榨样疼痛，伴有窒息感和恶心、呕吐、出冷汗，休息并多次舌下含服硝酸甘油症状未能缓解。患者既往有高血压病史 10 年，口服药物治疗；无糖尿病、脑血管病病史。患者无烟酒及其他不良嗜好。体格检查：T 35.8 ℃，R 18 次/分，P 94 次/分，BP 110/70 mmHg。患者发育正常，营养好，体形偏胖，神志清晰，精神欠佳，表情焦虑。头颈部器官未见异常。两肺呼吸音清晰，未闻及干湿啰音。心前区无隆起，心浊音界向左下扩大，心律齐，心尖部第一心音减弱，未闻及杂音。腹部平坦柔软，无压痛，肝浊音界位于右锁骨中线上第 5 肋间，右肋下未触及，脾未触及。四肢和脊柱无畸形，神经系统无异常。实验室及辅助检查：①血常规示红细胞沉降率 40 mm/h，WBC $9.9×10^9$/L。②心电图示 Ⅱ、Ⅲ 和 aVF 导联 ST 段抬高 5~6 mm，Q 波深宽。

【思考题】

（1）写出该患者的主要护理诊断和诊断依据。

（2）写出该患者的护理要点。

病例四

患者，男性，58 岁。因间断性上腹部疼痛 10 年，再发 1 周，伴有咖啡色样呕吐物 1 小时入院。患者 10 年前于劳累加饮食不当后出现上腹部隐痛，伴有恶心、呕吐、反酸、胃灼热。在当地医院诊断为"急性胃炎"，经药物（具体用药不详）治疗后症状好转，未行其他检查。以后患者每于劳累、精神紧张和气候变化时上述症状发作，且多于餐后 3 小时出现，进食后可缓解。1 周前患者因寒冷刺激，上腹部疼痛再次发作，疼痛无明显规律性，自行服药效果欠佳。1 小时前患者突然呕吐咖啡色胃内容物，量约 500 ml（吐后上腹疼痛症状稍减轻），继之排柏油样大便约 1000 g，伴有头晕、心慌、出冷汗，由急诊入院。患者既往有高血压和冠心病病史 8 年，长期服用卡托普利、硝酸异山梨酯（消心痛）和复方丹参片治疗。无肝炎及其他疾病史。患者吸烟史 30 年，平均 15~20 支/日。无饮酒嗜好。体格检查：T 35.6 ℃，R 28 次/分，P 120 次/分，BP 80/60 mmHg。

患者营养状况良好，神志清楚，精神紧张，焦虑不安。面色和睑结膜苍白，口唇无发绀。两肺呼吸音清晰，未闻及干湿啰音。心前区无隆起，心尖搏动位于第6肋间左锁骨中线外约1.5 cm处，心律齐，心尖部可闻及约2级收缩期杂音。腹部平坦柔软，上腹正中稍偏右有轻度压痛，无肌紧张和反跳痛。肝浊音界位于右锁骨中线上第5肋间，右肋下未触及，脾未触及，移动性浊音（−）。肠鸣音12次/分。四肢和脊柱无畸形，神经系统无异常。

【思考题】

（1）写出该患者的主要护理诊断和诊断依据。

（2）写出该患者的护理要点。

病例五

患者，女性，51岁。因间断性水肿5年，再次发作加重伴有恶心、呕吐、尿量减少3个月入院。患者5年前于感冒后出现面部和眼睑水肿，伴有头痛、少尿、恶心、食欲缺乏等。在当地医院诊断为急性肾炎，住院治疗1个月余，症状消失后出院。出院后患者未休息，也未行其他检查和定期复查，从事正常体力劳动。以后患者每遇受凉和劳累时上述症状即发作，均于休息和对症处理后消失。3个月前患者因淋雨受凉上述症状再次发作，并伴有鼻出血、恶心、呕吐、头晕、头痛、失眠、下肢水肿、尿量减少且夜尿增多，在当地医院诊治效果不佳。此次因症状进行性加重而入院。患者既往无高血压、冠心病和糖尿病病史。无特殊嗜好。体格检查：T 36.7 ℃，R 24次/分，P 90次/分，BP 190/120 mmHg。

患者神志清楚，精神欠佳，营养状况差，呈慢性病容，贫血貌，面部及眼睑明显水肿。两肺呼吸音清晰，未闻及干湿啰音。心前区无隆起，心浊音界无增大，心律齐，心尖部可闻及2级收缩期杂音。腹部柔软，无压痛和反跳痛，肝浊音界位于右锁骨中线上第5肋间，右肋下未触及，脾未触及。双下肢凹陷性水肿。四肢和脊柱无畸形，神经系统无异常。实验室及辅助检查：①尿常规示尿蛋白（++），可见红细胞、白细胞和颗粒管型。②血常规示 RBC $3.0×10^{12}$/L，Hb 50 g/L。③血生化示 BUN 30.8 mmol/L，Scr 800 μmol/L，血钾5.5 mmol/L。④B超示双侧肾脏缩小。

【思考题】

（1）写出该患者的主要护理诊断和诊断依据。

（2）写出该患者的护理要点。

病例六

患者，女性，35岁。因发热、颈部肿块伴有头晕、乏力2月余入院。患者2个月前因受凉出现发热（T 39.5 ℃），伴有咽喉部疼痛、头晕、乏力、面色苍白和胸痛，颈部发现肿块，无咳嗽、咳痰、咳血、胸闷、呼吸困难和其他不适。在当地医院诊断为"急性上呼吸道感染"，给予青霉素等药物治疗，效果不佳。此次上述症状呈进行性加重，并出现自发性皮肤黏膜和牙龈出血，为明确诊断和进一步治疗而入院。患者既往身体健康，无外伤、手术史和药物过敏史，无特殊用药史，也无有毒物质和放射性物质接触史。无烟酒及其他不良嗜好。体格检查：T 38.5 ℃，R 26次/分，P 110次/分，BP 110/70 mmHg。患者发育正常，营养中等，神志清楚，精神欠佳。皮肤黏膜苍白，可见散在淤点和瘀斑。面部无水肿，睑结膜和口唇苍白。颈部和腋下淋巴结肿大，质地较硬，无压痛。胸廓无畸形，胸骨下端压痛阳性。两肺呼吸音清晰，未闻及干湿啰音。心前区无隆起，

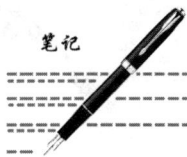

心律齐，心尖部可闻及 2 级收缩期杂音。腹部平坦、柔软、无压痛，肝浊音界位于右锁骨中线上第 5 肋间，右肋下 2 cm，脾位于左肋下 3 cm，伴有轻度压痛。四肢和脊柱无畸形，双下肢无水肿，神经系统无异常。实验室检查：

①血常规示 Hb 90g/L，WBC $50×10^9$/L，原始和早幼淋巴细胞 45%；PLT $60×10^9$/L。

②骨髓象示骨髓增生明显活跃，以原始和早幼淋巴细胞为主。

③X 线胸片未见异常。

【思考题】

（1）写出该患者的主要护理诊断和诊断依据。

（2）写出该患者的护理要点。

病例七

患者，男性，66 岁。因多饮、多尿、多食、消瘦 2 年，伴有意识障碍 2 天入院。2 年前无明显诱因出现烦渴多饮、多尿和多食，每日饮水量、进食量和尿量较前明显增加，体重呈进行性下降，伴有全身乏力、头晕、阵发性心悸，睡眠差，无其他不适。在当地医院行相关检查后诊断为"糖尿病"，经控制饮食和用药后病情好转。以后患者因饮食控制不当，症状时轻时重，并渐出现皮肤瘙痒、肢端麻木和针刺样疼痛，间断用药，未予以正规检查和治疗。2 天前患者于感冒后出现发热、咳嗽、咳痰、腹痛，无腹泻，体温达 39.0 ℃左右，自行用药后症状未控制，出现神志不清且进行性加重，由急诊入院。患者既往有高血脂和高血压病史 15 年，冠心病病史 10 年，长期服药治疗。无烟酒及其他不良嗜好。体格检查：T 39 ℃，R 28 次/分，P 120 次/分，BP 110/80 mmHg。患者发育正常，营养状况差，昏睡，皮肤黏膜干燥、弹性差。头颈部器官无异常。呼吸深大，呼出气体有烂苹果味。两肺呼吸音增强并粗糙，未闻及干湿啰音。心前区无隆起，心浊音界无增大，心律齐，心尖部闻及 2 级收缩期杂音。腹肌稍紧张，呈弥漫性轻压痛，无反跳痛。肝浊音界位于右锁骨中线上第 5 肋间，右肋下未触及，脾未触及。四肢和脊柱无畸形，膝腱反射减弱，巴宾斯基征（-）。实验室检查：①血生化示 BS 21.2 mmol/L，CO_2CP 11.7mmol/L，pH 6.4。②血常规示 WBC $12×10^9$/L，分类中性粒细胞 88%，淋巴细胞 12%。③尿常规示尿糖（+++），尿酮体（+++），尿蛋白（+）。

【思考题】

（1）写出该患者的主要护理诊断和诊断依据。

（2）写出该患者的护理要点。

病例八

患者，女性，55 岁。因右侧肢体瘫痪 1 天、语言不清 1 小时入院。患者 1 天前于早晨起床时自觉右侧肢体无力、活动不灵，伴有同侧肢体隐痛和麻木，无头痛、恶心、呕吐、意识障碍和大小便失禁。到附近医院行头颅 CT 检查后被诊断为颈椎病，给予一般口服药物，未行特殊处理。用药后症状无好转，肢体无力进行性加重，活动障碍加深，且于 1 小时前出现言语不清。患者为进一步诊断和治疗而入院。患者既往有风湿性心脏病，二尖瓣狭窄合并心房纤颤病史 30 年，高血脂和高血压病史 10 年，8 年前被确诊为冠心病，长期服用药物治疗。无糖尿病病史。无烟酒及其他不良嗜好。体格检查：T 36.8 ℃，R 20 次/分，P 72 次/分，BP 145/85 mmHg。患者发育正常，营养状况良好，神志清晰，精神欠佳，表情焦虑，被动体位，检查时不能完全合作。面部无水肿，双侧瞳孔等大、等圆，对光反射灵敏。运动性失语，咽反射存在。颈软无抵抗。两肺呼吸音清晰，未闻及干湿啰音。心前区无隆起，心尖搏动较弥散，心尖部可触及舒张期震颤，并可闻及舒张期隆隆样杂音，心律不齐，第一心音强弱不等，脉搏短绌。腹部柔软，无压痛，无肌紧张和反跳痛。肝浊音界位于右锁骨中线上第 5 肋间，右肋下未触及，脾未触及。四肢和脊柱无畸形，双下肢无水肿。右上肢肌力 2 级，下肢肌力 1 级，肌张力降低，痛觉减退，腱反射减弱，巴宾斯基征（+）。实验室及辅助检查：①血生化示 TG 2.8 mmol/L，CH 7.6 mmol/L，HDL 1.2 mmol/L。②头颅 CT 检查示左侧大脑半球区可见一低密度影像。③脑脊液检查示脑脊液外观无色透明，压力为 160 mmH$_2$O。

【思考题】

（1）写出该患者的主要护理诊断和诊断依据。

（2）写出该患者的护理要点。

第二篇 外科护理学实训指导

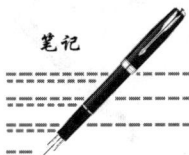

实训一 参观外科实验室

【实训目标】

（1）参观外科实验室（模拟医院手术室）的布局与设置。

（2）了解外科手术室在医疗体系中的功能。

（3）通过参观外科实验室加深学生对手术室各项制度的理解。

（4）熟悉手术室的设置，熟悉手术床、无影灯的使用。

【实训准备】

外科实验室（模拟医院手术室），手术室参观衣、口罩、帽子、拖鞋。

【实训方法】

（1）教师集中讲解。

（2）学生分组参观，教师巡视指导。

（3）学生集中反馈，并进行总结。

【实训步骤】

步骤一 学生做好参观准备

穿手术参观衣，戴好帽子与口罩，换拖鞋。

步骤二 参观手术室的总体结构与布局、手术室用房安排、手术室内的设备与摆放

步骤三 熟悉手术室护士的分工与合作

步骤四 熟悉手术床、无影灯等设备的使用，以及手术物品的保管与处理

步骤五 熟悉手术室制度的实施

清洁制度、接送患者制度、参观制度等。

【实训作业】

完成一份实验报告。

实训二　手术前皮肤准备

【实训目标】

（1）学生能说明手术前皮肤准备的目的和意义。
（2）学生能说出常见手术的备皮范围。
（3）学生能独立完成备皮用物的准备。
（4）学生能学会正确的备皮方法，动作轻柔，态度认真、严肃。

【实训准备】

托盘、弯盘、备皮刀具、肥皂水纱（棉）球及镊子（或肥皂水和软毛刷）、橡胶单、治疗巾、纱布、棉签、汽油、手电筒、脸盆（盛热水）、毛巾。

【实训方法】

（1）教师集中讲解，示教操作，学生演示。
（2）学生分组练习，教师巡视指导。
（3）学生集中反馈，并进行总结。

【实训步骤】

步骤一　评估

步骤二　备齐用物

步骤三　患者准备

核对患者信息，解释手术目的；关闭门窗，屏风遮挡；暴露患者手术部位皮肤，做好保暖、照明工作。

步骤四　铺橡胶单、治疗巾，用肥皂水涂擦局部皮肤

步骤五　剃除毛发，清洗皮肤

操作者一手持纱布绷紧皮肤，另一手持安全刀剃毛，刀架与皮肤成45°，按顺序从左至右、从上至下剃净毛发。用温毛巾擦洗皮肤，脐孔用松节油（汽油）棉签清除污垢，再用清水棉签洗净，最后用干棉签擦干。剃毕用手电筒仔细检查。

步骤六　抽出治疗巾，整理患者衣裤及床单位

步骤七　清理用物，归还原处

将剃刀架洗净擦干后放入消毒液中浸泡备用；一次性刀具毁形后集中处理。

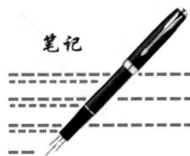

步骤八 正确记录

【实训作业】

完成一份实验报告。

【评估标准】

规定时间：10 分钟

项目	权重	要求	标准分	得分	备注
职业素质要求	5	服装整洁	2		
		仪表大方,举止端庄,语言柔和、恰当,态度和蔼可亲	3		
操作前准备	10	评估患者	2		
		正确抄写医嘱,擦净治疗车	2		
		洗手,戴口罩	2		
		备齐用物	4		
操作过程	50	核对患者信息,解释操作目的	4		
		关闭门窗,屏风遮挡	3		
		暴露患者手术部位皮肤,注意保暖	5		
		铺治疗巾(或棉垫)	3		
		用肥皂水纱(棉)球涂擦局部皮肤	5		
		操作者一手用纱布绷紧皮肤,另一手持安全刀剃毛,刀架与皮肤成45°,按顺序从左至右、从上至下剃净毛发	10		
		用温毛巾擦净备皮区皮肤	5		
		腹部手术患者用松节油(汽油)棉签清除脐孔污垢,再用棉签洗净	5		
		剃毕,用手电筒仔细检查	5		
		抽出治疗巾(或棉垫),整理床单位	5		
操作后处理	10	将剃刀架洗净擦干后放入消毒液中浸泡备用	4		
		将用物擦净放回原处	2		
		将污物倒入污物桶内	2		
		将棉垫放入污染被服箱内	2		
熟练程度	5	操作动作轻巧、稳当、准确	2		
		患者无皮肤破损,无重复操作	3		
理论提问	20	各手术区的备皮范围	10		
		备皮的目的和注意点	10		
总分	100		100		

注:患者皮肤破损影响手术视为不及格。

实训三 外科洗手

【实训目标】

（1）学生能说出外科洗手的目的。

（2）学生能正确进行外科洗手操作。

【实训准备】

无菌刷子、无菌小毛巾、灭菌王刷手液、无菌手套、无菌手术衣。

【实训方法】

（1）教师集中讲解外科洗手的目的，示范外科洗手、戴无菌手套、穿无菌手术衣的方法。

（2）学生分组练习操作，教师巡视指导。

（3）学生演示，集中反馈，并进行总结。

【实训步骤】

灭菌王刷手液刷手法。

步骤一 操作前准备

换刷手衣、裤、鞋，衣袖卷至肘上 10 cm 处，戴口罩、帽子，修剪指甲，打开洗手桶盖和小毛巾桶盖。

步骤二 用流动水冲洗双手至肘上 10 cm

步骤三 用无菌刷子取灭菌王刷手液刷手

步骤四 屈肘向上冲洗双手至肘上 10 cm

步骤五 用小毛巾擦干双手至肘上 10 cm

步骤六 用灭菌王刷手液涂擦双手至肘上 6 cm

步骤七 穿无菌手术衣（图 2-1）

提起手术衣，抖开衣领两角，向上向前轻抛后，双手前伸插入袖口内。

步骤八 戴无菌手套（图 2-2）

滑石粉轻擦双手（或手套中已有滑石粉），手持翻折部（手套内面），戴入右（左）

手，已戴手套的手插入另一手套的翻折部（手套外面），戴好另一手套，将手套腕部套住手术衣袖口。

步骤九　解开腰系带，递给巡回护士协助系带

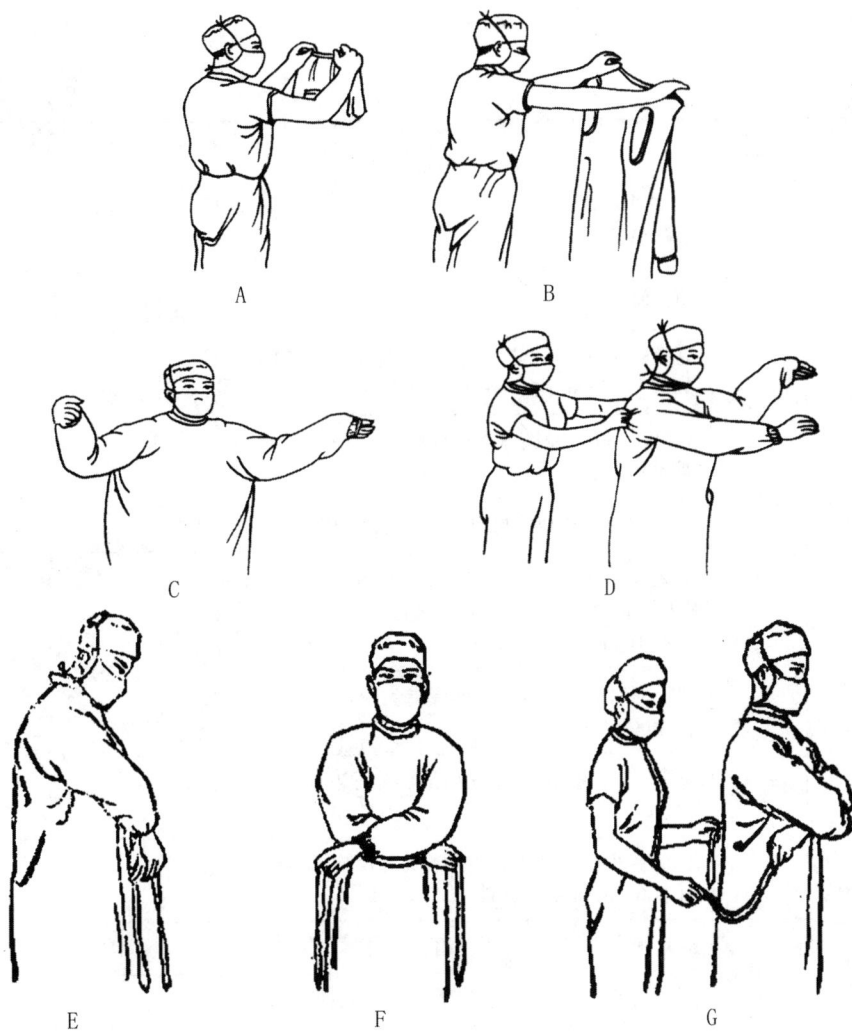

A　　　　　　　　B

C　　　　　　　　D

E　　　　　F　　　　　G

图 2-1　穿无菌手术衣法

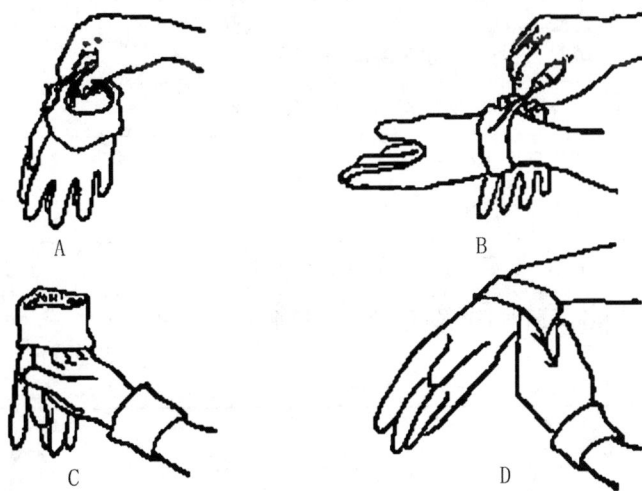

A　　　　　　　　B

C　　　　　　　　D

图 2-2　戴无菌手套法

【实训作业】

完成一份实验报告。

【评估标准】

规定时间：8分钟

项目	权重	要求	标准分	得分	备注
职业素质要求	5	服装整洁	2		
		动作轻稳	3		
操作前准备	10	更换刷手衣、裤、鞋，手术衣下摆塞入裤腰内，衣袖卷至肘上10 cm，内衣领不可外露	5		
		戴口罩、帽子(发、鼻不可外露)，修剪指甲，打开洗手桶盖和小毛巾桶盖	5		
灭菌王刷手法	25	用流动水冲洗双手腕部、肘部、肘上10 cm，不用肥皂	5		
		用无菌刷子取刷手液3~5 ml刷指尖、甲沟、拇指、指蹼、手掌、手背、腕部(左右交替)、肘部(左右交替)、肘上10 cm(左右交替)	5		
		冲手肘时屈肘向上，让水从指尖流向肘部，禁止接触有菌区	5		
		擦手，将小毛巾折成三角形，由底边向上擦至肘上10 cm	5		
		取刷手液0.5~1.0 ml，涂擦双手及腕部、前臂、肘部、肘上6 cm，待干2分钟	5		
穿无菌手术衣	20	提起手术衣，抖开衣领两角，勿污染	10		
		向上向前轻抛手术衣，双手前伸插入袖口内	10		
戴无菌手套	15	用滑石粉涂擦双手或手套中已有滑石粉，手持手套的翻折部(手套外面)，戴入右(左)手	5		
		已戴手套的手插入另一手套的翻折部(手套外面)，戴上另一手套，手套腕部套住手术衣袖口	5		
		解开腰系带，递给巡回护士协助系带	5		
熟练程度	5	动作顺序正确、轻巧	2		
		符合无菌原则	3		
理论提问	20	手术人员经无菌准备后无菌的范围	10		
		穿无菌手术衣及戴无菌手套的原则	10		
总分	100		100		

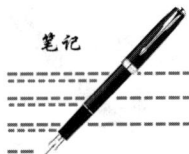

实训四　手术体位的安置

【实训目标】

（1）学生能正确安置常用手术体位。
（2）学生能说出操作过程的注意事项和各种体位的适用范围。
（3）培养学生的人文关怀意识。

【实训准备】

实验模型人或学生，万能手术床及全部配件，小枕头数个。

【实训方法】

（1）教师先集中讲解实训内容，示教操作。
（2）学生分组进行实际操作，教师巡视指导。
（3）学生演示，集中进行反馈、矫正、测评。

【实训步骤】

步骤一　评估

步骤二　备齐用物

按各手术体位准备所需用物。

步骤三　核对患者信息，解释操作目的

步骤四　充分暴露患者手术区域

步骤五　帮患者取适宜的手术体位（图2-3）

步骤六　稳妥托垫和固定患者的肢体及关节

步骤七　观察和监测患者的各项生命体征

步骤八　操作后处理

清理用物，物归原处。

【实训作业】

完成一份实验报告。

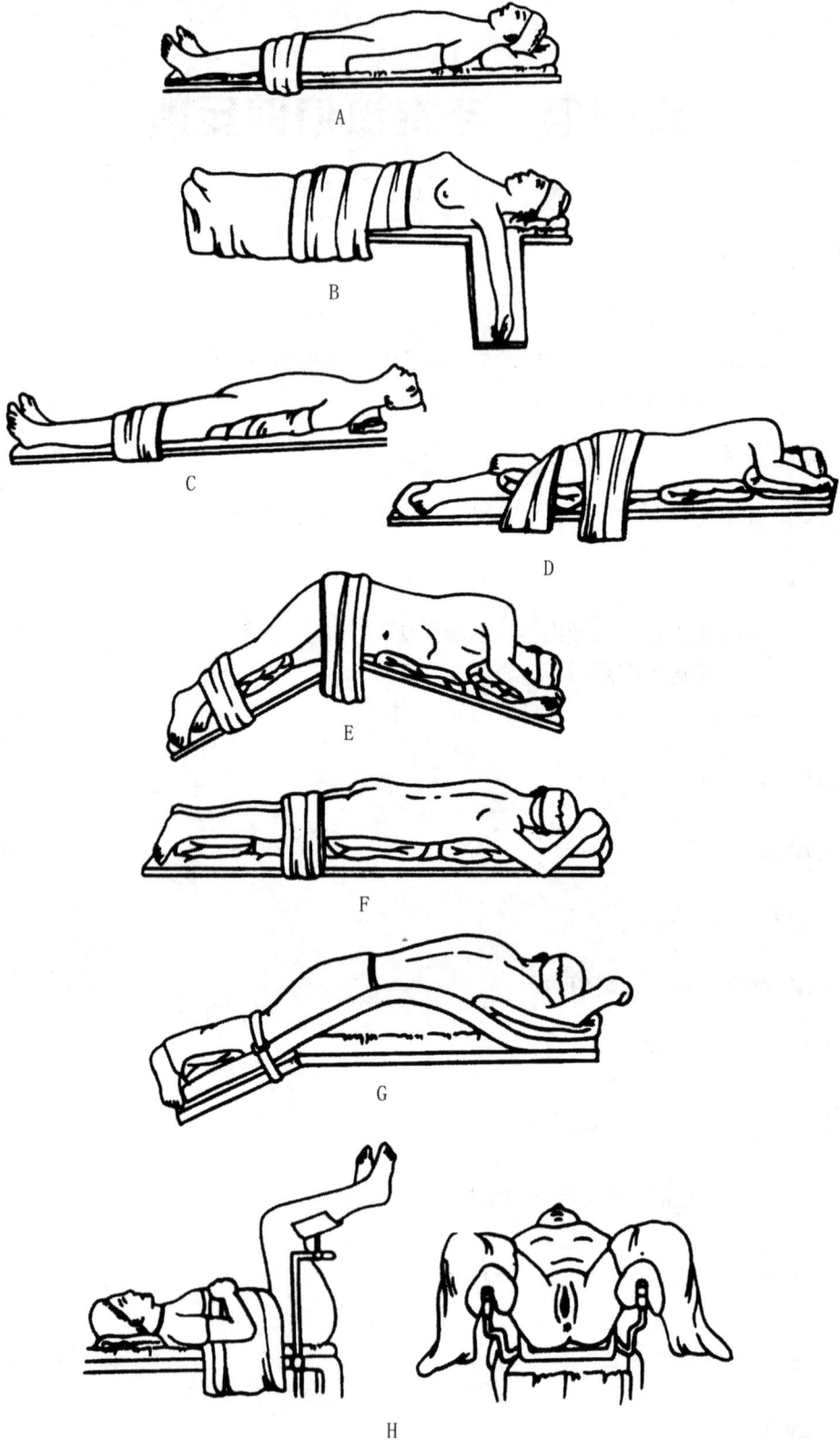

图 2-3 常见手术体位

A. 水平仰卧位；B. 乳房手术平卧位；C. 颈仰卧位；D. 胸部手术侧卧位；

E. 肾手术侧卧位；F. 俯卧位；G. 腰椎手术俯卧位；H. 膀胱截石位

【评估标准】

规定时间：5分钟

项目	权重	要求	标准分	得分	备注
职业素质要求	5	服装整洁,举止端庄	2		
		语言柔和,动作轻稳	3		
操作前准备	10	评估患者	2		
		按手术体位准备所需用物	8		
操作过程	50	核对患者床号、姓名、性别、年龄、住院号、手术名称、手术部位、术前用药、手术同意书和手术间	5		
		向患者解释手术目的	5		
		根据手术部位帮患者取适宜的手术体位	10		
		充分暴露手术区域,同时减少不必要的裸露	5		
		患者肢体及关节托垫稳妥,不可悬空	10		
		患者呼吸和血液循环通畅,不影响麻醉医师的观察和监测	5		
		妥善固定,避免血管、神经受压、肌肉扭伤及压疮等并发症的发生	10		
操作后处理	10	清理用物,物归原处	10		
熟练程度	5	动作轻巧、稳当、准确	2		
		充分暴露手术野,患者肢体得到合理约束,使患者感到安全、舒适	3		
理论提问	20	常用手术体位的适用范围	10		
		选择手术体位的原则及注意事项	10		
总分	100		100		

实训五　外科常用手术器械的辨识及正确使用

【实训目标】

（1）学生能正确辨认和熟练使用常用的手术器械。

（2）学生能说出器械清洗的注意点和器械保管方法。

【实训准备】

手术刀、手术剪、手术镊、止血钳、持针器、巾钳、组织钳、卵圆钳、拉钩、缝针、缝线等。

【实训方法】

（1）教师集中讲解实训内容，并进行示教。

（2）学生分组练习操作，教师巡视指导。

（3）指定学生辨认手术器械，并演示其使用方法，集中进行矫正、测评。

【实训步骤】

步骤一　用物准备

将手术器械按使用先后顺序分类排列整齐。

步骤二　识别各种常用的手术器械（图2-4，图2-5）

步骤三　正确使用常用的手术器械（图2-6～图2-10）

步骤四　操作后处理

将全部手术器械按使用先后顺序分类排列整齐。

【实训作业】

完成一份实验报告。

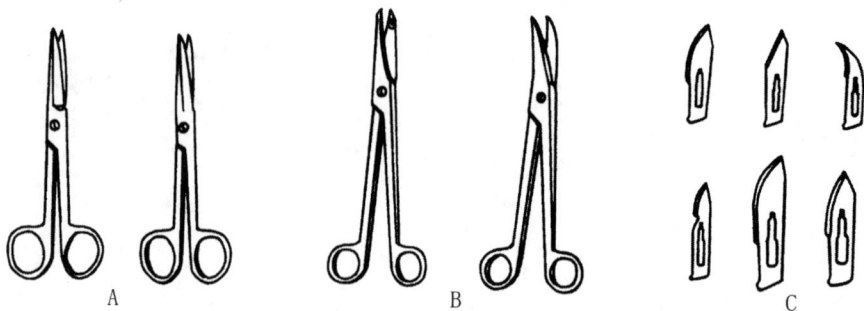

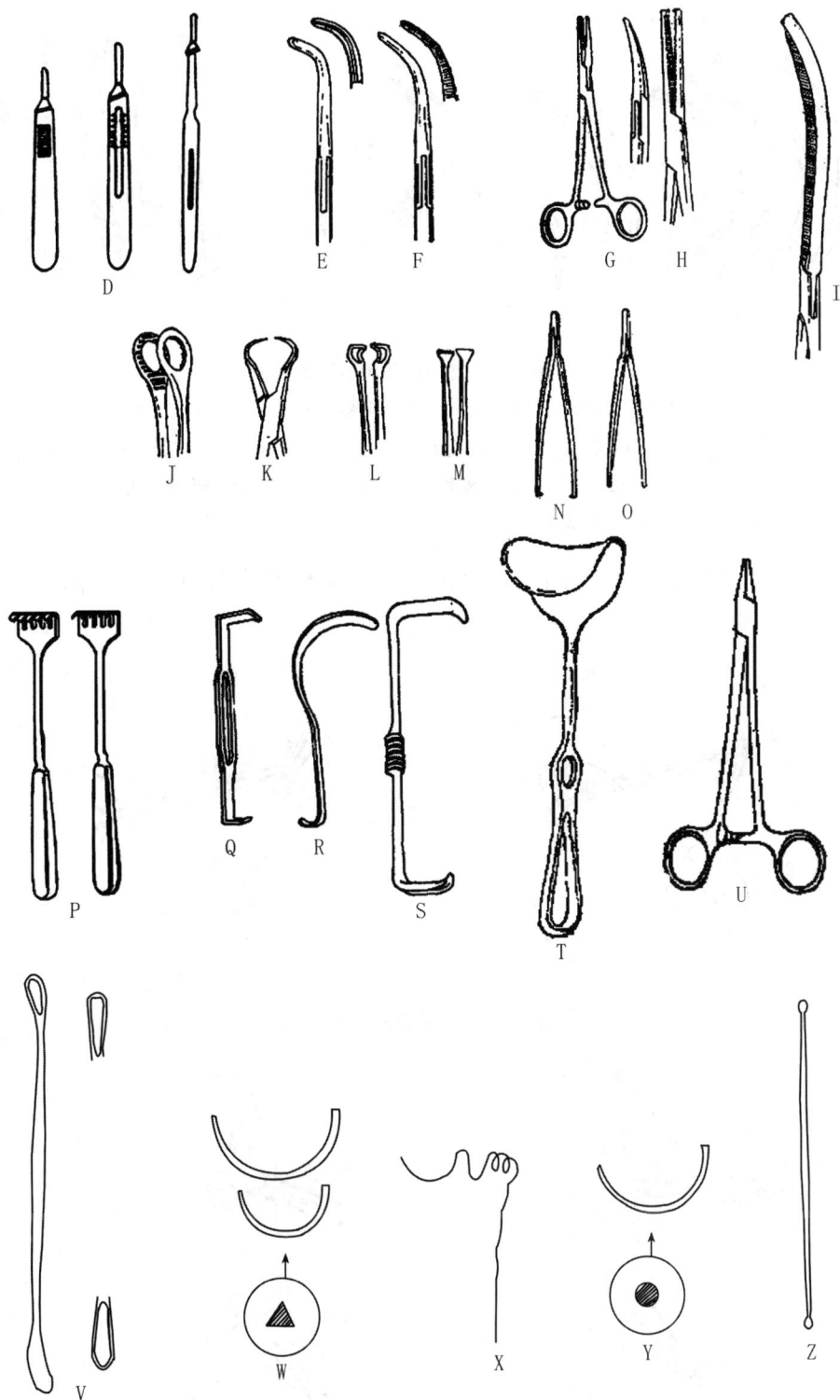

图 2-4　常用的手术器械

A. 剪线剪刀；B. 解剖剪刀；C. 手术刀片；D. 手术刀柄；E. 蚊式血管钳；
F. 弯血管钳；G. 直血管钳；H. Kocher 钳；I. 肠钳；J. 卵圆钳；K. 巾钳；
L. 阑尾钳；M. 鼠齿钳（Allis 钳）；N. 有钩镊；O. 无钩镊；P. 皮肤拉钩；
Q. 甲状腺拉钩；R. S形腹腔拉钩；S. 双头腹腔拉钩；T. 腹部肌肉拉钩；
U. 持针器；V. 刮匙；W. 三角弯针；X. 无损伤缝针和线；Y. 弯圆针；
Z. 圆头探针

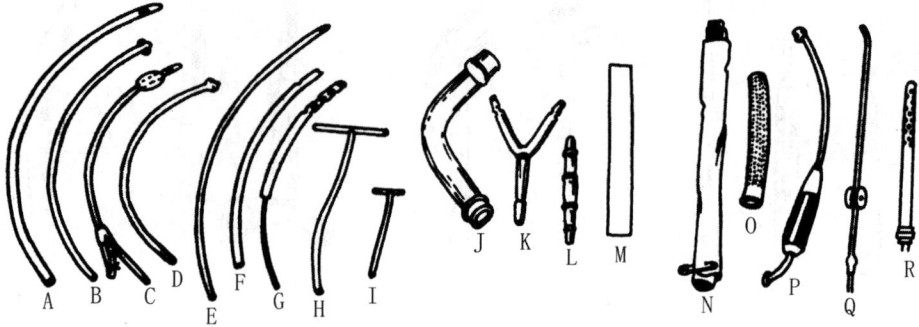

图 2-5 常用的各种引流管

A. 肛管；B. 伞状导管；C. 气囊导尿管；D. 蕈状导尿管；E. 普通导尿管；

F. 胸腔引流管；G. 双腔引流管；H. T形管；I. 胶皮引流管；J. 结肠造口玻璃管；

K. Y形管；L. 竹节玻璃管；M. 橡皮片；N. 烟卷引流管；O. 吸引器头套管；

P. 吸引器管；Q. 吸引器头；R. 双腔吸引器头

安装刀片：左手持刀柄，右手持持针器，夹住刀片中部→将刀片槽形孔狭窄处的边缘对准刀柄头的两侧→顺着刀片槽向下推刀片→刀片端的斜面必须与刀柄头端的斜面平行。

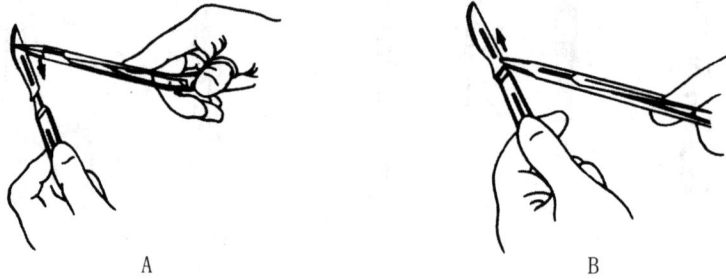

图 2-6 手术刀的装卸法

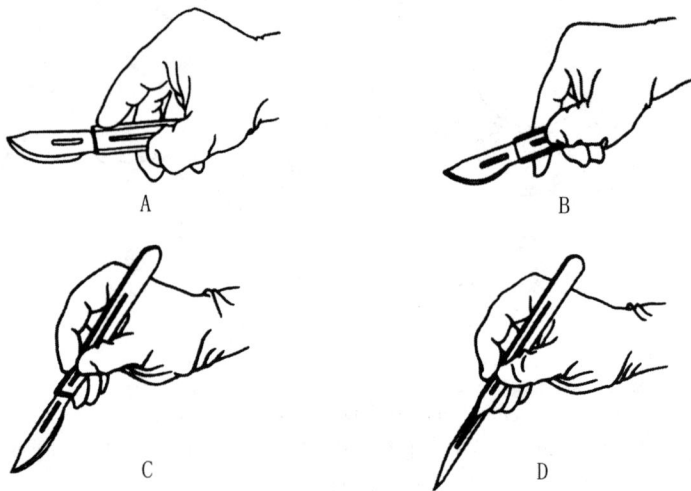

图 2-7 执刀法

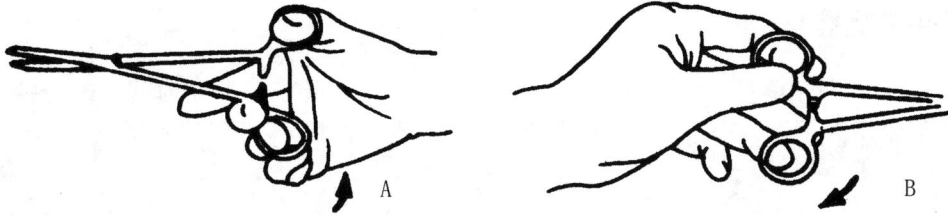

图 2-8 松钳法
A. 右手松钳；B. 左手松钳

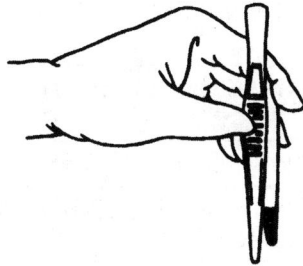

图 2-9 外科镊的持法

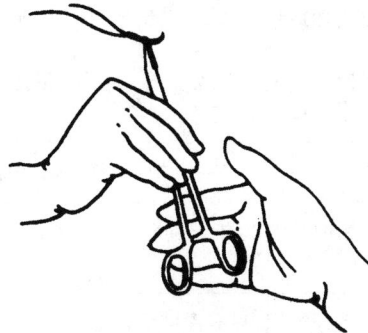

图 2-10 持针器传递法

纫针：右手拿持针器→夹针（中、后 1/3 交界处）→将持针器交于左手→纫线→线过针孔 6~9 cm 后，将线折回并卡进持针器的尖缝中→根据所需线的长度将线卡断或剪断。

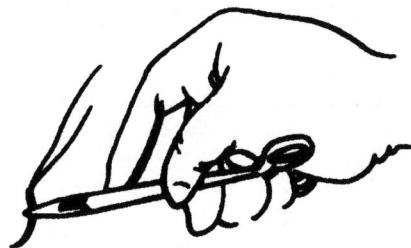

图 2-11 持针器拿法

71

【评估标准】

规定时间：10 分钟

项目	权重	要求	标准分	得分	备注
职业 素质要求	5	服装整洁	2		
		动作轻稳	3		
操作前准备	5	将器械按使用先后顺序分类排列整齐	5		
识别各种 常用的 手术器械	30	切割类：手术刀、手术剪	5		
		止血类：包括各种大小不同的有齿或无齿、全齿或半齿的血管钳等	5		
		钳夹类：组织钳、各种长短镊子、肠钳、海绵钳、巾钳等	5		
		牵拉类：各种皮肤、肌肉、腹腔拉钩等	5		
		缝合类：各种大小不同的直针、弯针、三角针、圆针，持针器和各种缝线	5		
		其他：各种探针、引流管、搪瓷物品	5		
正确使用 常用的 手术器械	30	手术刀：执刀法有执弓式、握持式、执笔式和反挑式	5		
		手术剪：拇指和环指扣剪环，示指指腹抵于轴节处	5		
		血管钳：以拇指和环指套入环内，示指指腹抵于轴节处，做到上钳松钳自如，左右手均可操作	5		
		手术镊：拇指相对于示、中指，把持于镊柄的中部	5		
		持针器：使用时应将拇指、环指套入环内，也可仅用手把握钳柄	5		
		拉钩：用于牵开组织，显露深部手术部位	5		
操作后处理	5	将全部器械按使用先后顺序分类排列整齐	5		
熟练程度	5	随意拿取 5 种手术器械，能够正确辨认	2		
		握持器械姿势正确，运用灵活，开闭自如	3		
理论提问	20	常用手术器械的用途	10		
		常用手术器械清洗的注意点和保管方法	10		
总分	100		100		

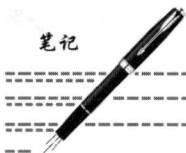

实训六　器械台的管理和手术配合

【实训目标】

（1）学生能正确辨认和熟练使用常用的手术器械。

（2）学生能正确协助第一助手进行手术区皮肤的消毒和手术区铺单。

（3）学生能正确传递各种常用手术器械并妥善管理。

（4）学生在操作中能表现出严格的无菌观念和严谨的工作态度。

【实训准备】

万能手术床、实验模型人（或学生）、器械桌、剖腹手术包、敷料包等。

【实训方法】

（1）教师集中讲解示教器械台管理和手术配合的过程。

（2）学生演示，师生共同总结。

【实训步骤】

步骤一　无菌桌的准备

（1）打开手术包。巡回护士用手打开外层包布，使用无菌持物钳打开第2层包布，顺序为先对侧、后近侧。器械护士刷手完成后，用手打开第3层包布。铺在台面上的无菌巾共6层，无菌单应下垂至少30 cm。

（2）整理手术器械。

（3）清点手术器械、敷料、缝针。

（4）安装刀片，纫针。

步骤二　协助手术区皮肤消毒

传递消毒钳及消毒纱球：消毒范围至少包括拟行切口及其周围15~20 cm的皮肤。原则：自清洁处逐渐向污染处涂擦，已接触污染部位的药液纱球不可返擦清洁处。

步骤三　协助手术区铺单

（1）传递4块手术巾、巾钳。除手术区外，手术区周围要求有4~6层无菌布覆盖，外周最少2层。已铺好的无菌单只能由手术区向外拉，不可向内移动，可用组织钳予以固定。

（2）协助铺手术中单、大单。

步骤四 器械台管理

（1）传递手术器械时均以器械柄端轻击手术者的手掌。手术刀传递要将刀锋朝上；弯钳、弯剪传递要将弯曲部朝上；缝针传递时，右手持持针器中部，将线置于手掌中，针鼻向下，将持针器柄端递于手术者。

（2）收回器械时擦净血迹，器械台保持干燥、整洁。

（3）再次清点器械（二人三清点）。

步骤五 操作后处理

协助包扎伤口，处理手术器械。清点患者从病房带来的随身物品，与麻醉师一起送患者回病房，并向病房护士详细交接。整理手术间，清洁消毒。

【实训作业】

完成一份实验报告。

【评估标准】

规定时间：15分钟

项目	权重	要求	标准分	得分	备注
职业素质要求	5	服装整洁,举止端庄	2		
		动作利落、敏捷	3		
无菌桌的准备	20	口述无菌桌的准备:打开手术包法	4		
		整理器械:将手术器械、用物按使用先后顺序分别整理,排放整齐	4		
		与巡回护士一起清点器械、敷料、缝针、缝线等,并记录在案	4		
		正确安装刀片、穿针	8		
协助消毒铺巾	20	传递卵圆钳及消毒纱球给手术者以消毒皮肤	5		
		铺皮肤巾:无菌巾折边1/3,第1、2、3块无菌巾的折边朝向第一助手,第4块无菌巾的折边朝向自己,按顺序传递给第一助手	5		
		铺手术中单:将2块无菌中单分别铺于切口的上、下方,避免用手触及未消毒的物品	5		
		铺手术洞单:将有孔的剖腹大单正对切口,短端向头部,长端向下肢,先上后下分别展开,展开时手卷在剖腹单里面,以免污染	5		
手术器械传递与管理	20	传递任意几件常用手术器械,要求准确、灵活	10		
		保持器械台干燥、整洁	5		
		再次清点器械、敷料、缝针、缝线等,核实登记	5		

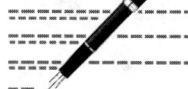

(续表)

项目	权重	要求	标准分	得分	备注
操作后整理	10	协助包扎伤口	2		
		处理手术器械、用物	5		
		整理手术间,进行日常清洁消毒工作	3		
熟练程度	5	手术中传递器械及时、准确、灵活,方法正确,动作敏捷	2		
		遵守手术中的无菌操作原则	3		
理论提问	20	手术的人员配备和职能	10		
		皮肤消毒的常用消毒剂及消毒注意事项	5		
		手术中的无菌操作原则	5		
总分	100		100		

实训七　换药

【实训目标】

（1）简述换药的目的、换药室的设备和管理要求。

（2）说明换药的有关原则。

（3）学生能正确进行一般换药操作。

（4）在操作中学生能表现出对患者的关心、爱护和尊重，遵守无菌操作。

【实训准备】

（1）实验人体模型、常用外用药物、各种伤口引流物、换药车。

（2）换药用物：换药碗2只、无齿镊2把、剪刀、75%乙醇棉球、生理盐水棉球、引流物、敷料、胶布、绷带、松节油或汽油、棉签等。

【实训方法】

（1）教师集中讲解、示教，学生观看电教片、演示。

（2）学生分组练习，教师巡视指导。

（3）学生集中反馈，并进行总结。

【实训步骤】

步骤一　评估

步骤二　备齐用物

步骤三　患者准备

核对患者信息，解释操作目的，充分暴露伤口（注意患者保暖，体位舒适）。

步骤四　揭除伤口敷料

步骤五　清理伤口，更换引流物

采用双手持镊操作法，即右手镊子接触伤口，左手镊子专用于夹取无菌物品，两镊不可相碰。如为无菌伤口，可先用乙醇棉球由内向外消毒伤口周围皮肤2次（范围一般在3 cm）。如为感染伤口，消毒应从外向内至伤口边缘，然后以生理盐水棉球轻轻拭去伤口内的脓液或分泌物，再根据不同伤口，敷以药物纱布或适当安放引流物。

步骤六　包扎伤口

步骤七　操作后处理

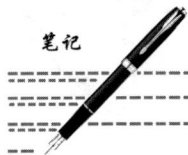

【实训作业】

完成一份实验报告。

【评估标准】

规定时间：10分钟

项目	权重	要求	标准分	得分	备注
职业 素质要求	5	服装整洁,举止端庄	2		
		语言柔和,动作轻稳	3		
操作前准备	10	评估伤口情况等	2		
		洗手,戴口罩	2		
		备齐用物	4		
		环境、时间合适	2		
操作过程	50	核对患者信息,解释操作目的(必要时给予镇静、镇痛)	5		
		充分暴露患者伤口(注意患者保暖,体位舒适)	5		
		揭除伤口敷料:用手揭去固定的胶布和外层敷料,将污面向上放于弯盘内,使用镊子揭除内层敷料,必要时先用生理盐水湿润后再揭除	10		
		清理伤口,更换引流物:右手镊子用于接触伤口,左手镊子专用于夹取无菌物品,两镊不可相碰。用75%乙醇棉球消毒伤口周围皮肤2次,方向正确,用生理盐水棉球轻轻拭去伤口内脓液或分泌物,根据伤口类型正确选用药物纱布或引流物	20		
		包扎伤口:覆盖无菌纱布,以胶布粘贴固定(粘贴方向应与肢体长轴垂直),不宜用胶布固定时可用绷带包扎	10		
操作后处理	10	患者取舒适卧位,整理床单位	2		
		敷料:倒入污物桶,集中焚毁	2		
		刀、剪:用消毒液浸泡后洗净,再浸泡消毒	2		
		碗、镊:用消毒液浸泡后洗净,再高压灭菌	2		
		洗手,脱口罩	2		
熟练程度	5	动作轻巧、稳当、准确	2		
		符合无菌操作原则	3		
理论提问	20	换药室的管理要求	10		
		换药的目的及换药顺序	10		
总分	100		100		

实训八 绷带包扎法

【实训目标】

(1) 说出绷带包扎的目的及操作注意事项。

(2) 学生能正确进行卷轴带的基本包扎法（包括环形、蛇形、螺旋形、螺旋反折形、"8"字形、回返形）。

(3) 在操作中学生能表现出对患者的关心和爱护。

【实训准备】

实验人体模型、各种绷带、棉垫或纱布、胶布、剪刀、别针等。

【实训方法】

(1) 教师集中讲解、示教，学生观看电教片。

(2) 学生分组练习，教师巡视指导。

(3) 学生集中演示，并进行总结。

【实训步骤】

步骤一 评估

步骤二 备齐用物

治疗盘内盛物：绷带、棉垫或纱布、胶布、剪刀、别针。

步骤三 患者准备

核对患者信息，解释操作目的，保持患者肢体于功能位。

步骤四 起点包扎

步骤五 移行包扎

(1) 环形。在包扎原处环形缠绕，使后1周完全盖住前1周。

(2) 蛇形。斜形环绕包扎，2周之间应留有空隙。

(3) 螺旋形。如螺旋形环绕，使后1周压住前1周的 $1/3 \sim 1/2$。

(4) 螺旋反折形。在螺旋形的基础上，每周反折成等腰三角形，每次反折处应对齐以保持美观。

(5) "8"字形。按"8"字的书写路径包扎，交叉缠绕。

(6) 回返形。从头顶正中开始，分别向两侧回返折包扎，直至包没头顶。

笔记

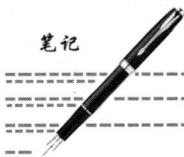

步骤六 止点包扎

步骤七 操作后处理

【实训作业】

完成一份实验报告。

【评估标准】

规定时间：8 分钟

项目	权重	要求	标准分	得分	备注
职业素质要求	5	服装整洁,举止端庄	2		
		语言柔和,动作轻稳	3		
操作前准备	10	评估患者包扎部位	2		
		洗手,戴口罩	2		
		备齐用物	4		
		根据包扎部位选择宽度适宜的绷带	2		
操作过程	50	核对患者信息,解释操作目的	5		
		协助患者取舒适体位,注意保持肢体于功能位	5		
		根据包扎部位选择宽度适宜的绷带和包扎法	10		
		起点:由远心端开始,先环绕 2 周,再向近心端包扎,指(趾)端应尽可能外露	10		
		移行与着力点:后 1 周应压住前 1 周的 $1/3\sim1/2$,用力均匀,松紧适度,反折部分不可压在伤口或骨隆突处。包到伤口处稍加用力(若是脓腔引流伤口不可太用力)。皮肤皱襞处、皮肤之间用棉垫或纱布隔开,骨隆突处用棉垫保护	15		
		止点:包扎完毕时,再环绕 2 周以胶布粘贴固定,或撕开打结或用别针固定(打结应打在肢体的外侧,不可打在伤口、骨隆突及坐卧受压处)	5		
操作后处理	10	患者取舒适卧位,整理床单位	5		
		清理用物	5		
熟练程度	5	动作轻巧、稳当、准确	2		
		包扎牢固、舒适、整齐、美观	3		
理论提问	20	绷带包扎的目的及操作注意事项	20		
总分	100		100		

实训九 胃肠减压术

【实训目标】

（1）说出胃肠减压术的目的。

（2）简述胃肠减压术的装置。

（3）叙述患者胃肠减压期间的护理要点。

（4）学生能正确进行胃肠减压术的护理操作，并能表现出对患者的爱护。

【实训准备】

（1）各种胃肠减压器、胃管。

（2）实验人体模型（胃肠减压术装置）。

（3）操作用物：托盘、弯盘、纱布、棉签、冷开水、75%乙醇、松节油或汽油、别针、胶布、橡胶单、治疗巾、血管钳、引流袋或瓶。

【实训方法】

（1）教师集中讲解胃肠减压术的目的、装置及其护理要点，示教清洗鼻腔、更换胃肠引流袋（瓶）的操作。

（2）学生分组练习操作，教师巡视指导。

（3）学生集中反馈，并进行总结。

【实训步骤】

步骤一 评估患者

步骤二 备齐用物

检查负压装置是否有效。

步骤三 患者准备

核对患者信息，解释操作目的，夹住胃管，松开固定；铺橡胶单及治疗巾，放置弯盘。

步骤四 清洗鼻腔

撕除旧胶布（由远至近），分别用松节油或汽油、75%乙醇棉签擦除胶布痕迹，用清水棉签清洁鼻孔，粘贴胶布（由近至远）。

步骤五 更换引流袋（瓶）

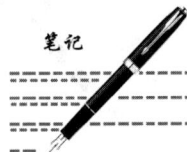

步骤六 调节负压，松开血管钳，观察引流是否通畅

步骤七 妥善固定胃管，并告知患者注意事项

步骤八 操作后整理

协助患者取舒适卧位；整理床单位，清理用物；观察及测定引流液的颜色、性状、量。

（1）胃液。倒入专门下水道处理或放入消毒液中浸泡。

（2）引流瓶。放入消毒液中浸泡。

（3）引流袋。毁形后集中处理。

步骤九 正确记录

【实训作业】

完成一份实验报告。

【评估标准】

规定时间：6分钟

项目	权重	要求	标准分	得分	备注
职业素质要求	5	服装整洁,举止端庄	2		
		语言柔和,动作轻稳	3		
操作前准备	10	评估患者	2		
		洗手,戴口罩	2		
		正确抄写医嘱,擦净治疗车、治疗盘	2		
		备齐用物	2		
		检查负压装置(拆开外袋,检查负压、有效期)	2		
操作过程	50	核对患者信息,解释操作目的	4		
		夹住胃管,松开固定	3		
		铺橡胶单及治疗巾,放置弯盘	3		
		扶持胃管,撕除旧胶布(由远至近)	3		
		分别用松节油或汽油、75%乙醇棉签擦除胶布痕迹	3		
		用清水棉签清洁鼻孔	5		
		粘贴胶布(由近至远)	3		

项目	权重	要求	标准分	得分	备注
		更换引流袋(瓶)	5		
		调节负压	5		
		松开血管钳,观察引流是否通畅	5		
		妥善固定胃管,防止滑脱	2		
		告知患者注意事项,加强与患者的交流	5		
		协助患者取舒适体位	2		
		清理用物,整理床单位	2		
操作后处理	10	观察及测定胃液的颜色、性状、量	2		
		处理胃液	2		
		处理引流袋(瓶)	2		
		处理其他污染物,用物擦净后放回原处	2		
		洗手,脱口罩,正确记录	2		
熟练程度	5	动作轻巧、稳当、准确	2		
		顺序清晰,操作时间为10~15分钟	3		
理论提问	20	胃肠减压期间患者的护理注意事项	10		
		拔管指征或不同情况下使用胃肠减压的作用和目的	10		
总分	100		100		

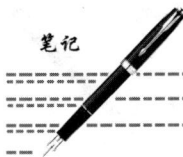

实训十　T形管引流术

【实训目标】

（1）说出T形管引流术的目的及其护理要点。

（2）学生能正确进行T形管引流术的护理操作，操作中严格遵守无菌操作原则，能表现出对患者的爱护。

【实训准备】

（1）实验人体模型（T形管引流术装置）。

（2）操作用物：托盘、弯盘、小药杯（内放75%乙醇棉球数个）、胶布或别针、橡胶单、治疗巾、血管钳、引流袋（瓶）。

【实训方法】

（1）教师集中讲解T形管引流术的目的及其护理要点，示教更换引流袋（瓶）的操作。

（2）学生分组练习操作，教师巡视指导。

（3）学生集中反馈，并进行总结。

【实训步骤】

步骤一　评估患者

步骤二　备齐用物

检查外袋是否漏气及其有效期。

步骤三　患者准备

核对患者信息，解释操作目的；充分暴露患者手术区，夹住T形管；嘱患者右上臂上抬，稍向右侧卧位；铺橡胶单及治疗巾，放置弯盘。

步骤四　消毒T形管与引流管衔接处，并予以固定

步骤五　更换引流袋（瓶）

步骤六　松开血管钳，观察引流是否通畅

步骤七　妥善固定T形管，并告知患者注意事项

步骤八 操作后整理

协助患者取舒适卧位；整理床单位，清理用物；观察及测定引流液的颜色、性状、量。

（1）胆汁。倒入专门下水道处理或放入消毒液中浸泡。

（2）引流瓶。放入消毒液中浸泡。

（3）引流袋。毁形后集中处理。

步骤九 正确记录

【实训作业】

完成一份实验报告。

【评估标准】

规定时间：8分钟

项目	权重	要求	标准分	得分	备注
职业素质要求	5	服装整洁,举止端庄	2		
		语言柔和,动作轻稳	3		
操作前准备	10	评估患者	2		
		正确抄写医嘱,擦净治疗车、治疗盘	2		
		洗手,戴口罩	2		
		备齐用物	2		
		检查外袋是否漏气及其有效期	2		
操作过程	50	核对患者信息,解释操作目的	6		
		夹住T形管,松开固定	3		
		铺橡胶单及治疗巾,放置弯盘	3		
		打开外袋,检查引流袋	3		
		用2个75%乙醇棉球消毒T形管与引流管衔接处2遍,第3个棉球消毒固定	5		
		更换引流袋(瓶),注意无菌操作	10		
		松开血管钳,并观察引流是否通畅	5		
		检查引流管周围皮肤	3		
		妥善固定T形管,长度合适,无扭曲	3		
		告知患者注意事项,加强与患者的交流	5		
		协助患者取舒适体位	2		
		清理用物,整理床单位	2		

（续表）

项目	权重	要求	标准分	得分	备注
操作后处理	10	观察及测定胆汁的颜色、性状、量	2		
		处理胆汁	2		
		处理引流袋（瓶）	2		
		处理其他污染物,用物擦净后放回原处	2		
		洗手,脱口罩,正确记录	2		
熟练程度	5	动作轻巧、稳当、准确	2		
		顺序清晰,操作时间为 10~15 分钟	3		
理论提问	20	T 形管引流期间患者的护理注意事项	10		
		拔管指征及拔管后的观察要点	10		
总分	100		100		

（续表）

实训十一 胸腔闭式引流术

【实训目标】

（1）说出胸腔闭式引流术的原理、目的及适应证。

（2）说出胸腔导管的安放位置，能简述胸腔闭式引流术所用装置。

（3）叙述胸腔闭式引流术的护理措施。

（4）学生能正确进行胸腔闭式引流术的护理操作，操作中严格遵守无菌操作原则，能表现出对患者的爱护。

【实训准备】

（1）实验人体模型（胸腔闭式引流术装置）。

（2）操作用物：托盘、弯盘、小药杯（内放75%乙醇棉球数个）、橡胶单、治疗巾、血管钳2把、水封瓶及引流管或一次性水封瓶1套。

【实训方法】

（1）教师集中讲解相关理论，示教更换引流瓶的操作。

（2）学生分组练习操作，教师巡视指导。

（3）学生集中反馈，并进行总结。

【实训步骤】

步骤一 评估患者

步骤二 备齐用物

托盘内盛物：无菌广口引流瓶1只，两孔瓶塞分别插入长短玻璃管各1根；无菌玻璃管及引流管1根（引流管长度不短于60 cm）；广口瓶内盛水，水位高度5 cm（500 ml），以胶布标记；另备小药杯、橡胶单、治疗巾、弯盘、大血管钳2把。

步骤三 患者准备

核对患者信息，解释操作目的；充分暴露患者手术区，夹住胸导管（用2把血管钳交叉夹住），松开固定；铺橡胶单及治疗巾。

步骤四 消毒胸导管与接管衔接处

步骤五 更换引流管及水封瓶

长玻璃管与胸腔引流管接通在液平面下3~4 cm，距离瓶底1 cm，检查装置是否正确

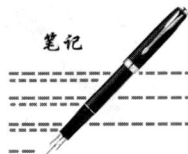

密封。

步骤六　松开血管钳，观察长玻璃管内水柱有无波动

步骤七　妥善固定胸导管，并告知患者注意事项

步骤八　操作后整理

协助患者取舒适卧位；整理床单位，清理用物；观察及测定引流液的颜色、性状、量。

（1）引流液。倒入专门下水道处理或放入消毒液中浸泡。

（2）水封瓶及引流管。放入消毒液中浸泡后洗净，送高压蒸汽灭菌。

步骤九　正确记录

【实训作业】

完成一份实验报告。

【评估标准】

规定时间：10分钟

项目	权重	要求	标准分	得分	备注
职业素质要求	5	服装整洁，举止端庄	2		
		语言柔和，动作轻稳	3		
操作前准备	10	评估患者	2		
		正确抄写医嘱，擦净治疗车、治疗盘	2		
		洗手，戴口罩	2		
		备齐用物	2		
		检查水封瓶装置是否正确有效	2		
操作过程	50	核对患者信息，解释操作目的	6		
		暴露患者手术区，夹住胸导管，松开固定	3		
		铺橡胶单及治疗巾	3		
		先用2个75%乙醇棉球消毒胸导管与接管衔接处2遍，再用第3个棉球消毒固定	5		
		更换引流管、水封瓶，注意无菌操作	5		
		长玻璃管与胸腔引流管接通在液平面下3~4 cm，距离瓶底1 cm	5		
		检查装置是否正确密封	4		

（续表）

项目	权重	要求	标准分	得分	备注
		松开血管钳，观察长玻璃管内水柱是否有波动	4		
		妥善固定胸导管，防止脱落	3		
		水封瓶放在离胸腔出口 60 cm 的地面上	4		
		告知患者注意事项	4		
		协助患者取舒适体位	2		
		清理用物，整理床单位	2		
操作后处理	10	观察及测定引流液的颜色、性状、量	2		
		处理引流液	2		
		处理水封瓶及引流管	2		
		处理其他污染物，用物擦净后放回原处	2		
		洗手，脱口罩，正确记录	2		
熟练程度	5	动作轻巧、稳当、准确	2		
		顺序清晰，操作时间为 10~15 分钟	3		
理论提问	20	胸腔闭式引流术患者的护理注意事项	10		
		拔管指征和方法	10		
总分	100		100		

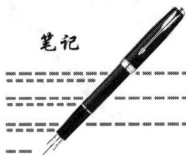

实训十二 膀胱冲洗术

【实训目标】

（1）说出膀胱冲洗术的目的及适应证。

（2）说出膀胱冲洗术的常用冲洗液、水温、冲洗次数及量。

（3）学生能正确进行膀胱冲洗术操作，操作中严格遵守无菌操作原则，能表现出对患者的尊重、爱护。

【实训准备】

（1）实验人体模型（留置导尿装置）。

（2）操作用物：膀胱冲洗液、一次性输液器、无菌 Y 形管、一次性引流袋、血管钳、弯盘、小药杯内盛 75% 乙醇棉球数个、橡胶单、治疗巾、输液架。

【实训方法】

（1）教师集中讲解相关理论，示教膀胱冲洗术操作。

（2）学生分组练习操作，教师巡视指导。

（3）学生演示，师生共同总结。

【实训步骤】

步骤一 评估患者

步骤二 备齐用物

检查外袋是否漏气及其有效期。

步骤三 患者准备

核对患者信息，解释操作目的；充分暴露手术区，注意保暖；铺橡胶单及治疗巾。

步骤四 冲洗液准备

（1）冲洗。将冲洗输液器针头插入冲洗瓶内，夹管；悬挂冲洗液，排气；钳夹导尿管。

（2）接管。可采用以下 3 种方式（注意消毒和无菌操作）。

1）Y 形管分别连接导尿管、冲洗管及引流管。

2）冲洗皮条与导尿管连接，引流管与膀胱造瘘管连接。

3）冲洗管与三腔导尿管一腔连接，引流管与三腔导尿管另一腔连接。

步骤五 接管

步骤六 夹闭冲洗管,打开引流管

步骤七 开放冲洗管冲洗,关闭引流管;关闭冲洗管,开放引流管,以上操作重复3~4次

步骤八 清理用物

(1) Y 形管。放入消毒液中浸泡消毒。

(2) 引流液。倒入化粪池中。

(3) 一次性引流袋。毁形后处理。

步骤九 正确记录

【实训作业】

完成一份实验报告。

【评估标准】

规定时间：8 分钟

项目	权重	要求	标准分	得分	备注
职业 素质要求	5	服装整洁,举止端庄	2		
		语言柔和,动作轻稳	3		
操作前准备	10	评估患者	2		
		正确抄写医嘱,擦净治疗车、治疗盘	2		
		洗手,戴口罩	2		
		备齐用物	4		
操作过程	50	核对患者信息,解释操作目的	6		
		暴露手术区,注意保暖	3		
		铺橡胶单及治疗巾	3		
		将冲洗输液器针头插入冲洗瓶内,夹管;悬挂冲洗液(距骨盆约 1 m),排气;钳夹导尿管	5		

（续表）

项目	权重	要求	标准分	得分	备注
		接管:可采用以下 3 种方式(注意消毒和无菌操作) 1)Y 形管分别连接导尿管、冲洗管及引流管 2)冲洗皮条与导尿管连接,引流管与膀胱造瘘管连接 3)冲洗管与三腔导尿管一腔连接,引流管与三腔导尿管另一腔连接	10		
		先夹闭冲洗管,再打开引流管	3		
		开放冲洗管,控制滴速在 60 滴/分,输入 50~100 ml 后关闭引流管	5		
		关闭冲洗管 20~30 分钟	5		
		开放引流管(观察引流液的颜色、性状、量)	5		
		重复上述步骤 3~4 次(直至引流液清晰、透明)	5		
操作后处理	10	清理用物,整理床单位	2		
		Y 形管浸泡消毒	2		
		引流液倒入化粪池,一次性引流袋毁形处理	2		
		洗手,脱口罩	2		
		记录尿量	2		
熟练程度	5	动作轻巧、稳当、准确	2		
		顺序清晰	3		
理论提问	20	膀胱冲洗术的目的及适应证	10		
		膀胱冲洗术的操作注意事项	10		
总分	100		100		

实训十三　外科手术基本操作技术（缝合、打结）

【实训目标】

（1）掌握打外科结的技巧。

（2）了解打结时的注意事项。

【实训准备】

示教细绳（长约 50 cm，可用鞋带，要求颜色不同，便于在打结时观察线头的穿行方向和打结后检查结扣是否正确）、持针钳、有齿镊、皮肤缝合模块、缝合针、缝合线。

【实训方法】

（1）教师集中讲解实训内容、示教。

（2）学生分组练习操作，教师巡视指导。

（3）指定学生演示，并集中进行矫正、测评。

【实训步骤】

| 步骤一 | 用物准备 |

| 步骤二 | 缝合、打结 |

| 步骤三 | 操作后处理 |

【实训作业】

完成一份实验报告。

以皮肤间断缝合为例说明缝合的步骤（图 2-12）。

（1）进针。缝合时，左手执有齿镊，提起皮肤边缘，右手执持针钳（执法详见实训五）。用腕臂力由外旋进，顺针的弧度刺入皮肤，经皮下从对侧切口皮缘穿出。

（2）拔针。可用有齿镊前端顺针的弧度向外拔，同时持针器从针后部顺势向前推。

（3）出针和夹针。当针要完全拔出时，阻力已很小，此时可松开持针器，单用镊子夹针继续向外拔。持针器迅速转位后再夹住针体（后 1/3 弧处），然后将针完全拔出。由第一助手打结，第二助手剪线，完成缝合步骤。

缝合的基本原则

（1）要保证缝合创面或伤口的良好对合。缝合时应按组织的解剖层次分层进行缝合，使组织层次严密对合，不要卷入或缝入其他组织，也不要留有残腔，防止发生积液、积血及感染。缝合的创缘距及针间距必须均匀一致，使切口看起来更美观。更重要的是，受力及分担的张力要一致且缝合严密，不至于发生泄漏。

（2）注意缝合处的张力。结扎缝合线的松紧度应以切口边缘紧密相接为准，不宜过紧。换言之，切口愈合的早晚、好坏并不与紧密程度完全成正比，过紧过松均可导致愈合不良。伤口有张力时应进行减张缝合，如伤口缺损过大，可考虑行转移皮瓣修复或皮片移植。

（3）缝合线和缝合针的选择要适宜。无菌切口或污染较轻的伤口，在清创和消毒清洁处理后可选用丝线；已感染或污染严重的伤口，可选用可吸收缝线；血管的吻合应选择相应型号的无损伤针线。

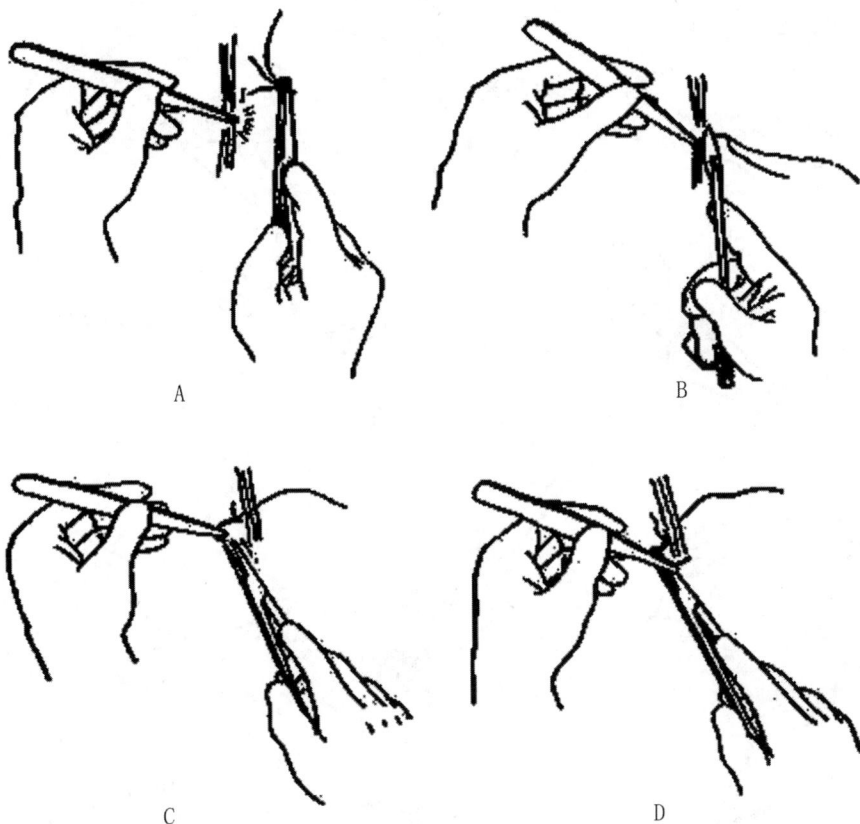

A   B

C   D

图 2-12　缝合步骤
A. 进针；B. 拔针；C. 出针；D. 夹针

【注意事项】

（1）无论使用何种方法打结，第1及第2个结的方向不能相同。如果打结的方向错误，即使是很正确的方结也同样可能变成滑结，或者割线导致线折断。相同方向的单结也易形成假结。要打成一方结，两道打结方向就必须相反。开始打第1个结时，缝线处于平行状态，结扎后双手交叉向相反方向拉紧缝线，打第2个结则双手不交叉，如图2-13所示；若开始打第1个结时，在结扎前缝线已处交叉状态，则结扎后双手不交叉，拉紧缝线，打第2个结结扎后双手再交叉（图2-14）。当然在实际打结的过程中，打结的方向可因术野及操作部位的要求而有范围较小的方向性改变。但是，这种改变应在小于90°的范围内；如果大于90°或接近180°，就会造成滑结或割线折断线的可能（图2-15）。

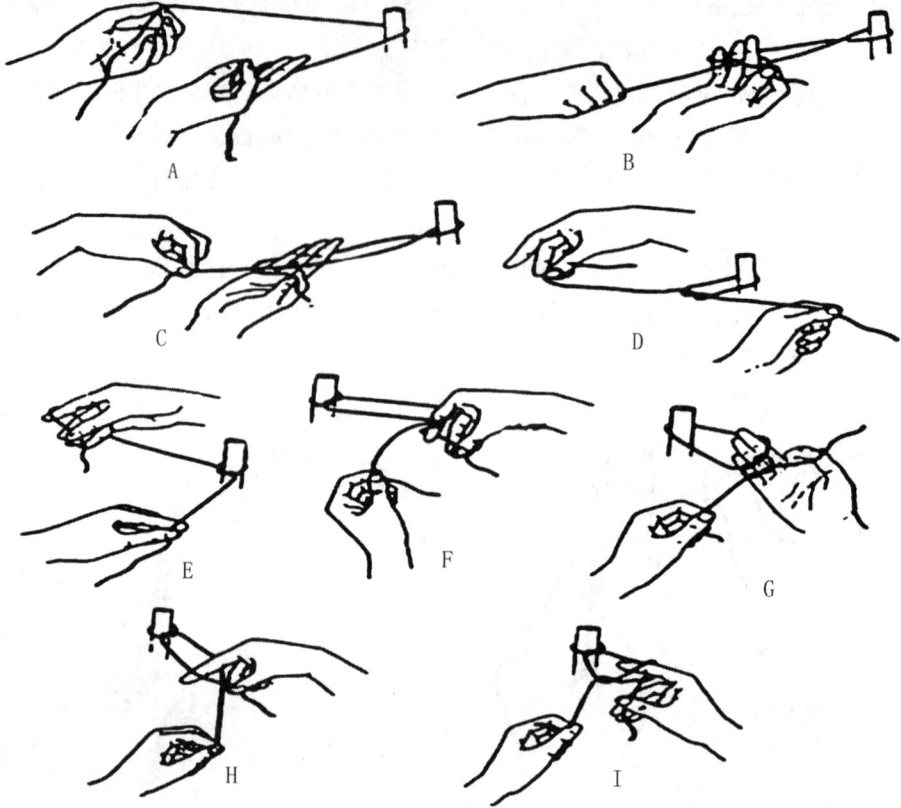

图 2-13　单手打结法

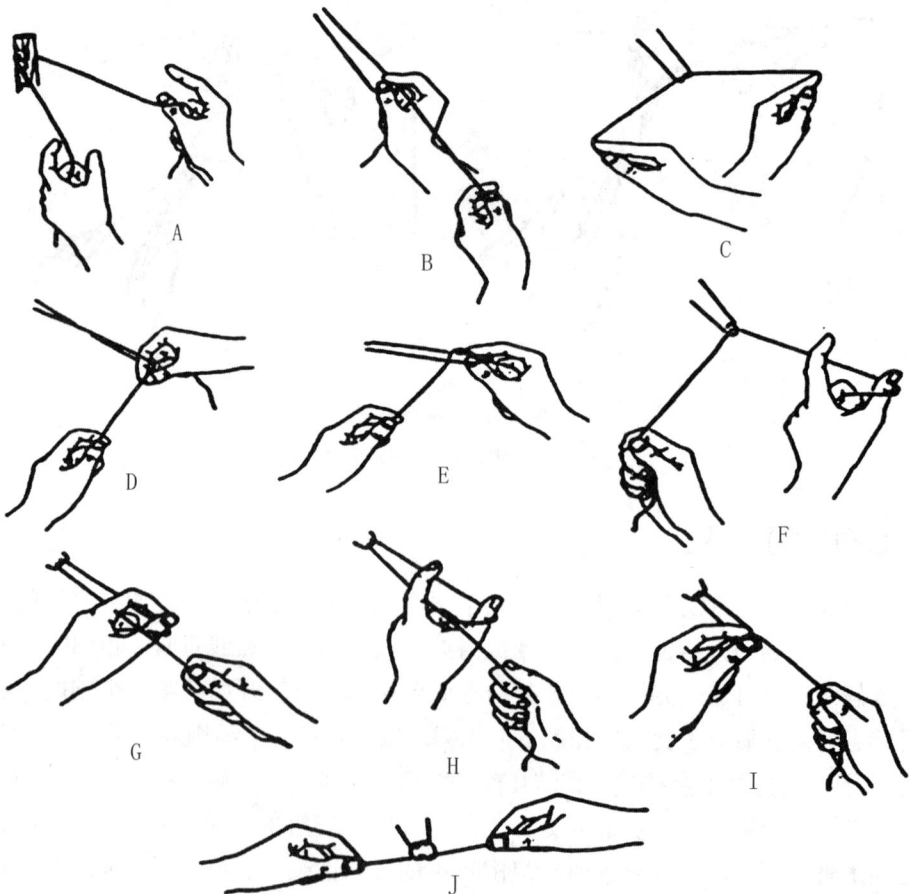

图 2-14　双手打结法

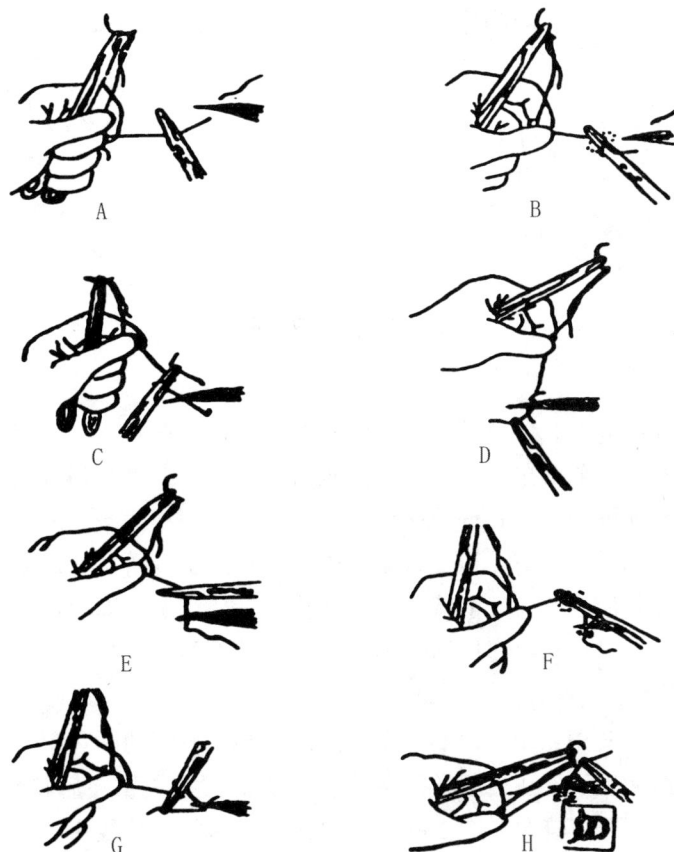

图 2-15　器械打结法

（2）两手均匀用力。在打结的过程中，两手一定要均匀一致用力，这一点对结的质量及安全性至关重要。否则，可能导致两种可能：①滑结；②牵拉结扎组织，由此可造成撕裂、撕脱等（图 2-16）。

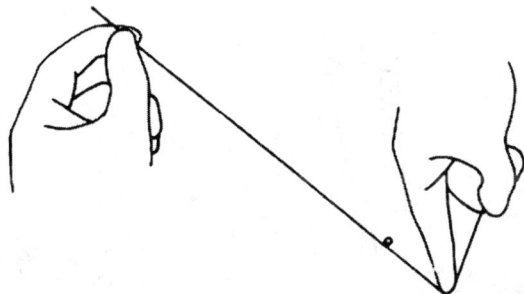

图 2-16　两手均匀用力

（3）打结后收紧线时要求三点（即两手用力点与结扎点）成一直线，两手的方向相反力量相等，每一结均应放平后再拉紧。如果未放平，可交换线尾位置，忌使之成锐角，否则稍一用力即被折断；也不能成角向上提拉，否则易使结扎点撕裂或线结松脱，应双手平压使三点成一直线（图 2-17）。

（4）结扎时，两手的距离不宜离线结处太远，特别是深部打结时，最好用一手手指按线结近处，徐徐拉紧，用力应缓慢、均匀。如用力过猛或突然用力均易将线扯断或未扎紧而滑脱。

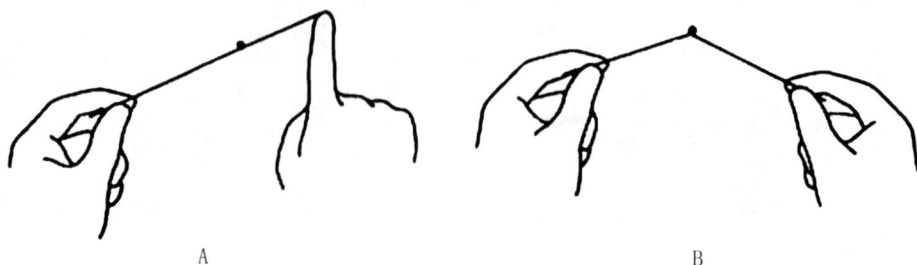

图 2-17 三点成一直线
A. 正确姿势；B. 错误姿势

（5）打第 2 个结扣时，注意第 1 个结扣不要太松弛。必要时可用 1 把止血钳压住第 1 个结扣处，待收紧第 2 个结扣时，再移去止血钳；或在第 1 个结扣打完后，双手稍用力牵引结扎线不松开即可。

（6）打结应在直视下进行，以便根据具体的结扎部位及所结扎的组织掌握结扎的松紧度，可使术者或其他手术人员了解打结及结扎的确切情况。即使进行深部结扎，也应尽量在直视下操作。但有时深部打结看不清，就要凭手的感觉打结，但这需要相当良好的功底。

（7）尽量少结扎皮下组织，以利于血管钳最前端夹血管的断裂口。最好与血管方向垂直夹住断端，钳夹组织要少，切不可做大块钳夹。因大块钳夹后将使组织坏死过多，术后患者全身和局部反应较大（图 2-18）。埋在组织内的结扎线头，在不引起松脱的原则下应剪得越短越好。丝线、棉线一般留 1~2 mm，但如果为较大血管的结扎，应保留稍长线头；肠线保留 3~4 mm；不锈钢丝保留 5~6 mm，并应将线头扭转，埋入组织中；皮肤缝合后的结扎线头留 1 cm，以便于拆线。

（8）打结时，要选择质量好且粗细合适的线。结扎前应先将线用生理盐水浸湿，因湿线能增加线之间的摩擦力，以增强拉力，而干线易断。

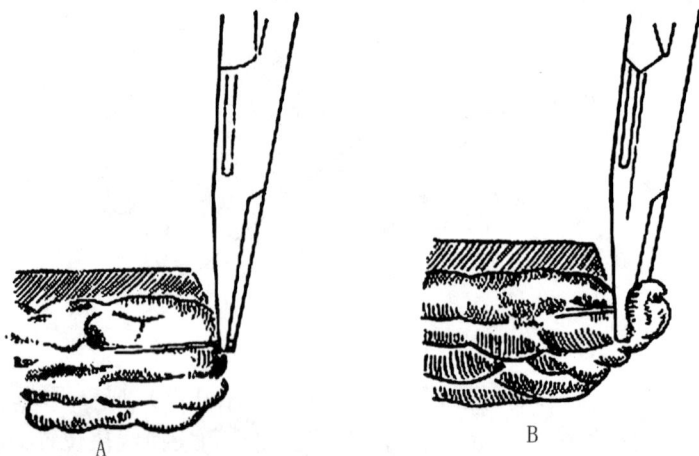

图 2-18 钳夹方法
A. 正确的钳夹方法；B. 不正确的钳夹方法

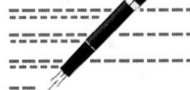

【评估标准】

规定时间：15 分钟

项目	权重	要求	标准分	得分	备注
职业素质要求	5	服装整洁	2		
		动作轻柔	3		
操作前准备	5	准备好器械,选择适当的缝合线种类和标号	5		
缝合	30	进针:缝合时左手执有齿镊,提起皮肤边缘,右手执持针钳(执法详见实训五),用腕臂力由外旋进,顺针的弧度刺入皮肤,经皮下从对侧切口皮缘穿出	10		
		拔针:可用有齿镊前端顺针的弧度向外拔,同时持针器从针后部顺势向前推	10		
		出针、夹针:当针要完全拔出时,阻力已很小,此时可松开持针器,单用镊子夹针继续向外拔。持针器迅速转位后再夹住针体(后 1/3 弧处),然后将针完全拔出。由第一助手打结,第二助手剪线,完成缝合步骤	10		
打结	30	单手打结法:一手持线,另一手打结,主要使用拇、示、中三指。此法适用于各部位的结扎	10		
		双手打结法:此法适用于深部组织的结扎和缝扎	10		
		器械打结法:用血管钳或持针器打结,此法适用于深部、狭小手术野的结扎,或缝线过短用手打结有困难时	10		
操作后处理	5	整理用物	5		
熟练程度	5	缝合皮肤时,两侧皮缘对合良好	3		
		打结牢靠	2		
理论提问	20	缝合时的注意事项	10		
		打结时的注意事项	10		
总分	100		100		

病例分析

病例一

患者，女性，体重 50 kg。因急性肠梗阻入院。入院时患者一般情况差，口渴不明显，表情淡漠、反应迟钝，眼窝深陷，呼吸深快，尿量减少。查体：P 140 次/分，BP 80/60 mmHg。实验室检查：[Na$^+$] 122.0 mmol/L，[K$^+$] 3.0 mmol/L，CO$_2$CP 12.5 mmol/L。

【思考题】

(1) 该患者除肠梗阻外，还有哪些医疗诊断？

(2) 除肠梗阻外的疾病治疗原则有哪些？

(3) 列出该患者的 2~4 个主要护理诊断、合作性问题及相应护理措施。

病例二

患者，男性，19 岁。被汽车撞伤后 6 小时，以"外伤性脾破裂，失血性休克"由急诊入院行脾切除术。患者术中因血压偏低曾用过升压药。术后 24 小时尿量 300 ml，第 2 天常规补液 2500 ml，尿量仅 200 ml。患者出现烦躁不安、频繁呕吐、全身水肿、呼吸急促。查体：P 120 次/分，BP 140/100 mmHg，两肺底可闻及少许湿啰音。实验室检查：血肌酐（Cr）380 μmol/L，尿素氮（BUN）25 mmol/L，CO$_2$CP 16 mmol/L，[K$^+$] 6.5 mmol/L，[Na$^+$] 130 mmol/L，[Cl$^-$] 90 mmol/L；尿常规：蛋白（++），粗大颗粒管型（++），密度 1.012。诊断：急性肾衰竭。

【思考题】

(1) 该患者急性肾衰竭由何种原因引起？目前处于哪一阶段？主要治疗措施有哪些？

(2) 描述该患者的护理评估要点。

(3) 列出该患者的 2~4 个主要护理诊断、合作性问题及相应护理措施。

病例三

患者，男性，28 岁，体重 65 kg。因被火焰烧伤入院。患者面部创面红、肿、痛、干燥，无水疱；右上肢创面剧痛，起水疱；右大腿、左小腿和左足痛觉迟钝，无水疱，基底苍白，间有红色斑点；右小腿和右足创面无疼痛，干燥，无水疱，皮下血管呈树枝状栓塞；腹部、臀部有数片创面，剧痛，起水疱，合计面积约 4 个半手掌大小。

【思考题】

(1) 该患者的烧伤面积和深度各为多少？

(2) 该患者烧伤后第 1 个 24 小时补液总量应为多少？其中胶体液、晶体液、葡萄糖溶液各补多少？怎样补？

(3) 列出该患者的 3~4 个主要护理诊断、合作性问题及相应护理措施。

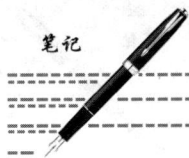

病例四

患者，女性，54 岁。因诊断为胃癌住院准备行限期根治术。患者目前一般情况尚好，有明显胃痛，食欲缺乏。

【思考题】

（1）列出手术前该患者的 3~4 个护理诊断、合作性问题及相应护理措施。

（2）该患者拟于明天上午 9 时于硬膜外麻醉下行胃癌根治术，如果你是外科病房护士应如何进行术前准备？如果你是手术护士应如何进行工作？如果你是巡回护士又应如何开展工作？

（3）中午 12 时手术顺利结束，患者返回病房。如果你是外科病房护士，请制订该患者手术后的护理计划（护理评估、诊断、措施及健康指导）。

病例五

患者，男性，23 岁。因车祸头部受伤 2 小时入院。患者受伤当时意识不清约 15 分钟，醒后感头痛、头晕、恶心。呕吐 1 次，为胃内容物，不能回忆受伤当时的情况。查体：T 36.5 ℃，R 18 次/分，P 86 次/分，BP 100/70 mmHg。患者意识清楚，左顶部头皮裂伤，伤口长约 4.0 cm，双侧瞳孔等大、等圆，直径为 3.0 mm，对光反射灵敏，耳、鼻部无出血或溢液，伸舌居中，颈软。四肢肌力、肌张力正常；其他查体未见异常。

【思考题】

（1）为进一步明确诊断和治疗，该患者还需做哪些检查？

（2）该患者的诊断是什么？治疗原则有哪些？

（3）描述该患者的护理评估要点。

（4）列出该患者的 2~4 个主要护理诊断、合作性问题及相应护理措施。

病例六

患者，女性，26 岁。因自觉易疲劳、心悸、气短，手颤抖明显，易出汗，体重有较明显减轻约 6 个月入院。查体：R 22 次/分，P 102 次/分，BP 130/70 mmHg。双侧甲状腺弥漫性肿大，肢体有震颤，眼球稍突，心、肺无异常。实验室检查：T_3 5.8 nmol/L（参考值为 1.6~3.0 nmol/L），T_4 212.0 nmol/L（参考值为 65.0~155.0 nmol/L），^{131}I 摄取率 24 小时为 65%。诊断为中度原发性甲状腺功能亢进，拟定进行术前准备后行甲状腺大部切除术。

【思考题】

（1）检查甲状腺功能的方法有哪些？

（2）说出甲状腺功能亢进的手术适应证和禁忌证、术后常见并发症。

（3）描述该患者的护理评估要点。

（4）列出该患者手术前后的 3~5 个主要护理诊断、合作性问题及相应护理措施。

病例七

患者，女性，48 岁。因 1 个月前洗澡时发现左乳外上象限质硬肿块入院。肿块无压痛、无乳头溢液，无发热、盗汗、咳嗽等全身不适。患者于 12 年前曾患乳房囊性增生症，以左乳明显，已愈 3 年，已绝经。查体：T 37.0 ℃，R 18 次/分，P 78 次/分，BP

110/80 mmHg。患者发育正常，营养中等。左侧乳房外观无异常，两乳及乳头对称，左乳外上象限可扪及一2.0 cm×1.5 cm大小的肿块，表面粗糙不平、质硬、边界不甚清楚，与皮肤及胸壁无粘连，活动性较差。肿块无压痛，左侧腋窝淋巴结无肿大。右侧乳房无异常发现。

【思考题】

（1）该患者的医疗诊断是什么？

（2）针对该患者的病情应选择哪些特殊检查？

（3）描述常见乳房肿块的鉴别要点。

（4）列出该患者的2~4个主要护理诊断、合作性问题及相应护理措施。

病例八

患者，男性，38岁。因左上腹、右背部被尖刀刺伤3小时入院。3小时前被他人用刀刺伤，伤及左上腹、右背部，伤后自觉伤处疼痛，伤口出血，继之出现呼吸困难，不伴有咳嗽、咯血、腹痛，并可见肠管经腹部伤口突出体表。继之腹痛迅速遍及全腹，以左上腹为甚，呈持续性，并渐加重，患者自觉口渴、心慌。无呕血、便血。查体：T 36.0 ℃，R 23次/分，P 84次/分，BP 95/72 mmHg。患者右肩部有一长约5 cm的伤口，与右侧胸膜腔相通，有鲜血外渗。右侧胸部触觉语颤减弱，叩诊为鼓音，呼吸音减弱，心脏未发现异常。左上腹有一长约6 cm的伤口，与腹腔相通，有长约50 cm的肠管突出，呈紫黑色，伴有少部分充血。全腹有肌紧张、压痛、反跳痛，尤以脐周为甚。血常规：Hb 125 g/L，RBC $4.5×10^{12}$/L，WBC $9.0×10^9$/L，N 78%，L 22%。

【思考题】

（1）该患者的医疗诊断是什么？

（2）该患者的治疗原则有哪些？

（3）描述该患者的护理评估要点。

（4）列出该患者的3~5个主要护理诊断、合作性问题及相应护理措施。

病例九

患者，男性，30岁。因上腹部剧痛并迅速波及全腹48小时入院。患者48小时前于饭后担水途中突发上腹部剧痛难忍，呈刀割样。当即出现面色苍白、额头出冷汗、不能站立。曾呕吐2次，吐出少量胃内容物。由家人搀扶回家，卧床休息，随即叫来乡村医师，肌内注射镇痛剂1支（药名不详），患者腹痛不减轻，并逐渐出现全腹疼痛。2天来，患者曾服镇痛剂及肌内注射青霉素等治疗，病情未见好转并出现发热而来院求治。患者既往有胃痛病史多年；2年前曾患急性阑尾炎，未经手术治疗而愈。其他检查无特殊。查体：T 38.5 ℃，R 18次/分，P 105次/分，BP 115/80 mmHg。患者神志清楚，呼吸稍急促，呈痛苦面容，低声呻吟。患者取仰卧位时，髋膝关节屈曲而不敢翻动身体。心肺、脊柱、四肢无异常。腹部检查：腹式呼吸受限，稍膨隆，满腹压痛、反跳痛、肌紧张，以右下腹和上腹部更明显。肝、脾触诊不满意，肝浊音界缩小，叩诊轻度鼓音，移动性浊音可疑，肠鸣音减弱。

【思考题】

（1）对该患者的印象诊断是什么？

（2）为进一步明确诊断，还需进行哪些必要的检查？

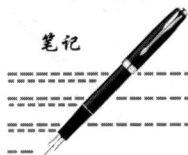

（3）目前该患者应如何处理？

（4）描述该患者的护理评估要点。

（5）列出该患者的 3~5 个主要护理诊断、合作性问题及相应护理措施。

病例十

患者，男性，61 岁。因右腹股沟区出现可复性肿块 10 余年，肿块不能回纳伴有腹痛 4 小时入院。患者 10 年前右侧腹股沟区出现可复性肿块，站立行走或咳嗽时突出，肿块突出时伴有局部酸胀及腹部胀痛，肿块可下降至阴囊。肿块不突出时无特殊不适。发病后患者未做特殊处理。4 小时前患者因干重体力活，肿块再次突出，并不能回纳至腹腔，同时伴有腹痛及局部酸胀，腹痛呈阵发性绞痛，肛门排气减少。查体：腹部平坦，右下腹明显压痛，无反跳痛及肌紧张，肝、脾不大。腹部叩诊无移动性浊音，双肾区无叩痛，听诊肠鸣音活跃。右腹股沟区可见 12 cm×8 cm×8 cm 大小的肿块，直达阴囊，局部压痛明显，肿块质软，不能回纳至腹腔。肿块透光试验（-）。

【思考题】

（1）对该患者的印象诊断是什么？

（2）目前该患者应如何处理？

（3）描述该患者的护理评估要点。

（4）列出该患者的 3~5 个主要护理诊断、合作性问题及相应护理措施。

病例十一

患者，男性。因 8 小时前餐后挑担，突感脐周持续性疼痛入院。患者疼痛呈阵发性加剧，牵涉至腰背部，伴有剧烈呕吐，呕吐后腹痛不减轻。肛门无排气、排便。3 年前因"阑尾炎穿孔"曾行手术治疗，平时常有脐周部隐痛。查体：患者呈蜷曲卧位，神情淡漠，肢端皮肤湿冷。P 120 次/分，脉细弱，BP 70/50 mmHg。右下腹部切口瘢痕长 8 cm，右下腹较隆起，压痛、反跳痛及肌紧张明显，肠鸣音消失。实验室检查：WBC 20×10^9/L，N 92%。

【思考题】

（1）该患者的医疗诊断是什么？

（2）目前该患者的治疗原则有哪些？

（3）描述该患者的护理评估要点。

（4）列出该患者的 3~5 个主要护理诊断、合作性问题及相应护理措施。

病例十二

患者，女性，40 岁。因 12 小时前无明显诱因出现上腹部和脐周疼痛入院。患者疼痛逐渐向右下腹转移，伴有恶心、呕吐（呕吐物为胃内容物），呈持续性钝痛，无放射痛。患者发病后精神差，睡眠欠佳，未进食，大小便正常。查体：T 36.8 ℃，R 21 次/分，P 84 次/分，BP 105/70 mmHg。患者精神欠佳，呈急性痛苦面容。腹部平软，肝、脾未及，右下腹压痛（+），无反跳痛。Rovsing 征（+），腰大肌试验（-），闭孔内肌试验（-），肠鸣音尚可。实验室检查：血常规示 Hb 90 g/L，WBC 6.2×10^9/L，N 87%，L 13%；尿常规示 WBC 2~4 个/HP（高倍镜），RBC 0~2 个/HP（高倍镜），上皮细胞（++）。

【思考题】

（1）该患者的医疗诊断是什么？

（2）目前该患者的治疗原则有哪些？

（3）列出该患者的 2~3 个主要护理诊断、合作性问题及相应护理措施。

病例十三

患者，女性，32 岁。因腹痛 5 天伴有畏寒、发热入院。患者于 5 天前开始出现右上腹部剧烈绞痛，呈持续性疼痛，阵发性加剧，疼痛可向右肩胛部放射。继之出现畏寒、发热、恶心、呕吐，呕出清水样物，不思饮食。大便色淡、小便黄少。患者发病后经乡卫生院治疗症状未缓解。患者既往有类似发作史约 10 年，以胃病治疗后缓解，余未见异常。查体：T 38.0 ℃，R 20 次/分，P 110 次/分，BP 75/53 mmHg。患者呈急性痛苦面容，神志清楚，神情倦怠，表情淡漠，反应迟钝，巩膜及全身皮肤黄疸，皮肤弹性差，心、肺未见异常。腹部略丰满，未见肠型及蠕动波，右上腹有明显压痛、肌紧张和反跳痛，未扪及包块。肝上界位于右侧锁骨中线第 5 肋间，叩诊浊音，肠鸣音减弱，未闻及气过水声。实验室检查：WBC 22.0×10^9/L，N 96%；尿胆红素（+）。

【思考题】

（1）该患者的医疗诊断是什么？

（2）目前该患者的治疗原则有哪些？

（3）描述该患者的护理评估要点。

（4）列出该患者的 3~5 个主要护理诊断、合作性问题及相应护理措施。

病例十四

患者，男性，29 岁。因右下腹阵发性疼痛 1 天入院。患者 1 天前突发右下腹阵发性绞痛，每次发作时疼痛向睾丸放射。在其他医院使用青霉素治疗 1 天后转入本院。患者既往体健。查体：T 37.0 ℃，R 20 次/分，P 80 次/分，BP 100/70 mmHg。患者发育及营养中等，神志清楚，检查合作。皮肤及浅表淋巴结无异常，头、颈、心、肺正常。麦氏点稍下方有压痛，肌紧张存在，未触及包块。四肢、脊柱、神经系统未见异常，肾区无叩击痛，睾丸、附睾和外生殖器未见异常。尿常规：RBC（+），其余正常。入院诊断：急性阑尾炎？

【思考题】

（1）该患者的医疗诊断是什么？应与哪些疾病相鉴别？

（2）目前该患者的治疗原则有哪些？

（3）描述该患者的护理评估要点。

（4）列出该患者的 2~3 个主要护理诊断、合作性问题及相应护理措施。

病例十五

患者，女性，27 岁。因尿频 4 个月入院。患者于 4 个月前无明显诱因开始出现尿频，白天 6~7 次，夜间 2~3 次。曾服用诺氟沙星、复方新诺明等药物治疗无明显效果。近日尿频又渐加重，遂来院求治。既往史：患者 4 岁时患"肺结核"，经治疗后未见复发。查体：T 36.8 ℃，R 18 次/分，P 80 次/分，BP 120/70 mmHg。患者发育正常，营养中等。皮肤、黏膜无黄染，浅表淋巴结不大，心、肺听诊（-），腹部（-）。右肾区有叩击痛，

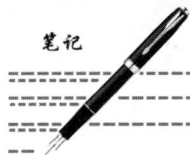

脊柱、四肢未见异常。实验室检查：尿液镜检可见大量脓细胞、红细胞。泌尿系统 X 线片：右肾区有钙化点。静脉肾盂造影：右肾不显影，左肾正常。

【思考题】

（1）该患者的可能医疗诊断是什么？为进一步明确诊断及选择治疗方法，还需做哪些检查？

（2）目前该患者的治疗原则有哪些？

（3）描述该患者的护理评估要点。

（4）列出该患者的 3~5 个主要护理诊断、合作性问题及相应护理措施。

病例十六

患儿，男，2.5 岁。因发热 2 天，伴有左侧大腿疼痛 1 天入院。患儿 2 天前出现发热，精神欠佳，食欲缺乏。口服"小儿退热片"2 片后热退，但次日晨起又寒战、发热，搬动左下肢时疼痛哭闹，不愿进食。儿科以"发热待查"收入院。患儿 1 个月前曾患"肺炎"，经治疗后好转，但精神欠佳，食欲缺乏；半个月前患儿左手中指被板凳砸伤感染，现仍包扎。查体：T 40.0 ℃，R 35 次/分，P 125 次/分。患儿呈急性病容，营养欠佳。左腹股沟淋巴结稍大，无压痛，巩膜、口咽、心、肺、肝、脾均未见异常。双下肢等长，左下肢外观无红肿，膝关节被动活动可呈屈曲位，但患儿哭闹。实验室检查：WBC $18.0×10^9$/L，N 89%，L 11%；胸部 X 线检查无异常。

【思考题】

（1）该患儿的可能医疗诊断是什么？为进一步明确诊断，还应做哪些检查？

（2）目前该患儿的治疗原则有哪些？

（3）列出该患儿的 3~5 个主要护理诊断、合作性问题及相应护理措施。

第三篇 妇产科护理学实训指导

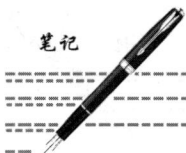

实训一　产科四步触诊法

【实训目标】

（1）掌握产科四步触诊法的操作方法。

（2）四步触诊法是指通过触诊判定胎产式、胎先露、胎方位、胎先露是否衔接、子宫大小是否与孕周相符，以及估计胎儿大小和羊水量多少的方法。

（3）要求学生具有认真勤奋的学习态度、严谨求实的工作作风。

【实训准备】

（1）用物准备。检查床、清洁床单、枕头、孕妇模型、软尺、骨盆测量器、记录纸、笔。

（2）环境准备。检查前关闭门窗，遮挡屏风，检查者双手要温暖，动作要轻柔。

（3）孕妇准备。向孕妇做出解释，嘱孕妇排尿后仰卧于检查床上，头部稍抬高，露出腹部，双腿略屈曲外展，放松腹肌。

【实训步骤】

（1）向孕妇解释清楚检查目的，并为其遮挡屏风，嘱孕妇排空膀胱。

（2）触诊：用手测宫底高度，用软尺测量耻骨上方至子宫底的弧形长度（子宫长度）及腹围值。用四步触诊法检查子宫大小、胎产式、胎先露、胎方位、胎先露是否衔接。在做前3步手法时，检查者面向孕妇头端，做第4步手法时，检查者应面向孕妇足端。

第1步：检查者双手置于孕妇子宫底部，了解子宫外形并摸清子宫底高度，估计胎儿大小与妊娠月份是否相符。以双手指腹相对轻推，判断子宫底部的胎儿部分，如为胎头，则硬而圆且有浮球感；如为胎臀，则软而宽且形状略不规则。

第2步：检查者两手分别置于孕妇腹部左右两侧，一手固定，另一手轻轻深按检查，两手交替，分辨胎背及胎儿四肢的位置。平坦饱满者为胎背，确定胎背是向前、侧方或向后，可变形的高低不平部分是胎儿的肢体，有时可以感觉到胎儿肢体的活动。

第3步：检查者右手置于耻骨联合上方，拇指与其余4指分开，握住胎先露部，进一步查清是胎头还是胎臀，并左右推动以确定是否衔接。如胎先露部仍高浮，表示尚未入盆；如已衔接，则胎先露部不能被推动。

第4步：检查者两手分别置于胎先露部的两侧，顺着骨盆入口方向往下深压，再次判断胎先露部的诊断是否正确，并确定胎先露部入盆的程度。当胎先露部是胎头还是胎臀难以确定时，可进行肛诊以协助判断。

（3）检查完毕，记录检查结果。

（4）协助孕妇穿好衣服，缓慢坐起。

（5）整理用物。

【注意事项】

（1）注意人文关怀，与孕妇沟通解释清楚以取得其配合，动作要轻柔准确。

（2）检查完毕，协助孕妇穿好衣服，缓慢坐起，告知检查结论。

（3）通过产科四步触诊法难以确定胎先露部是胎头或胎臀时，可进行阴道检查、肛诊、B超检查以协助诊断。

【评估标准】

项目	内容	分值	扣分原因	扣分
准备质量标准（10分）	(1)仪表、举止符合专业规范	2	仪表不整洁、不规范各扣1分	
	(2)修剪指甲，洗手(七步洗手法)，戴口罩、帽子	3	未修剪指甲、未洗手、未戴口罩和帽子扣3分	
	(3)核对孕妇信息，向孕妇解释操作目的，嘱其排空膀胱	3	未解释、未嘱孕妇排空膀胱扣3分	
	(4)关闭门窗，遮挡孕妇	2	未遮挡孕妇扣2分	
操作流程质量标准（70分）	(1)孕妇取屈膝仰卧位，解松裤带，暴露腹部，注意保暖	10	体位不当扣5分；暴露腹部不充分扣2分；不保暖扣3分	
	(2)了解病情	5	未了解病情扣5分	
	(3)检查者体位正确	5	检查者体位不正确扣5分	
	(4)测量腹围、宫高	15	测量腹围、宫高方法不正确扣15分	
	(5)四步触诊法手法正确，判断正确	20	每一步触诊手法不正确各扣5分	
	(6)安置孕妇及整理床单位	6	未安置孕妇及整理床单位各扣3分	
	(7)用物整理，处理恰当	4	用物处理不恰当扣4分	
	(8)洗手(七步洗手法)，记录	5	未做扣5分	
全程质量标准（20分）	(1)遵守无菌操作流程	5	不遵守无菌操作流程扣5分	
	(2)操作认真、熟练、轻巧	5	操作马虎、不熟练、不轻巧、手法重、孕妇不舒适各扣1分	
	(3)判断胎方位正确	5	判断胎方位不正确扣5分	
	(4)操作过程不超过8分钟	5	操作时间超时1分钟扣5分	
总分		100		

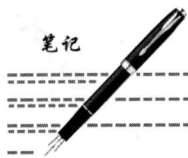

实训二 骨盆外测量

【实训目标】

（1）掌握骨盆外测量的径线、测量方法及正常值。

（2）评估骨盆的大小及形状，判断胎儿能否经阴道分娩。

（3）要求学生具有认真勤奋的学习态度、严谨求实的工作作风。

【实训准备】

（1）用物准备。检查床、骨盆模型、骨盆外测量器、记录纸、笔。

（2）环境准备。检查前关闭门窗，遮挡屏风，检查者手要温暖。

（3）孕妇准备。孕妇排尿后，仰卧于检查床上，脱去裤子，冬天注意保暖。

【实训步骤】

（1）向孕妇解释检查的项目及重要性，以取得其配合。

（2）嘱孕妇排空膀胱。

（3）协助孕妇仰卧于检查床上，暴露腹部，根据测量径线协助孕妇采取正确体位。

（4）骨盆外测量。

1）髂棘间径。孕妇取伸腿仰卧位，测量两侧髂前上棘外缘的距离，正常值为 23～26 cm。

2）髂嵴间径。孕妇取伸腿仰卧位，测量两侧髂嵴外缘最宽的距离，正常值为 25～28 cm。以上两径线可间接推测骨盆入口横径的长度。

3）骶耻外径。孕妇取左侧卧位（脱去一侧裤腿），右腿伸直，左腿屈曲，测量第 5 腰椎棘突下凹陷处（相当于腰骶部米氏菱形窝的上角或是髂嵴后连线中点下 1.5 cm）至耻骨联合上缘中点的距离，正常值为 18～20 cm。此径线可间接推测骨盆入口前后径长短，是骨盆外测量中最重要的径线。

4）坐骨结节间径。又称出口横径。孕妇取仰卧位（脱去一侧裤腿），两腿屈曲，双手抱膝。测量两侧坐骨结节内侧缘之间的距离，正常值为 8.5～9.5 cm。

5）耻骨弓角度。用两拇指尖斜着对拢，放于耻骨联合下缘，左右两拇指平放在耻骨降支的上面，测量两拇指之间的角度即为耻骨弓角度。正常值为 90°，小于 80° 为异常。

（5）记录检查结果。

（6）协助孕妇缓慢坐起、下床，清理物品。

【注意事项】

（1）动作要轻柔。

（2）注意保暖和遮挡孕妇。

（3）测量要准确。

【评估标准】

项目	内容	分值	扣分原因	扣分
准备质量标准（10分）	（1）仪表、举止符合专业规范	2	仪表不整洁扣2分	
	（2）修剪指甲，洗手（七步洗手法），戴口罩、帽子	3	未修剪指甲、未洗手、未戴口罩和帽子扣3分	
	（3）核对孕妇信息，向孕妇解释操作目的，嘱其排空膀胱	3	未解释、未嘱孕妇排空膀胱扣3分	
	（4）关闭门窗，遮挡孕妇	2	未遮挡孕妇扣2分	
操作流程质量标准（70分）	（1）孕妇仰卧于检查床上，解松裤带，暴露腹部，注意保暖	5	孕妇暴露腹部不充分扣2分；不保暖扣3分	
	（2）检查者体位正确	5	检查者体位不正确扣5分	
	（3）根据测量的位置不同使孕妇变换不同体位	10	未做到扣10分	
	（4）测量方法正确	25	测量方法不正确扣25分	
	（5）记录检查结果	5	未记录结果扣5分	
	（6）告知孕妇本次测量的结果	5	未告知孕妇扣5分	
	（7）安置孕妇及整理床单位	6	未安置孕妇及整理床单位各扣3分	
	（8）用物整理，处理恰当	4	用物处理不恰当扣4分	
	（9）洗手（七步洗手法），记录	5	未做扣5分	
全程质量标准（20分）	（1）遵守无菌操作流程	3	不遵守无菌操作流程扣3分	
	（2）操作认真、熟练、轻巧	2	操作马虎、不熟练、不轻巧扣2分	
	（3）测量方法正确	10	测量方法不正确扣10分	
	（4）操作过程不超过8分钟	5	操作时间超时1分钟扣5分	
总分		100		

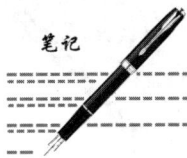

实训三　胎心音听诊

【实训目标】

（1）掌握胎心音听诊的操作方法。

（2）了解胎心音是否正常。

（3）了解胎儿在子宫内的情况。

【实训准备】

（1）护士准备。护士衣帽整洁，修剪指甲，洗手，戴口罩。

（2）环境准备。室内温度是否适合听诊胎心音。

（3）孕妇准备。向孕妇做出解释，嘱孕妇排空膀胱后，仰卧于检查床上，露出腹部，双腿略屈曲外展，放松腹肌。

（4）用物准备。检查床、孕妇腹部模型、多普勒胎心仪或胎心听筒、秒表、记录纸、笔。

【实训评估】

（1）观察和了解孕妇的孕周大小、胎方位、胎动情况。

（2）向孕妇解释检查目的，嘱其放松配合。

（3）了解孕妇自理能力、合作程度、耐受力。

（4）观察孕妇的局部皮肤情况。

【实训步骤】

（1）帮助孕妇取合适体位，注意遮挡，保护孕妇隐私。

（2）合理暴露孕妇腹部，判断胎背的位置（用多普勒胎心仪或胎心听筒在孕妇腹部上方听诊）。听到如钟表的"嘀嗒"双音后，计数1分钟。

（3）选择在宫缩后间歇期听诊。

（4）操作过程中注意观察孕妇有无异常情况，及时处理。

（5）操作结束后，对孕妇进行以下指导。

1）告知孕妇正常胎心率的范围为120～160次/分。

2）告知孕妇听诊结果为实时监测结果。

3）指导孕妇掌握自我监测胎动的方法。

（6）记录并交代注意事项。

【注意事项】

（1）保持环境安静。

（2）听诊胎心音时，需与子宫杂音、腹主动脉音、胎动音及脐带杂音相鉴别。

（3）若孕妇的胎心音少于 120 次/分或大于 160 次/分，应当立即触诊孕妇脉搏做对比鉴别。必要时给予吸氧，改变孕妇体位，进行胎心监护，并通知医师。

【评估标准】

项目	内容	分值	扣分原因	扣分
准备质量标准（10分）	（1）仪表、举止符合专业规范	2	仪表不整洁、不规范各扣1分	
	（2）修剪指甲，洗手（七步洗手法），戴口罩、帽子	2	未修剪指甲、未洗手、未戴口罩和帽子各扣2分	
	（3）向孕妇解释，嘱其排空膀胱	2	未解释、未嘱孕妇排空膀胱各扣1分	
	（4）关闭门窗，遮挡孕妇	2	未遮挡孕妇扣2分	
	（5）准备胎心听诊仪	2	备物不齐扣2分	
操作流程质量标准（70分）	（1）孕妇取屈膝仰卧位，解松裤带，暴露腹部，注意保暖	10	体位不当扣5分；暴露腹部不充分扣2分；不保暖扣3分	
	（2）了解病情	5	未了解病情扣5分	
	（3）检查者体位正确	5	检查者体位不正确扣5分	
	（4）胎心音听诊位置正确	15	胎心音听诊位置不正确扣15分	
	（5）计算1分钟胎心率	20	胎心听诊不足1分钟扣20分	
	（6）安置孕妇及整理床单位	6	未安置孕妇及整理床单位各扣3分	
	（7）用物整理，处理恰当	4	用物处理不恰当扣4分	
	（8）洗手（七步洗手法），记录	5	未做扣5分	
全程质量标准（20分）	（1）遵守操作流程	5	不遵守无菌操作流程扣5分	
	（2）操作认真、熟练、轻巧	5	操作马虎、不熟练、不轻巧、手法重、孕妇不舒适各扣1分	
	（3）计数胎心率正确并记录	5	计数胎心率不正确扣5分	
	（4）操作过程不超过8分钟	5	操作时间超时1分钟扣5分	
总分		100		

实训四　分娩机制

【实训目标】

（1）分娩机制是指胎儿先露部随着骨盆平面的不同形态被动地进行一连串适应性的转动。在临床上，以枕左前位最为多见，以下将以枕左前位为例来讲解分娩机制（图3-1）。

（2）学生能明白分娩机制与过程，理解分娩机制的原理。

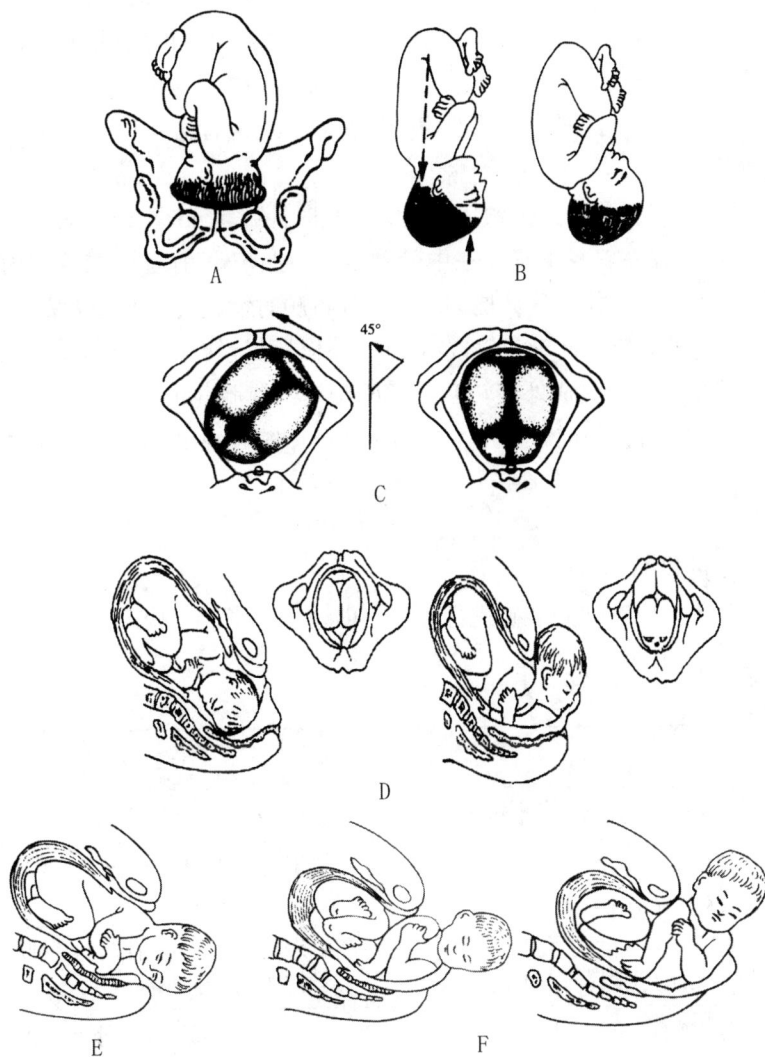

图3-1　分娩机制
A. 衔接；B. 俯屈；C. 内旋转；D. 仰伸；E. 复位及外旋转；F. 胎肩娩出

【实训准备】

分娩机制模型、弯盘、治疗巾、小剪刀、纱布。

【实训步骤】

分娩机制动作如下。

（1）衔接。胎头双顶径进入骨盆入口平面，颅骨最低点接近或达到坐骨棘水平，称为衔接。以枕额径衔接最为多见。初产妇多在预产期前 1~2 周内衔接，经产妇分娩开始后衔接。

（2）下降。胎头沿骨盆轴前进的动作。下降贯穿于分娩全过程。

（3）俯屈。胎头继续下降至骨盆底时，变衔接时的枕额径（11.3 cm）为枕下前囟（9.5 cm）完成俯屈动作。

（4）内旋转。胎头为适应骨盆轴而旋转，头先露（LOA）时胎头逆时针（或向内）旋转 45°，使枕骨位于耻骨联合下缘，矢状缝与中骨盆及出口前后径相一致。

（5）仰伸。胎头枕骨位于耻骨联合下缘，以耻骨弓为支点，使胎头逐渐仰伸，胎头的顶、额、面相继娩出。此时，胎儿双肩径沿左斜径进入骨盆入口。

（6）复位及外旋转。

1）胎头娩出后阻力消失，头颈扭转解除，顺时针旋转 45°复位。

2）双肩径沿骨盆左斜径下降，在中骨盆以下，胎肩（前肩）在骨盆内旋转 45°时，使双肩径与骨盆出口前后径一致，枕部随之向外再顺时针旋转 45°，以保持头肩的自然正常位置关系，称为外旋转；此动作完成后胎头在体外已旋转 45°+45°＝90°。

（7）胎儿娩出。胎头完成外旋转后，下压胎头，使胎儿前肩在耻骨弓下先娩出，然后上托胎头，使后肩从会阴前缘娩出，随即胎儿肢体顺势娩出。

【注意事项】

（1）在操作过程中，动作要轻柔。

（2）操作过程中应嘱孕妇准确进行呼吸，以缓解紧张。

【评估标准】

项目	内容	分值	扣分原因	扣分
准备质量标准（10分）	（1）仪表、举止符合专业规范	2	仪表不整洁扣 2 分	
	（2）修剪指甲，洗手（七步洗手法），戴口罩、帽子	2	未修剪指甲、未洗手、未戴口罩和帽子扣 2 分	
	（3）核对孕妇信息，向孕妇解释操作目的，嘱其排空膀胱	2	未解释、未嘱孕妇排空膀胱各扣 1 分	
	（4）关闭门窗，遮挡孕妇	2	未遮挡孕妇扣 2 分	
	（5）备物齐全，放置合理	2	备物少一件，放置不合理扣 2 分	

（续表）

项目	内容	分值	扣分原因	扣分
操作流程质量标准（70分）	(1)孕妇体位正确	10	孕妇体位不当扣10分	
	(2)护士能够说出分娩机制的每个步骤	15	护士不能说出分娩机制的每个步骤扣15分	
	(3)操作方法正确	30	操作方法不正确扣30分	
	(4)安置孕妇及整理床单位	6	未安置孕妇及整理床单位各扣3分	
	(5)用物整理,处理恰当	4	用物处理不恰当扣4分	
	(6)洗手(七步洗手法),记录	5	未做扣5分	
全程质量标准（20分）	(1)遵守操作流程	3	不遵守无菌操作流程扣3分	
	(2)操作认真、熟练、轻巧	2	操作马虎、不熟练、不轻巧扣2分	
	(3)操作程序正确	10	操作程序不正确扣10分	
	(4)操作过程不超过15分钟	5	操作时间超时1分钟扣5分	
总分		100		

实训五 接生

【实训目标】

（1）保护会阴的同时协助胎头俯屈，让胎头以最小径线在宫缩间歇期缓慢地通过阴道口，是预防会阴撕裂的关键。这需要产妇与接产者密切配合。

（2）注意胎肩娩出时的会阴保护。

【实训准备】

（1）护士准备。按无菌操作常规洗手，戴手套及穿手术衣，打开产包，铺好消毒巾准备接产。

（2）环境准备。产室温度适宜，关闭门窗。

（3）用物准备。孕妇生产模型、产床、消毒巾、止血钳、脐带剪、塑料布、消毒纱布、肥皂水、温开水、0.1%苯扎溴铵溶液、产包。

（4）孕妇准备。产妇仰卧于产床上，两腿屈曲分开，露出外阴部。

【实训评估】

（1）评估会阴部发育情况。

（2）识别会阴撕裂的诱因，如会阴水肿、胎儿过大、胎儿娩出过快、会阴过紧缺乏弹力、耻骨弓过低等。接产者在接产前应做出正确的判断，必要时行会阴切开术。

【实训步骤】

（1）在初产妇宫口开全、经产妇宫口扩张 4 cm 且宫缩规律有力时，将产妇送入产房。

（2）接产者按无菌操作常规洗手、戴手套及穿手术衣，打开产包，铺好消毒巾准备接产。

（3）产妇仰卧于产床上，两腿屈曲分开，露出外阴部。臀下放便盆或塑料布，用消毒纱布蘸肥皂水擦洗外阴部，顺序是大阴唇、小阴唇、阴阜、大腿内侧1/3、会阴及肛门周围（图3-2）。

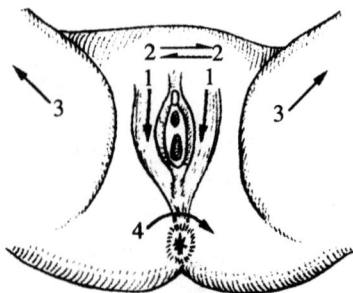

图 3-2 接产准备

（4）用温开水冲洗肥皂水，为防止冲洗液流入阴道，冲洗前宜用消毒干纱布球盖住阴道口。

（5）用0.1%苯扎溴铵液冲洗消毒，随后取下阴道口的纱布球和臀下的便盆或塑料布，铺消毒巾于臀下。

（6）接产者站在产妇右侧，当胎头拨露使阴唇后联合紧张时，开始保护会阴。方法：在会阴部盖消毒巾，接产者右肘支在产床上，右手拇指与其余4指分开，利用手掌大鱼际肌顶住会阴部。每当产妇宫缩时，应向上内方托压，同时左手应轻轻下压胎头枕部以协助胎头俯屈和使胎头缓慢下降。宫缩间歇期，保护会阴的右手稍放松，以免压迫过久引起会阴水肿（图3-3）。

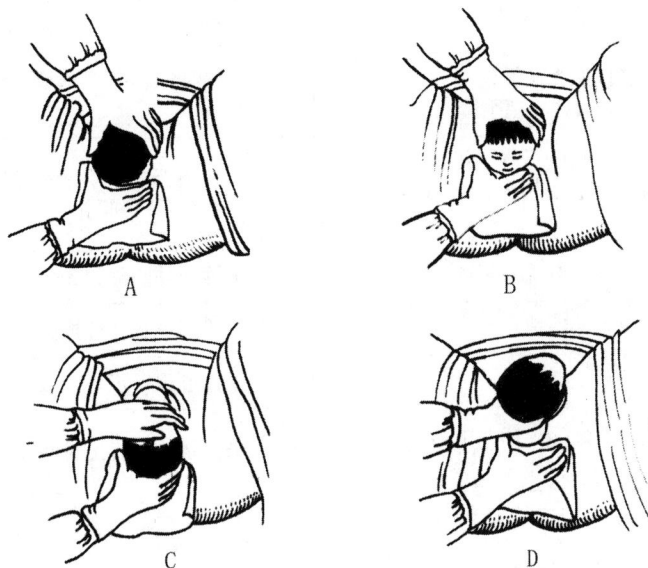

图3-3　接产过程
A. 保护会阴，协助胎头俯屈；B. 协助胎头仰伸；
C. 协助前肩娩出；D. 协助后肩娩出

（7）当胎头枕部在耻骨弓下露出时，接产者左手应按分娩机制协助胎头仰伸。宫缩强时，嘱产妇哈气以消除腹压，让产妇在宫缩间歇期稍向下屏气，使胎头缓慢娩出。同时仍应注意保护会阴。

（8）当胎头娩出后，接产者右手仍应注意保护会阴，以左手自胎儿鼻根向下颏挤压，挤出口鼻内的黏液和羊水，然后协助胎头复位及外旋转，使胎儿双肩径与骨盆出口前后径相一致。接产者的左手将胎儿颈部向下轻压，使其前肩自耻骨弓下先娩出，继之再托住胎颈向上，使后肩从会阴前缘缓慢娩出。当胎儿双肩娩出后，保护会阴的右手方可放松，然后双手协助胎体及下肢相继以侧位娩出。

（9）胎儿娩出后1~2分钟结扎脐带，在距离根部15~20 cm处用两把止血钳夹住脐带，在两钳之间剪断脐带。胎儿娩出后，在产妇臀下放一弯盘接血，以测量出血量。

【注意事项】

（1）在接产过程中，动作不要僵硬、粗暴。

（2）操作中应嘱产妇正确使用腹压，积极参与、控制分娩过程。

【评估标准】

项目	内容	分值	扣分原因	扣分
准备质量标准（15分）	(1)仪表、举止符合专业规范	3	仪表不整洁扣3分	
	(2)修剪指甲,洗手(七步洗手法),戴口罩、帽子	3	未修剪指甲、未洗手、未戴口罩和帽子扣2分	
	(3)核对产妇信息,向产妇解释操作目的,嘱其排空膀胱	3	未解释、未嘱产妇排空膀胱扣3分	
	(4)备物齐全,放置合理	3	备物不齐扣3分	
	(5)温度适宜,光线明亮	3	温度不当、光线不明亮扣3分	
操作流程质量标准（70分）	(1)接产者按照无菌操作常规洗手,穿无菌手术衣,戴无菌手套	10	未洗手、未穿手术衣、未戴手套扣10分	
	(2)产妇取膀胱截石位,两腿屈曲分开,暴露外阴部,臀下放便盆或塑料布	5	体位不当扣2分;暴露腹部不充分扣2分;不保暖扣1分	
	(3)用消毒纱布擦洗外阴部	5	未擦洗外阴部扣5分	
	(4)将肥皂水冲洗掉	5	未将肥皂水冲洗掉扣5分	
	(5)操作过程正确	25	操作过程不正确扣25分	
	(6)洗手(快速洗手法),记录胎儿娩出时间	5	未记录胎儿娩出时间扣5分	
	(7)安置产妇及整理床单位	6	未安置产妇及整理床单位各扣3分	
	(8)用物整理,处理恰当	4	用物处理不恰当扣4分	
	(9)洗手(七步洗手法)	5	未做扣5分	
全程质量标准（15分）	(1)遵守无菌操作流程	3	不遵守无菌操作流程扣3分	
	(2)操作认真、熟练、轻巧	3	操作马虎、不熟练、不轻巧、手法重、孕妇不舒适扣3分	
	(3)没有造成新生儿产伤	3	造成新生儿产伤扣3分	
	(4)产妇能正确使用腹压	3	产妇不能正确使用腹压扣3分	
	(5)操作过程不超过8分钟	3	操作时间超时1分钟扣3分	
总分		100		

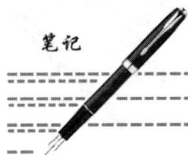

实训六　新生儿脐部护理

【实训目标】

掌握新生儿脐部护理的操作方法。

【实训准备】

（1）护士准备。护士衣帽整洁，修剪指甲，洗手，戴口罩。

（2）环境准备。室内温度是否适合新生儿处置操作。

（3）用物准备。处置车、治疗盘、75%乙醇棉签、洗手液、垃圾桶，必要时准备外用药。

【实训评估】

（1）向新生儿家属解释操作目的，取得其配合。

（2）评估新生儿脐部情况，观察有无血肿、渗血、渗液、异常气味，以及结扎线是否脱落。

【实训步骤】

（1）备齐用物，推处置车至床旁。

（2）核对新生儿信息，评估新生儿情况。

（3）合理暴露新生儿脐部（注意保暖）。

（4）左手轻轻上提结扎线以暴露脐带根部，右手用75%乙醇棉签环形消毒脐轮及脐带残端，按顺、逆时针方向交替进行直至干净（每根棉签限用一次，动作轻柔）。

（5）同时指导并教会产妇及其家属脐带护理的方法。

（6）发现脐带异常时，遵医嘱给予处理。

（7）为新生儿裹好包被。

（8）整理用物，洗手。

（9）记录并交代注意事项。

【注意事项】

（1）为新生儿更换衣被、尿布时动作要轻柔，避免牵拉脐带，尿布不能盖住脐部。

（2）密切观察新生儿脐部有无血肿及异常气味，有无脓性分泌物，结扎线是否脱落，如有异常及时通知医师。

（3）一般情况下脐带不宜包裹，应使其干燥，易于脱落。

（4）脐部护理每日1~2次，直至脱落后的3天。

（5）脐带未脱落前勿强行剥脱，如结扎线脱落应重新结扎。

【评估标准】

项目	内容	分值	扣分原因	扣分
准备质量标准（15分）	(1)仪表、举止符合专业规范	3	仪表不整洁扣3分	
	(2)修剪指甲，洗手（七步洗手法），戴口罩、帽子	3	未修剪指甲、未洗手、未戴口罩和帽子扣3分	
	(3)核对新生儿信息，向新生儿家长解释操作目的	3	未做到扣3分	
	(4)备物齐全，放置合理	3	备物少一件，放置不合理扣3分	
	(5)环境温度适宜	3	环境温度调节不当扣2分	
操作流程质量标准（70分）	(1)戴手套无污染	5	污染扣5分	
	(2)新生儿体位正确，注意保暖	10	新生儿体位不正确扣5分；不保暖扣5分	
	(3)脐部消毒	25	消毒范围大，顺序不正确扣5分；剪脐过长或过短扣5分；未抹净脐端残血扣2分；10%碘伏碰及皮肤扣5分；小腹带包扎不牢固、不美观扣5分；碘伏棉球未放入弯盘内扣3分	
	(4)操作过程正确，并无污染	15	酌情扣分	
	(5)安置新生儿及整理床单位	6	未安置新生儿及整理床单位各扣3分	
	(6)用物整理，处理恰当	4	用物处理不恰当扣4分	
	(7)洗手（七步洗手法），记录	5	未做扣5分	
全程质量标准（15分）	(1)遵守无菌操作流程	3	不遵守操作流程扣3分	
	(2)操作认真、熟练、轻巧	3	操作马虎、不熟练、不轻巧扣3分	
	(3)操作程序正确	3	操作程序不正确扣3分	
	(4)操作无污染	3	操作有污染扣3分	
	(5)操作过程不超过15分钟	3	操作时间超时1分钟扣3分	
总分		100		

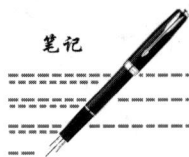

实训七　会阴擦洗

【实训目标】

掌握会阴擦洗的操作方法。

【实训准备】

（1）护士准备。护士衣帽整洁，修剪指甲，洗手，戴口罩。

（2）环境准备。检查前关闭门窗，遮挡屏风。

（3）患者准备。患者排空膀胱，取膀胱截石位，配合检查。

（4）用物准备。一次性会阴垫巾或橡胶单和中单各1块，治疗巾1块，会阴擦洗盘1只，盘内放置消毒弯盘2只，无菌镊子或消毒止血钳2把，擦洗液500 ml（如0.02%碘伏溶液，1∶5000高锰酸钾溶液或0.1%苯扎溴铵溶液等），无菌干棉球2~3个，无菌干纱布2块。

【实训评估】

（1）向患者解释操作目的，取得其配合。

（2）了解患者自理能力及合作程度。

（3）观察患者会阴情况，有无血肿、溃烂、溃疡、异常气味及脓性分泌物。

【实训步骤】

（1）告知患者会阴擦洗的目的和方法，以取得患者的配合。

（2）嘱患者排空膀胱，脱去一条裤腿，为患者穿上单腿裤保暖。患者取膀胱截石位暴露外阴，注意请病房内多余的人员暂时回避，以减轻患者的心理负担。

（3）将会阴擦洗盘放至床边，给患者臀下垫一橡胶单或一次性会阴垫巾或棉布垫。

（4）用1把镊子或消毒止血钳夹取干净的药液棉球，用另1把镊子或止血钳夹住棉球进行擦洗。一般擦洗3遍，擦洗的顺序为第1遍时自耻骨联合一直向下擦至臀部，先擦净一侧后换一棉球擦净对侧，再用另一棉球自阴阜向下擦净中间。自上而下、自外向内，初步擦净会阴部的污垢、分泌物和血迹等。第2遍的顺序为自内向外，或以伤口为中心向外擦洗，其目的为防止伤口、尿道口、阴道口被污染。擦洗时均应注意最后擦洗肛门，并将擦洗后的棉球丢弃。第3遍顺序同第2遍。必要时，可根据患者的情况增加擦洗的次数，直至擦净，最后用干纱布擦干。

（5）擦洗结束后，为患者更换消毒会阴垫，并整理好床单位。

【注意事项】

（1）擦洗时，应注意观察患者会阴部及会阴伤口周围组织有无红肿、分泌物及其性质和伤口愈合情况。如发现异常及时记录并向医师汇报。

（2）对有留置导尿管患者，应注意导尿管是否通畅，避免脱落或打结。

（3）注意最后擦洗有伤口感染的患者，以避免交叉感染。

（4）每次擦洗前后，护理人员均需洗净双手，然后再护理下一位患者，并注意无菌操作。

（5）擦洗结束后，为患者更换会阴垫，穿上单腿裤保暖，并整理好床单位。

【评估标准】

项目	内容	分值	扣分原因	扣分
准备质量标准（10分）	（1）仪表、举止符合专业规范	2	仪表不整洁扣2分	
	（2）修剪指甲，洗手（七步洗手法），戴口罩、帽子	2	未修剪指甲、未洗手、未戴口罩和帽子扣2分	
	（3）核对患者信息，向患者解释操作目的，嘱其排空膀胱	2	未解释、未嘱排空膀胱扣2分	
	（4）备物齐全，放置合理，药液浓度、温度适宜	2	备物少一件、放置不合理扣1分；药液浓度、温度不适宜扣1分	
	（5）关闭门窗，遮挡患者	2	不遮挡患者扣2分	
操作流程质量标准（70分）	（1）患者取膀胱截石位，臀下垫治疗巾，弯盘置于会阴下，暴露外阴部，注意保暖	20	体位不当、未垫治疗巾扣15分；不注意保暖扣5分	
	（2）观察外阴部情况	5	不口述或口述不准确扣5分	
	（3）持钳手法正确	5	持钳手法不正确扣5分	
	（4）擦洗顺序、方法正确	20	擦洗顺序、方法不正确各扣5分；夹持棉球钳尖碰触会阴部扣10分	
	（5）会阴伤口消毒方法正确	5	未用75%乙醇消毒伤口扣5分	
	（6）安置患者及整理床单位	6	未安置患者及整理床单位各扣3分	
	（7）用物整理，处理恰当	4	用物处理不恰当扣4分	
	（8）洗手（七步洗手法），记录	5	未做扣5分	
全程质量标准（20分）	（1）遵守无菌操作流程	5	不遵守操作流程扣5分	
	（2）操作认真、熟练、轻巧	3	操作马虎、不熟练、不轻巧扣3分	
	（3）关心患者	2	不关心患者扣2分	
	（4）擦洗清洁度	5	擦洗不干净扣3分，弄湿床单扣2分	
	（5）操作过程不超过10分钟	5	操作时间超时1分钟扣5分	
总分		100		

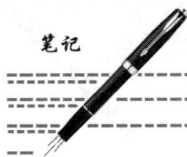

实训八　会阴湿热敷

【实训目标】

（1）掌握会阴湿热敷的操作方法。

（2）会阴湿热敷可改善组织营养，促进局部血液循环，增强局部白细胞的吞噬作用。

（3）会阴湿热敷有利于局部脓肿的局限和吸收，加速组织再生和消炎、镇痛。

【实训准备】

（1）环境准备。保持环境清洁，检查前关闭门窗，遮挡屏风，请病房内的多余人员（特别是异性）暂时回避，以减轻患者的心理压力。

（2）用物准备。妇科检查模型 1 个，煮沸的 50% 硫酸镁或 95% 乙醇、沸水，会阴擦洗盘 1 只（内有消毒弯盘 2 个，镊子或消毒止血钳 2 把，纱布数块），医用凡士林，棉垫 1 块，橡胶单 1 块，治疗巾 1 块。

（3）患者准备。嘱患者排空膀胱，脱去一侧裤腿，并穿上单腿裤保暖。患者取膀胱截石位，暴露外阴，臀下垫棉布垫或一次性垫单，先行外阴擦洗。

【实训评估】

（1）向患者解释操作目的，取得其配合。

（2）了解患者的自理能力及合作程度。

（3）观察患者会阴有无血肿、溃烂、溃疡、异常气味及脓性分泌物。

【实训步骤】

（1）向患者介绍外阴湿热敷的原因、方法、效果及预后，鼓励患者积极配合。

（2）患者排空膀胱后取膀胱截石位，暴露外阴，臀下垫治疗巾。

（3）行会阴擦洗，清洁外阴局部伤口的污垢。

（4）热敷部位先薄涂一层凡士林，盖上纱布，再轻轻敷上浸于热敷溶液中的温纱布，外面盖上棉布垫保温。

（5）一般每 3~5 分钟更换热敷垫 1 次，1 次热敷 15~30 分钟。

（6）热敷完毕，更换清洁会阴垫，并整理好床单位。

【注意事项】

（1）湿热敷的温度一般为 41~48 ℃。

（2）湿热敷的面积应是病损范围的 2 倍。

（3）在热敷的过程中，护理人员应随时评价热敷的效果，并为患者提供一切生活护理。

【评估标准】

项目	内容	分值	扣分原因	扣分
准备质量标准（10分）	(1)仪表、举止符合专业规范	2	仪表不整洁扣2分	
	(2)修剪指甲,洗手(七步洗手法),戴口罩、帽子	2	未修剪指甲、未洗手、未戴口罩和帽子扣2分	
	(3)核对患者信息,向患者解释操作目的,嘱其排空膀胱	2	未解释、未嘱其排空膀胱各扣1分	
	(4)备物齐全,放置合理,药液浓度、温度适宜	2	备物少一件、放置不合理各扣1分	
	(5)关闭门窗,遮挡患者	2	未遮挡患者扣2分	
操作流程质量标准（70分）	(1)患者取膀胱截石位,臀下垫治疗巾,弯盘置于会阴下,暴露外阴部,注意保暖	10	体位不当、未垫治疗巾各扣4分;不注意保暖扣2分	
	(2)观察外阴部情况	5	未观察外阴情况扣5分	
	(3)进行会阴擦洗	5	擦洗方法不正确各扣5分	
	(4)擦洗顺序、方法正确	5	擦洗顺序、方法不正确扣5分	
	(5)热敷部位先薄涂一层凡士林	5	未涂凡士林扣5分	
	(6)掌握好湿热敷的时间	10	未掌握好湿热敷的时间扣10分	
	(7)湿热敷温度适宜	15	未掌握好湿热敷的温度扣15分	
	(8)安置患者及整理床单位	6	未安置患者及整理床单位各扣3分	
	(9)用物整理,处理恰当	4	用物处理不恰当扣4分	
	(10)洗手(七步洗手法),记录	5	未做扣5分	
全程质量标准（20分）	(1)遵守无菌操作流程	5	不遵守无菌操作流程扣5分	
	(2)操作认真、熟练、轻巧	5	操作马虎、不熟练、不轻巧扣5分	
	(3)湿热敷的温度适宜	5	未掌握好湿热敷的温度扣5分	
	(4)操作过程不超过10分钟	5	操作时间超时1分钟扣5分	
总分		100		

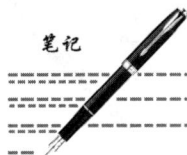

实训九　阴道冲洗

【实训目标】

（1）阴道冲洗能改善阴道血液循环，减少阴道分泌物。

（2）掌握阴道冲洗的操作方法。

【实训准备】

（1）环境准备。保持环境清洁，检查前关闭门窗，遮挡屏风，请病房内的多余人员（特别是异性）暂时回避，以减轻患者的心理压力。

（2）用物准备。

1）灌洗溶液：常用的阴道灌洗液有 0.025% 碘伏溶液，0.2% 苯扎溴铵溶液，生理盐水，2%~4% 碳酸氢钠溶液，2.5% 乳酸溶液，4% 硼酸溶液，0.5% 醋酸溶液，1∶5000 高锰酸钾溶液。

2）灌洗物品：妇科检查模型 1 个，消毒灌洗筒 1 个，橡皮管 1 根，灌洗头 1 个，输液架 1 个，弯盘 1 只，橡胶垫 1 块，一次性塑料垫巾 1 块，便盆 1 个，一次性手套 1 副，窥阴器 1 只，卵圆钳 1 只，消毒大棉球 1~2 个。

（3）患者准备。排空膀胱，脱去一侧裤腿，并穿上单腿裤保暖。取膀胱截石位，暴露外阴，臀下垫橡胶垫或一次性垫单。

【实训评估】

（1）向患者解释操作目的，取得其配合。

（2）了解患者的自理能力及合作程度。

（3）观察患者会阴有无血肿、溃烂、溃疡、异常气味及脓性分泌物。

【实训步骤】

（1）向患者解释操作的方法、目的及可能的感受，鼓励患者积极配合。

（2）嘱患者排空膀胱后，在妇科检查床上取膀胱截石位，放好便盆。

（3）根据患者的病情配制灌洗液 500~1000 ml，将装有灌洗液的灌洗筒挂于床旁输液架上，其高度距床沿 60~70 cm，排去管内空气，测试水温（41~43 ℃）适宜后备用。

（4）操作时，操作者右手持冲洗头，先用灌洗液冲洗外阴部，然后用左手将小阴唇分开，再将灌洗头沿阴道纵侧壁的方向缓缓插入阴道内达阴道后穹隆部。边冲洗边将灌洗头围绕宫颈轻轻地上下左右移动；或用窥阴器暴露宫颈后再冲洗，冲洗时应不停地转动窥阴器，将整个阴道穹隆及阴道侧壁冲洗干净后，再将窥阴器按下，以使阴道内的残留液体完全流出。

（5）当灌洗液约剩 100 ml 时，夹住皮管，拔出灌洗头和窥阴器，再冲洗一次外阴部，然后扶患者坐于便盆上，使阴道内残留的液体流出。

（6）撤离便盆，用干纱布擦干外阴，并整理床单位。更换一次性塑料垫巾，协助患者采取舒适的体位。

【注意事项】

（1）灌洗筒与床沿距离不应超过 70 cm，以免压力过大，导致水流过速，使液体或污物进入子宫腔或灌洗液与局部作用的时间不足。

（2）灌洗液温度以 41~43 ℃ 为宜，温度不能过高或过低。温度过低时，可引起患者不适；温度过高，则可能烫伤患者的阴道黏膜。

（3）灌洗头插入不宜过深，灌洗的弯头应向上，以避免刺激后穹隆引起不适或损伤局部组织引起出血。

（4）在灌洗过程中，动作要轻柔，勿损伤阴道壁和宫颈组织。

（5）必要时可用窥阴器将阴道张开，灌洗时应轻轻旋转窥阴器，使灌洗液能到达阴道各部。

【评估标准】

项目	内容	分值	扣分原因	扣分
准备质量标准（10分）	（1）仪表、举止符合专业规范	2	仪表不整洁扣2分	
	（2）修剪指甲，洗手（七步洗手法），戴口罩、帽子	2	未修剪指甲、未洗手、未戴口罩和帽子扣2分	
	（3）向患者解释操作目的，嘱其排空膀胱	2	未解释、未嘱其排空膀胱各扣1分	
	（4）备物齐全，放置合理，药液浓度、温度适宜	2	备物少一件、放置不合理扣1分；药液浓度、温度不符合扣1分	
	（5）关闭门窗，遮挡患者	2	未遮挡患者扣2分	
操作流程质量标准（70分）	（1）查对医嘱，核对患者姓名、床号、签名	5	未核对、未签名扣5分	
	（2）嘱患者脱去一侧裤腿，穿上单腿裤，取膀胱截石位，臀下垫橡胶垫，注意保暖	5	体位不当、未垫橡胶垫扣3分；不保暖扣2分	
	（3）观察外阴部情况	5	未观察外阴情况扣5分	
	（4）根据患者病情配制冲洗液的量	10	未根据患者病情配制冲洗液的量扣10分	
	（5）在挂冲洗筒时，注意其与床沿的距离	5	未注意距离扣5分	
	（6）注意冲洗液的温度	5	未注意冲洗液的温度扣5分	
	（7）放置窥阴器	10	放置窥阴器方法不正确扣10分	
	（8）用窥阴器压阴道后壁使液体流出	5	未用窥阴器压阴道后壁使液体流出扣5分	
	（9）擦干外阴	5	未擦干外阴扣5分	
	（10）安置患者及整理床单位	6	未安置患者及整理床单位各扣3分	

（续表）

项目	内容	分值	扣分原因	扣分
	(11)用物整理,处理恰当	4	用物处理不恰当扣4分	
	(12)洗手(七步洗手法),记录	5	一项未做扣5分	
全程 质量 标准 (20分)	(1)遵守无菌操作流程	5	不遵守操作流程扣5分	
	(2)操作认真、熟练、轻巧	3	操作马虎、不熟练、不轻巧扣3分	
	(3)灌洗时,动作应轻柔	5	灌洗时,造成患者不适扣5分	
	(4)擦干外阴部	2	未擦干外阴部扣2分	
	(5)操作过程不超过10分钟	5	操作时间超时1分钟扣5分	
总分		100		

实训十　阴道或宫颈上药

【实训目标】

掌握阴道或宫颈上药的操作方法。

【实训准备】

（1）环境准备。治疗室环境温度适宜，冬天应有保暖设施。每个治疗室最好仅设妇科治疗床 1 张，如有多张治疗床，两床间应设有屏风，以保护患者的隐私。床尾朝向光线充足的一方，或准备有弯头的照明灯。治疗室应保持整洁，定期进行室内空气消毒。

（2）用物准备。妇科检查模型 1 个，阴道灌洗用品，窥阴器，消毒干棉球若干，长镊子，药品，一次性手套 1 双，消毒长棉签 1 包，一次性垫单 1 块，喷雾器 1 个。

（3）患者准备。嘱患者排空膀胱，脱去一侧裤腿，并穿上单腿裤保暖。患者取膀胱截石位，暴露外阴，臀下垫棉布垫或一次性垫单，先行阴道冲洗并擦干外阴。

【实训评估】

（1）向患者解释操作目的，取得其配合。

（2）了解患者的自理能力及合作程度。

（3）观察患者会阴有无血肿、溃烂、溃疡、异常气味及脓性分泌物。

【实训步骤】

（1）向患者介绍上药的目的及方法，以取得其配合。

（2）阴道冲洗后擦干，暴露阴道及宫颈。根据药物剂型及治疗目的采取不同的上药方法。

1）纳入法：此法很常用，栓剂、丸剂及片剂等均可采用。将药物用镊子夹住放入阴道后穹隆深处，也可指导患者自行放置。嘱患者临睡前先将外阴及双手洗净，戴一次性手套，用示、中两指夹住药物沿阴道壁推入阴道深处即可。

2）擦洗法：适用于药液或药膏。用长棉签蘸取适量药液或药膏涂于病变部位，如涂腐蚀性药液应注意保护周围的正常组织。

3）喷雾法：适用于粉剂。用喷雾器将药物均匀地喷在病变组织表面。

4）宫颈棉球上药：适用于宫颈炎症或伴有出血者。常用药物有止血药和抗生素。用带有线尾的棉球蘸上药物后塞至宫颈处，将线尾置于阴阜侧上方并用胶布固定，嘱患者于放药后 12~24 小时后取出。

（3）取出阴道窥器。

（4）扶患者下床，整理用物。

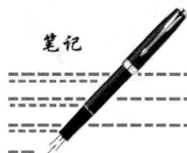

【注意事项】

（1）应用非腐蚀性药物时，应转动窥阴器，使阴道四壁均能涂布药物。

（2）应用腐蚀性药物时，要注意保护好阴道壁及正常的组织。上药前应将纱布或干棉球垫于阴道后壁及阴道后穹隆，以免药物下流灼伤正常组织。药液涂好后用干棉球吸干，立即如数取出所垫纱布或棉球。宫颈如有腺囊肿者，应先刺破，挤出黏液后再上药。

（3）棉棒上的棉花必须捻紧，涂药时应按同一方向转动，防止棉花落入阴道内难以取出。

（4）阴道栓剂最好于晚上或休息时上药，以避免起床后脱出，影响治疗效果。

（5）给未婚女性上药时不使用窥器，用长棉棒涂抹或用手指将药片推入阴道内。

（6）经期或子宫出血者不宜阴道给药。

（7）用药期间应禁止性生活。

【评估标准】

项目	内容	分值	扣分原因	扣分
准备质量标准（10分）	(1)仪表、举止符合专业规范	2	仪表不整洁扣2分	
	(2)修剪指甲,洗手(七步洗手法),戴口罩、帽子	2	未修剪指甲、未洗手、未戴口罩和帽子扣2分	
	(3)向患者解释操作目的,嘱其排空膀胱	2	未解释、未嘱其排空膀胱各扣1分	
	(4)备物齐全,放置合理,药液浓度、温度适宜	2	备物少一件、放置乱各扣1分;药液浓度、温度不符各扣1分	
	(5)关闭门窗,遮挡患者	2	不遮挡患者扣2分	
操作流程质量标准（70分）	(1)查对医嘱,核对患者姓名、床号、签名	5	未核对、未签名扣2分	
	(2)嘱患者脱一侧裤腿,穿上单腿裤,取膀胱截石位,臀下垫一次性垫单,注意保暖	5	患者体位不当、未垫一次性垫单各扣2分;不注意保暖扣1分	
	(3)观察外阴部情况	5	未观察外阴情况扣5分	
	(4)外阴擦洗	10	外阴擦洗方法不正确、不干净各扣5分	
	(5)放置窥阴器	5	放置窥阴器方法不正确扣5分	
	(6)用窥阴器压阴道后壁使消毒液流出	5	未用窥阴器压阴道后壁使液体流出扣5分	
	(7)擦干外阴	5	未擦干外阴扣5分	
	(8)宫颈、穹隆部上药	15	药物污染或碰触阴道壁扣15分	
	(9)安置患者及整理床单位	6	未安置患者及整理床单位各扣3分	
	(10)用物整理,处理恰当	4	用物处理不恰当扣4分	
	(11)洗手(七步洗手法),记录	5	未做扣5分	

（续表）

项目	内容	分值	扣分原因	扣分
全程质量标准（20分）	(1)遵守无菌操作流程	5	不遵守无菌操作流程扣5分	
	(2)操作认真、熟练、轻巧	3	操作马虎、不熟练、不轻巧扣3分	
	(3)关心患者	2	不关心患者扣2分	
	(4)擦洗清洁度	3	擦洗不干净扣3分	
	(5)上药位置准确	5	上药位置不准确扣5分	
	(6)操作过程不超过10分钟	2	操作时间超时1分钟扣2分	
总分		100		

实训十一　妇科检查（盆腔检查）

【实训目标】

（1）熟悉盆腔检查的注意事项。

（2）掌握阴道窥器检查、双合诊检查、三合诊检查及直肠-腹部诊检查的方法。

（3）学会记录盆腔检查结果。

（4）要求学生具有严谨求实的工作作风，操作时动作轻柔，不得反复检查。

【实训准备】

（1）环境准备。同阴道或宫颈上药。

（2）实训用物准备。妇检模型1个，一次性垫单1块，治疗车1个，贮槽1个（内放窥阴器2个、纱布2块），有盖方盘1个（内放手套2副），长棉签1包，治疗缸2个（其中1个放水、另1个放干棉球），持物钳及持物钳桶1套，95%乙醇滴瓶1个，生理盐水滴瓶1个，液体石蜡1小瓶，玻片1块，清洁试管若干，试管架1个，污物桶1个。

（3）患者准备。嘱患者排空膀胱（尿失禁者除外），臀下垫一次性垫单，脱去一侧裤腿。患者仰卧于检查床上，两腿分开，置于支架上，呈膀胱截石位（图3-4）。

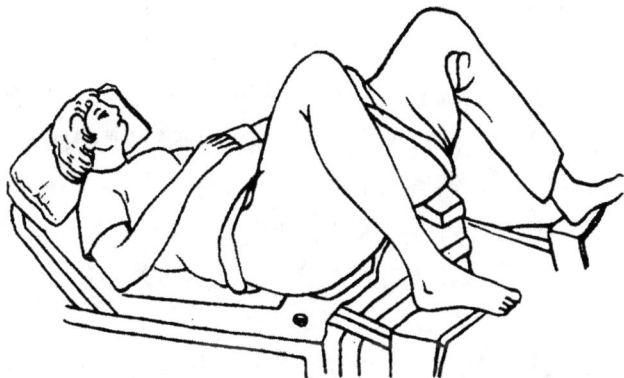

图3-4　妇科检查体位

【实训步骤】

（一）检查方法

1. 外阴检查　观察患者外阴发育、阴毛多少和分布情况，有无损伤、充血、水肿、溃疡、炎症、赘生物或肿块，注意皮肤和黏膜色泽或色素减退及质地变化情况，有无增厚、变薄或萎缩。分开小阴唇，暴露阴道前庭、尿道口和阴道口，观察处女膜的完整性，尿道口周围黏膜色泽及有无赘生物。检查时还应嘱患者用力向下屏气，观察有无阴道前后壁膨出、子宫脱垂或尿失禁等。

2. 阴道窥器检查

（1）放置阴道窥器。将窥阴器两叶合拢，旋紧中部螺丝，放松侧部螺丝。用润滑剂润滑窥阴器两叶前端，左手拇、示指分开两侧小阴唇，暴露阴道口，右手持准备好的窥阴器避开尿道口周围斜行插入阴道口，沿阴道侧后壁缓慢插入阴道内。向上向后推进窥阴器，边推进边将两叶转平，并逐渐张开两叶，直至完全暴露宫颈。固定窥阴器于阴道内。

（2）检查宫颈。观察宫颈大小、颜色、外口形状，以及有无糜烂、撕裂、囊肿、息肉、肿瘤、赘生物，宫颈内有无出血，分泌物的量、性状、颜色。

（3）检查阴道。旋松窥阴器侧部螺丝，旋转窥阴器。观察阴道前后壁、侧壁黏膜颜色，皱襞多少，有无畸形、裂伤、炎症、溃疡、囊肿，注意阴道分泌物的量及性状。

（4）取出阴道窥器。宫颈及阴道检查后放松侧部及中部螺丝，将两叶合拢，再旋紧窥阴器中部螺丝，缓慢退出。

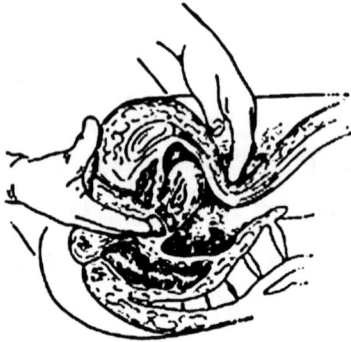

图3-5　双合诊检查

3. 双合诊检查　即阴道、腹壁联合检查（图3-5），主要用于检查阴道、宫颈、子宫、输卵管及宫旁组织。检查者右手戴好消毒手套，示、中两指涂润滑剂后，轻轻通过阴道口沿后壁放入阴道，检查阴道通畅度和深度，有无畸形、肿块、结节及阴道壁情况，以及宫颈大小、形态及宫颈外口情况，有无接触性出血及宫颈举痛。检查子宫时，检查者将阴道内两指放在宫颈后方，左手掌心朝下手指平放在患者的腹部平脐处。当检查者阴道内手指向上向前方抬举宫颈时，腹部手指同时往下往后按压腹壁，并逐渐移向耻骨联合部。检查者通过内、外手指相互配合，可触及子宫的大小、位置、形态、活动度、硬度及有无压痛。检查附件时，检查者将阴道内两指由宫颈后方移至一侧穹隆部，另一手自同侧下腹壁髂嵴水平开始，由上往下按压腹壁，与阴道内手指相互配合，以触摸该侧子宫附件有无增厚、压痛及肿块等。如触及肿块，应注意肿块的大小、位置、形状、软硬度、活动度、表面是否光滑、与子宫的关系及有无压痛。同样方法检查对侧附件。

4. 三合诊检查　即腹部、阴道、直肠联合检查。检查者一手示指放入阴道内，中指放入直肠内，另一手在患者腹部配合，多于双合诊后进行。本法主要用于检查子宫位置及子宫后壁、直肠子宫凹陷、宫骶韧带、盆腔后壁、直肠阴道隔、骶前方及直肠内有无病变。

5. 直肠-腹部诊检查　检查者一手示指伸入直肠内，另一手在患者腹部配合。检查内容同双合诊和三合诊，本法适用于未婚女性或阴道闭锁不宜做双合诊的患者。

（二）检查结果记录

1. 外阴　包括外阴发育情况及婚产式。发现异常时应详细描述。

2. 阴道　包括阴道是否通畅、黏膜情况，分泌物的量、颜色、性状、气味。

3. 宫颈　包括宫颈的大小、硬度，有无糜烂、撕裂、息肉、腺囊肿，有无接触性出血，有无举痛及其他赘生物。

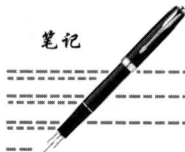

4. 子宫 包括子宫的位置、大小、硬度、活动度、形态,有无压痛。

5. 附件 包括有无肿块、增厚及压痛。有肿块者要记录其位置、大小、硬度、活动度、表面是否光滑,有无压痛,与子宫及盆壁的关系。左右两侧分别进行记录。

【注意事项】

(1)检查者要关心、体贴患者,做到态度严肃、语言亲切、动作轻柔、检查仔细。检查前告知患者盆腔检查可能引起的不适,嘱患者不必紧张。

(2)检查前嘱患者排空膀胱(尿失禁者除外),不能自解小便者应导尿,大便充盈者应排空。

(3)每人使用一套检查器械,如窥阴器、镊子、手套等。每检查完一人,应更换臀下的垫单或纸单。

(4)嘱患者取膀胱截石位,头部略抬高,臀部置于床缘,臀下垫一次性垫单或治疗巾。患者两手放于身体两侧或放于胸部,使腹肌放松便于检查。检查者面向患者,立于患者两腿之间。不宜搬动的危重患者可在病床上检查。

(5)月经期应避免阴道检查。有异常阴道出血必须检查时,检查前应消毒外阴,防止发生感染。

(6)未婚者限做直肠–腹部诊检查,禁做双合诊及阴道窥器检查。确需检查者,应与患者及其家属说明并征得其同意后方可检查。

(7)男医师进行检查时,需有其他医护人员在场,以减轻患者的紧张心理和避免发生不必要的误会。

(8)如患者腹壁肥厚、高度紧张不合作时,可边检查边与患者交谈,使其放松。

【评估标准】

项目	内容	分值	扣分原因	扣分
准备质量标准(10分)	(1)仪表、举止符合专业规范	2	仪表不整洁扣2分	
	(2)修剪指甲,洗手(七步洗手法),戴口罩、帽子	2	未修剪指甲、未洗手、未戴口罩和帽子扣2分	
	(3)向患者解释操作目的,嘱其排空膀胱	2	未解释、未嘱排空膀胱各扣1分	
	(4)备物齐全,放置合理,温度适宜	2	备物少一件、放置不合理扣1分;温度不符扣1分	
	(5)关闭门窗,遮挡患者	2	不遮挡患者扣2分	
操作流程质量标准(70分)	(1)查对医嘱,核对患者姓名、床号、签名	5	未核对、未签名扣5分	
	(2)脱去一侧裤腿,穿上单腿裤,取膀胱截石位,臀下垫一次性垫单,注意保暖	5	体位不当、未垫一次性垫单各扣2分,不注意保暖扣1分	
	(3)观察外阴部情况	5	未观察外阴情况扣5分	
	(4)每项妇科检查的操作流程正确	30	妇科检查操作流程不正确扣30分	

（续表）

项目	内容	分值	扣分原因	扣分
	(5)放置窥阴器	5	放置窥阴器方法不正确扣5分	
	(6)记录检查结果	5	未记录结果扣5分	
	(7)安置患者及整理床单位	6	未安置患者及整理床单位各扣3分	
	(8)用物整理,处理恰当	4	用物处理不恰当扣4分	
	(9)洗手(七步洗手法),记录	5	未做扣5分	
全程质量标准(20分)	(1)遵守无菌操作流程	2	不遵守无菌操作流程扣2分	
	(2)操作认真、熟练、轻巧	3	操作马虎、不熟练、不轻巧扣3分	
	(3)关心患者	2	不关心患者扣2分	
	(4)操作时,没有给患者造成伤害	2	给患者造成不适扣2分	
	(5)操作过程中没有造成污染	4	造成污染扣2分	
	(6)操作程序正确	5	不正确扣5分	
	(7)操作过程不超过15分钟	2	操作时间超时1分钟扣2分	
总分		100		

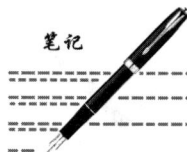

实训十二　妇科常用特殊检查

【实训目标】

（1）掌握妇科常用特殊检查的护理要点。

（2）熟悉妇科常用特殊检查的适应证、禁忌证及操作方法和注意事项。

【实训准备】

（1）环境准备。同妇科检查（盆腔检查）。

（2）实训用物准备。同妇科检查（盆腔检查）。

（3）患者准备。同妇科检查（盆腔检查）。

（一）阴道分泌物检查

【实训步骤】

操作者使用阴道窥器暴露患者阴道后穹隆，用无菌长棉签蘸取后穹隆分泌物。如为检查有无滴虫感染，则将棉签置于试管内并在试管内滴入少量温生理盐水，立即在低倍光镜下寻找滴虫。如为检查有无假丝酵母菌感染，则将蘸有分泌物的棉签涂于玻片上，在玻片上滴入10%氢氧化钾1~2滴，混匀后在显微镜下寻找芽孢和假菌丝。如疑为细菌性阴道病，则取阴道分泌物涂于玻片上，加1滴生理盐水混匀后在高倍镜下寻找线索细胞。

【注意事项】

患者在取分泌物前24~48小时应避免性交、阴道灌洗或局部用药；取分泌物时不涂润滑剂或仅涂少许生理盐水；如为检查有无滴虫感染时，分泌物取出后应及时送检。天冷时应注意保温，否则滴虫活动力减弱，难以辨认。

（二）阴道脱落细胞检查

阴道脱落细胞包括来自阴道、宫颈管、子宫及输卵管的上皮细胞，以阴道上段、宫颈阴道部的上皮细胞为主。由于阴道脱落细胞受卵巢激素的影响呈周期性变化，所以阴道脱落细胞检查既可以反映患者体内激素水平，又可以作为内生殖道肿瘤的初筛，是一种经济、简便、实用的辅助检查方法。

【适应证和禁忌证】

1. 适应证

（1）卵巢功能检查，如功能失调性子宫出血、闭经。

（2）生殖道感染性炎症，如细菌性阴道病、慢性宫颈炎。

（3）宫颈癌筛选。

2. 禁忌证

（1）月经期。

（2）生殖器官急性炎症期。

【实训准备】

阴道窥器1个，宫颈刮片2个，宫颈吸管1根，宫颈钳1把，子宫探针1根，装有固定液的小瓶1个，玻片2张，长棉签数根，干棉球数个等。

【实训步骤】

（1）阴道侧壁刮片。对已婚女性用刮片在阴道侧壁上1/3处轻轻刮取细胞涂片。对未婚女性可将卷紧的消毒棉签蘸生理盐水浸湿，然后伸入阴道内，在其侧壁上1/3段轻卷后取出棉签，在玻片上涂片。

（2）宫颈刮片。为早期发现宫颈癌的重要方法。在宫颈外口鳞-柱状上皮交界处，以宫颈外口为中心，用刮片轻轻刮取一周，涂于玻片上。涂片时也可采用薄层液基细胞学涂片法，该法涂片清晰，可提高准确率。

（3）宫颈管吸引涂片。将吸管轻轻伸入宫颈管内，吸取颈管分泌物后涂片，也可将"细胞刷"置于宫颈管内，到达宫颈外口上方10 mm左右时，在宫颈管内旋转360°后取出。将附着于小刷子上的标本均匀地涂布于玻片上，立即固定。

（4）子宫腔吸引涂片。疑宫腔内有恶性病变时，可采用此法。严格消毒后，用探针探查宫腔，将吸管放入宫腔内，上下左右移动以吸取分泌物。取出吸管后，将吸出的标本均匀涂于玻片上，然后放入装有固定液的小瓶中。

【注意事项】

（1）向患者讲解阴道脱落细胞检查的意义及步骤，使患者了解有关阴道脱落细胞检查的知识。告知患者采集标本前24小时内禁止性生活、阴道检查、阴道灌洗及用药。

（2）将用物准备齐全，并协助患者摆好体位。

（3）刮片、阴道窥器必须消毒、干燥，未吸附任何化学药品或润滑剂，必要时可用生理盐水润湿阴道窥器。另外，所用的载玻片应行脱脂处理。

（4）取标本时，动作应轻、稳、准，以免损伤组织，引起出血。如患者白带较多，可先用无菌干棉球轻轻拭去，再行标本刮取。

（5）涂片应均匀，不可来回涂抹，以免破坏细胞。

（6）载玻片应做好标记，避免混淆患者姓名和取材部位。

（7）嘱患者及时将病理报告反馈给医师，以免延误治疗。

（三）宫颈活体组织检查

宫颈活体组织检查简称宫颈活检，是自宫颈病变处或可疑部位采取小部分组织进行病理学检查，以确定宫颈病变性质的一种检查方法。

【适应证】

（1）宫颈脱落细胞学涂片检查适用于巴氏Ⅲ级及Ⅲ级以上者；宫颈脱落细胞学涂片检查巴氏Ⅱ级经抗感染治疗后仍为Ⅱ级者；TBS分类鳞状细胞异常者。

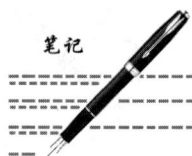

（2）阴道镜检查适用于反复可疑阳性或阳性者。

（3）疑有宫颈癌或慢性特异性炎症，需进一步明确诊断者。

（4）肉眼可见宫颈有溃疡或赘生物，需明确诊断者。

【实训准备】

阴道窥器 1 个，卵圆钳 1 把，宫颈钳 1 把，宫颈活检钳 1 把，小刮匙 1 把，纱布数块，带尾线的棉球及干棉球数个，棉签数根，装有固定液的标本瓶 4~6 个，消毒液等。

【实训步骤】

（1）嘱患者排空膀胱后，取膀胱截石位。用阴道窥器暴露宫颈，拭净分泌物后，用消毒液进行宫颈、阴道消毒。

（2）用活检钳在宫颈外口鳞–柱状上皮交界处或肉眼观糜烂较深或特殊病变处取材。如疑宫颈癌患者，在宫颈 3、6、9、12 点位 4 处用活检钳各取下一小块组织，并用小刮匙刮取少量宫颈管组织。

（3）将所取组织立即分装于标本瓶内，并做好标记后送检。

（4）用带有尾线的棉球压迫钳取部位，并将尾线留在阴道口外。

【注意事项】

（1）术前准备。向患者介绍宫颈活检的目的、基本操作过程，进行组织病理学检查的临床意义及对疾病诊断的重要性，以取得患者的配合；近月经期或月经期患者不宜行活检术，以防感染和出血过多；患生殖器急性炎症者，需待炎症治愈后再进行活检，以免炎症扩散。

（2）术中配合。为术者提供活检所需物品；标本瓶应注明患者姓名、取材部位，封好瓶口后送检；护理人员应陪伴在患者身边，给患者提供心理支持。

（3）术后护理。嘱患者于 24 小时后自行取出阴道内带尾线棉球及纱布；如带尾线棉球未取出或出血较多者，必须立即就诊；保持外阴清洁；2 周内禁止盆浴及性生活。

（四）诊断性刮宫术

诊断性刮宫术简称诊刮，其目的是刮取子宫内膜做病理检查，以明确诊断并指导治疗。如疑有宫颈管病变者，需对宫颈管及宫腔分别进行诊断性刮宫，简称分段诊刮。

【适应证和禁忌证】

1. 适应证

（1）子宫异常出血或阴道排液，需证实或排除子宫内膜癌、宫颈管癌或其他病变如流产、子宫内膜炎等。

（2）月经失调如功能失调性子宫出血、闭经，需了解患者子宫内膜的变化及其对性激素的反应。

（3）不孕症需了解患者有无排卵或子宫内膜结核。

（4）因患者宫腔内有组织残留或功能失调性子宫出血，造成流血时间过长时，刮宫术既有助于诊断，又有止血效果。

2. 禁忌证

（1）急性或亚急性盆腔炎。

（2）滴虫、真菌感染或细菌感染的急性阴道炎或宫颈炎。

【实训准备】

人工流产包 1 个（内有阴道窥器 2 个、长持物钳 1 把、宫颈钳 1 把、子宫探针 1 根、宫颈扩张器 1 套、有齿卵圆钳 1 把、子宫刮匙 1 把、弯盘 1 个、孔巾 1 块、纱布 1 块、棉球数个），装有固定液的标本瓶 1~2 个。

【实训步骤】

（1）嘱患者排尿后取膀胱截石位，常规消毒后铺巾，双合诊查清子宫的位置、大小及附件情况。

（2）暴露宫颈，清除阴道分泌物，并消毒宫颈及宫颈管，然后钳夹宫颈。

（3）探测宫腔后，用宫颈扩张器逐号扩张宫颈管，直至 8 号扩张器能放入，然后送入中型刮匙。

（4）用刮匙自子宫前壁、侧壁、后壁、子宫底部刮取组织。如需分段刮宫者，先用小细刮匙取宫颈内组织，然后再刮宫腔内组织。

（5）将刮出组织放入标本瓶内，送病理检查。

【注意事项】

（1）术前准备。向患者讲解诊断性刮宫的目的、手术过程，以消除患者的恐惧心理，使患者主动配合手术。准备好刮宫所需物品。

（2）术中配合。填写好病理检查单，并准备好固定标本的小瓶。陪伴在患者身边，教患者放松技巧。将刮出的组织放入已做好标记、装有固定液的小瓶内立即送病理科检查，并做好记录。

（3）术后护理。保持外阴部清洁，禁止性生活和盆浴 2 周。嘱患者及时到门诊复查恢复情况及了解病理检查结果。

（五）阴道后穹隆穿刺术

阴道后穹隆穿刺术是指在无菌条件下以长穿刺针从阴道后穹隆刺入盆腔取得标本的穿刺方法。直肠子宫陷凹是盆腔最低部位，腹腔中游离血液、渗出液、脓液、肿瘤破碎物或腹腔积液等常积聚于此。阴道后穹隆顶端与直肠子宫陷凹贴接，由此处穿刺将抽出物进行肉眼观察、化验、病理检查，是妇产科临床常用的辅助诊断方法。

【适应证】

（1）妇科检查可见子宫直肠陷凹饱满，疑有盆腔积血或积脓者，如宫外孕、盆腔脓肿。

（2）盆腔积脓者在抽取脓液以后注入抗生素治疗。

【实训准备】

阴道窥器 1 个，卵圆钳 1 把，宫颈钳 1 把，7~9 号腰椎穿刺针头 1 枚，10 ml 注射器 1 个，孔巾 1 块，纱布 2 块，无菌试管 1 支。

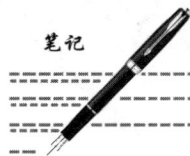

【实训步骤】

（1）嘱患者排尿后取膀胱截石位，常规消毒外阴及阴道后铺无菌孔巾。

（2）做阴道检查以了解患者的子宫及附件情况。

（3）用阴道窥器暴露宫颈，再用宫颈钳夹持宫颈后唇，并向前上方提拉，充分暴露阴道后穹隆并消毒。

（4）将穿刺针与 10 ml 注射器连接后，选取后穹隆中央或偏向患侧进针。在距宫颈阴道黏膜交界下方 1 cm 处与宫颈平行方向刺入，有落空感时（进针 2~3 cm）随即抽吸，必要时改变方向或深度，如无液体抽出，可边退针边抽吸。

（5）抽吸完毕后拔针，局部以无菌纱布压迫片刻，止血后取出宫颈钳和阴道窥器。

【注意事项】

（1）穿刺前向患者介绍后穹隆穿刺的目的、方法、对诊断疾病的意义，以减轻患者的心理压力，取得患者的配合。

（2）在穿刺过程中，注意观察患者的面色、生命体征的变化，了解患者的感受，陪伴在其身边提供心理支持。为医师提供所需物品，协助医师做好记录。

（3）穿刺术后安置患者回病房休息，观察患者有无脏器损伤或内出血等征象。及时将抽出物送涂片检查、病理检查、细菌培养及药物敏感试验等检查。

（六）输卵管通畅术

输卵管通畅术是测定输卵管是否通畅的方法，了解宫腔和输卵管的形态及输卵管的阻塞部位。常用方法有输卵管通液术和子宫输卵管造影术。近年随着内镜的应用，已普遍采用腹腔镜直视下输卵管通液检查、宫腔镜下经输卵管口插管通液检查。

【适应证和禁忌证】

1. 适应证
（1）原发或继发不孕症，男方精液正常，疑有输卵管阻塞者。
（2）评价输卵管绝育术、输卵管再通术或输卵管成形术的效果。
（3）输卵管再通术后经宫腔输卵管注入药液，防止吻合部粘连感染。

2. 禁忌证
（1）生殖器官急性炎症或慢性盆腔炎急性或亚急性发作者。
（2）月经期或有异常阴道出血者。
（3）有严重的心肺疾病不能耐受手术者。
（4）可疑妊娠。
（5）患者体温高于 37.5 ℃。

【实训准备】

子宫导管 1 根，阴道窥器 1 个，弯盘 1 个，卵圆钳 1 把，宫颈钳 1 把，子宫探针 1 根，长镊子 1 把，宫颈扩张条 2~4 号各 1 根，孔巾 1 张，纱布 6 块，棉签、棉球数个，20 ml 空针 1 副，生理盐水 20 ml，庆大霉素 8 万 U，地塞米松 5 mg，透明质酸酶 1 500 U，氧气、抢救用品等。输卵管造影术还需要 10 ml 空针 1 副，40% 碘化油或 76% 泛影葡胺 20~40 ml。

【注意事项】

（1）术前向患者讲解手术的目的、步骤，以取得患者的合作。检查用物是否完备，各种管道是否通畅。

（2）输卵管通畅过程中随时了解患者的感受，观察患者下腹部疼痛的性质、程度，如有不适应立即配合医师处理。为手术医师提供手术所需物品。通液所用生理盐水应加热至接近体温后应用，以免过冷刺激输卵管发生痉挛。

（3）对行输卵管造影术者，术前应询问患者有无过敏史，并进行皮试。在造影过程中注意观察患者有无过敏反应。

（4）手术后安置患者休息，观察 1 小时无异常方可让患者离院。遵医嘱应用抗生素。嘱患者术后 2 周内禁止性生活和盆浴。

【评估标准】

项目	内容	分值	扣分原因	扣分
准备质量标准（10分）	(1)仪表、举止符合专业规范	2	仪表不整洁扣2分	
	(2)修剪指甲，洗手(七步洗手法)，戴口罩、帽子	2	未修剪指甲、未洗手、未戴口罩和帽子扣2分	
	(3)向患者解释操作目的，嘱其排空膀胱	2	未解释、未嘱其排空膀胱各扣1分	
	(4)备物齐全，放置合理，温度适宜	2	备物少一件、放置不合理扣1分；温度不符合扣1分	
	(5)关闭门窗，遮挡患者	2	未遮挡患者扣2分	
操作流程质量标准（70分）	(1)查对医嘱，核对患者姓名、床号、签名	5	未核对、未签名扣2分	
	(2)嘱患者脱去一侧裤腿，穿上单腿裤，取膀胱截石位，臀下垫胶单，注意保暖	5	患者体位不当、未垫胶单各扣2分；不注意保暖扣1分	
	(3)观察外阴情况	5	未观察外阴情况扣5分	
	(4)每项妇科特殊检查的操作流程正确	35	妇科特殊检查操作流程不正确扣35分	
	(5)记录检查结果	5	未记录结果扣5分	
	(6)安置患者及整理床单位	6	未安置患者及整理床单位各扣3分	
	(7)用物整理，处理恰当	4	用物处理不当扣4分	
	(8)洗手(七步洗手法)，记录	5	未做扣5分	

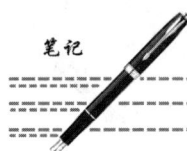

全程质量标准（20分）	(1)遵守无菌操作流程	2	不遵守无菌操作流程扣2分	
	(2)操作认真、熟练、轻巧	3	操作马虎、不熟练、不轻巧扣3分	
	(3)关心患者	2	未关心患者扣2分	
	(4)操作时没有给患者造成伤害	2	操作时造成患者不适扣2分	
	(5)操作时没有造成污染	4	操作时造成污染扣2分	
	(6)操作程序正确	5	操作程序不正确扣5分	
	(7)操作过程不超过15分钟	2	操作时间超时1分钟扣2分	
总分		100		

实训十三　放置、取出宫内节育器

【实训目标】

熟练掌握放置、取出宫内节育器的方法。

【实训准备】

（1）环境准备。

（2）用物准备。弯盘、窥阴器、宫颈钳、长止血钳、探针、宫颈扩张条4~6号、放/取环器、剪刀、节育器，双层大包布1块，孔巾1块，小纱布3~4块，干棉球数个，长棉签2支。

（3）患者准备。

【实训步骤】

（一）宫内节育器放置术

1. 术前准备

（1）器械。弯盘1个，窥阴器1个，宫颈钳1把，长止血钳1把，探针1个，宫颈扩张条4~6号各1根，放取环器各1个，剪刀1把，节育器1个。

（2）敷料。双层大包布1块，孔巾1块，小纱布3~4块，干棉球数个，长棉签2支。

（3）受术者准备。患者排空膀胱，取膀胱截石位，冲洗外阴及阴道。

2. 手术步骤

（1）常规外阴消毒、铺巾。

（2）行妇科双合诊检查子宫大小、位置及附件情况。

（3）窥阴器暴露宫颈，消毒宫颈，根据子宫位置钳夹宫颈前唇或后唇。

（4）根据宫腔深度及宽度来选择节育器。用探针测子宫腔深度，选择节育器。以金属单环为例：宫腔深度小于7 cm者，选18~20号（小号）环；宫腔深度为7.0~8.5 cm者，选21~22号（中号）环，宫腔深度大于8.5 cm者，选24号（大号）环。

（5）按顺序用宫颈扩张器（4~6号）依次扩张宫颈至6号。

（6）用放环器将节育器送入宫腔达宫底，带尾丝的节育器在宫口外2 cm处剪断尾丝。

（7）取下宫颈钳及窥阴器。

（二）宫内节育器取出术

1. 术前准备　同宫内节育器放置术。

2. 手术步骤　操作方法与节育器放置术相同，只需将放环器换为取环钩。放T形环者用血管钳夹住尾丝后缓慢取出。放圆形环者用取环钩钩住环的下缘缓慢拉出。

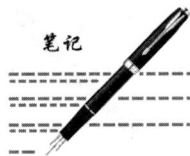

【注意事项】

术中必须执行无菌操作，上环器及节育环切勿接触外阴和阴道。术中操作要轻柔。

【评估标准】

项目	内容	分值	扣分原因	扣分
准备质量标准（10分）	(1)仪表、举止符合专业规范	2	仪表不整洁扣2分	
	(2)修剪指甲，洗手(七步洗手法)，戴口罩、帽子	2	未修剪指甲、未洗手、未戴口罩和帽子扣2分	
	(3)向患者解释操作目的,嘱其排空膀胱	2	未解释、未嘱其排空膀胱各扣1分	
	(4)备物齐全,放置合理,温度适宜	2	备物少一件、放置不合理扣1分;温度不符合扣1分	
	(5)关闭门窗,遮挡患者	2	未遮挡患者扣2分	
操作流程质量标准（70分）	(1)查对医嘱,核对患者姓名、床号、签名	5	未核对、未签名扣2分	
	(2)嘱患者取膀胱截石位,冲洗外阴及阴道	5	未嘱患者取膀胱截石位扣3分;未冲洗外阴及阴道扣2分	
	(3)常规外阴消毒、铺巾	5	未常规外阴消毒扣3分	
	(4)行妇科双合诊检查子宫大小、位置及附件情况	5	未检查扣5分	
	(5)用窥阴器暴露宫颈,消毒宫颈,根据子宫位置钳夹宫颈前唇或后唇	5	操作流程不正确扣5分	
	(6)用探针测子宫腔深度,选择节育器。以金属单环为例:宫腔深度小于7 cm者,选18~20号(小号)环;宫腔深度为7.0~8.5 cm者,选21~22号(中号)环;宫腔深度大于8.5 cm者,选24号(大号)环。宫腔同样深度但较窄,宜选小一号环,反之可选大一号环	5	节育器选择不正确扣2分	
	(7)按顺序用宫颈扩张器(4~6号)依次扩张宫颈至6号	5	方法不正确扣5分	
	(8)放环:用放环器将节育器送入宫腔达宫底,带尾丝的节育器在宫口外2 cm处剪断尾丝。取环:放T形环者用血管钳夹住尾丝后缓慢取出;放圆形环者用取环钩钩住环的下缘缓慢拉出	15	放环方法不正确者扣8分;取环方法不正确者扣7分	
	(9)取下宫颈钳及窥阴器	5	方法不正确者扣5分	
	(10)安置患者及整理床单位	6	未安置患者及整理床单位各扣3分	
	(11)用物整理,处理恰当	4	用物处理不恰当扣4分	
	(12)洗手(七步洗手法),记录	5	未做扣5分	

(续表)

项目	内容	分值	扣分原因	扣分
全程质量标准（20分）	(1)遵守无菌操作流程	5	不遵守无菌操作流程扣5分	
	(2)操作认真、熟练、轻巧	3	操作马虎、不熟练、不轻巧扣3分	
	(3)关心患者	2	未关心患者扣2分	
	(4)擦洗清洁度	3	擦洗不干净扣3分	
	(5)上环位置准确	5	上环位置不准确扣5分	
	(6)操作过程不超过10分钟	2	操作时间超时1分钟扣2分	
总分		100		

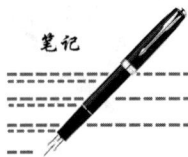

实训十四 人工流产术

【实训目标】

基本掌握人工流产术的操作方法及注意事项。

【实训准备】

（1）环境准备。

（2）用物准备。双层大包布1块，孔巾1块，纱布4块，干棉球数个，长棉签2支，无菌手套1副，换药碗1个，消毒钳1把，弯盘1个，阴道窥器1个，宫颈钳1把，探针1个，宫颈扩张条4~10号各1根，吸管5~8号各1根，小头卵圆钳1把，小刮匙1个，连接胶管1根，10 ml注射器1支。

（3）患者准备。

【实训步骤】

1. 术前准备

（1）用物准备。双层大包布1块，孔巾1块，纱布4块，干棉球数个，长棉签2支，无菌手套1副。换药碗1个，消毒钳1把，弯盘1个，阴道窥器1个，宫颈钳1把，探针1个，宫颈扩张条4~10号各1根，吸管5~8号各1根，小头卵圆钳1把，小刮匙1个，连接胶管1根，10 ml注射器1支。

（2）药物准备。缩宫素、麦角新碱、阿托品、肾上腺素、强心剂、50%葡萄糖溶液、氧气。

（3）受术者准备。嘱患者排空膀胱，取膀胱截石位，冲洗外阴及阴道。

2. 操作步骤

（1）人工流产负压吸引术。该术适用于妊娠10周以内者。①常规外阴、阴道消毒，铺巾。做双合诊检查，查清子宫大小、位置及附件情况。②消毒宫颈：用窥阴器暴露宫颈，重新消毒。③探宫腔、扩宫颈：用宫颈钳钳夹前唇（或后唇），用探针顺子宫屈向探测宫腔深度。以执笔式手法持宫颈扩张条按子宫屈向扩张，顶端超过宫颈管内口，自4号起逐步扩张至大于所用吸管半个号或1个号。④吸刮：连接好吸管试吸无误后，将吸管插入宫腔，按顺时针方向吸宫腔1~2周，最大负压不得超过600 mmHg（79.8 kPa），当感觉宫壁粗糙、宫腔缩小出现少量血性泡沫时，表示已吸干净。退出吸引管后用小刮匙轻轻绕宫腔刮一周，特别注意两侧宫角及宫底部。⑤将吸刮物清洗过滤，仔细检查有无绒毛及胎儿组织，肉眼观有异常者送检。

（2）人工流产钳刮术。该术适用于妊娠11~14周者。手术前3~4小时于阴道后穹隆部放置前列腺素栓剂。①探测宫腔：孕11~12周者，宫腔深度为11~13 cm；孕13~14周者，宫腔深度为13~15 cm。②扩张宫颈管：其操作方法同人工流产术。③用有齿卵圆钳逐步钳出胎儿组织，余同人工流产负压吸引术。

【注意事项】

(1) 确定吸引器是负压无误，每次吸引时间不超过 90 秒，如绒毛已吸出，残留蜕膜可换用小号吸管，负压减半吸引。

(2) 吸管经过宫颈管时，术者左手折叠橡皮管，以防止负压吸引器进出宫腔时，引起患者迷走神经兴奋而发生人工流产综合征或损伤宫颈内膜导致粘连。

(3) 进入宫腔的器械，不可触碰阴道壁，以防发生宫腔感染。

(4) 术后患者应在观察室卧床休息 30 分钟，无异常方可离去，1 个月后门诊复查。

(5) 术后 2 周或血未净时禁止盆浴，1 个月内禁止性生活。

【评估标准】

项目	内容	分值	扣分原因	扣分
准备质量标准（10分）	(1)仪表、举止符合专业规范	2	仪表不整洁扣2分	
	(2)修剪指甲，洗手（七步洗手法），戴口罩、帽子	2	未修剪指甲、未洗手、未戴口罩和帽子扣2分	
	(3)向患者解释操作目的，嘱其排空膀胱	2	未解释、未嘱其排空膀胱各扣1分	
	(4)备物齐全，放置合理，温度适宜	2	备物少一件、放置不合理扣1分；温度不符合扣1分	
	(5)关闭门窗，遮挡患者	2	未遮挡患者扣2分	
操作流程质量标准（70分）	(1)查对医嘱，核对患者姓名、床号、签名	5	未核对、未签名扣5分	
	(2)嘱患者取膀胱截石位，冲洗外阴及阴道	5	未嘱患者取膀胱截石位扣3分；未冲洗外阴及阴道扣2分	
	(3)常规外阴消毒、铺巾	5	未常规外阴消毒扣3分	
	(4)行妇科双合诊检查子宫大小、位置及附件情况	5	未检查扣5分	
	(5)用窥阴器暴露宫颈，消毒宫颈，根据子宫位置钳夹宫颈前唇或后唇	5	操作流程不正确扣5分	
	(6)探宫腔：用探针顺子宫屈向探测宫腔深度	5	操作方法不正确扣5分	
	(7)扩宫颈：以执笔式手法持宫颈扩张条按子宫屈向扩张，顶端超过宫颈管内口，自4号起逐步扩张至大于所用吸管半个号或一个号	5	手法错误扣5分	
	(8)吸刮：将吸管插入宫腔，按顺时针方向吸宫腔1~2周，退出吸引管后用小刮匙轻轻绕宫腔刮一周，特别注意两侧宫角及宫底部	10	操作流程不正确扣10分	
	(9)将吸刮物清洗过滤，仔细检查有无绒毛及胎儿组织，肉眼观察有异常者送检	10	未检查扣10分	
	(10)安置患者及整理床单位	6	未安置患者及整理床单位各扣3分	

（续表）

项目	内容	分值	扣分原因	扣分
	(11)用物整理,处理恰当	4	用物处理不恰当扣4分	
	(12)洗手(七步洗手法),记录	5	未做扣5分	
全程 质量 标准 (20分)	(1)遵守无菌操作流程	5	未遵守无菌操作流程扣5分	
	(2)操作认真、熟练、轻巧	5	操作马虎、不熟练、不轻巧扣5分	
	(3)关心患者	5	未关心患者扣5分	
	(4)操作过程不超过10分钟	5	操作时间超时1分钟扣5分	
总分		100		

病例分析

病例一

患者，28 岁，孕 41 周，G_1P_0。因阵发性腹痛 3 小时入院。月经史：$15\dfrac{4\sim5}{28\sim32}$，孕期顺利。入院时检查：发育正常，营养中等，表情稍紧张；BP 120/85 mmHg，心、肺无异常，腹部膨隆，子宫底高 35 cm，腹围 98 cm。胎位：右枕前位（ROA）；胎先露：头，已固定；胎心 140 次/分，骨盆外测量正常；肛查：宫口开大 2 cm，胎膜未破，S-0.5，宫缩 40 秒/6~7 分钟。

【思考题】

如何对该患者进行护理？

病例二

患者，28 岁，孕 39 周，G_1P_0，右枕前位（LOA）。因临产后 16 小时宫口开全入院。该产妇于 1 小时 10 分后行会阴左侧切开，顺利分娩一男婴，体重 3200 g。8 分钟后胎盘娩出，检查胎盘、胎膜完整，会阴切口外缝合 3 针。该产妇产后出血总量 150 ml，产后在产房留观 2 小时，阴道出血量 100 ml，排尿 1 次，200 ml。产妇自觉疲乏，会阴切口稍有隐痛，曾饮水 300 ml，现稍有饥饿感，情绪良好。查体：T 37.5 ℃，R 18 次/分，P 60 次/分，BP 120/70 mmHg。产妇及其家属对新生儿的安全降生感到欣慰和满足，但对产褥期的生理变化及身体恢复，对如何护理新生儿及成功母乳喂养缺乏知识，感到心中无把握，急需有人给予指导。

【思考题】

如何对该患者进行指导？

病例三

患者，宫内孕 40 周。因临产 18 小时急诊入院。查体：T 36.0 ℃，R 20 次/分，P 90 次/分，BP 120/15 mmHg。产妇精神疲惫，宫底剑下 4 指，宫缩时按压有凹陷。肛查：宫口已开全，S+2，胎头矢状缝与骨盆横径一致，小囟门位于左侧。胎心音 168 次/分，规律，骨盆未见异常。该产妇入院后给予吸氧、静脉注射三联针、静脉滴注及穴位封闭缩宫素，并迅速行胎头吸引术娩出胎儿。新生儿出生后轻度窒息，评分 7 分。胎头上有一小血肿，血肿局部皮肤有水疱、破损。立即给予吸氧、清理呼吸道等抢救，新生儿很快复苏。后给予青霉素、维生素 K_1 治疗，血肿给予冷敷，局部涂甲紫。

【思考题】

请据此制订一份新生儿的护理计划。

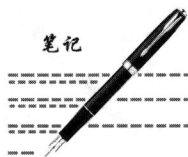

笔记

病例四

患者，29 岁，孕 16 周，G_1P_0。既往有风湿性心脏病病史 5 年，无心力衰竭病史。近 10 天来，患者每天上班步行到 3 楼办公室时，即感到疲劳、心慌、气短，休息片刻后好转，担心疾病对胎儿及自身健康造成危害而就诊。患者平时饮食及二便正常，休息时无任何不适。查体：T 36.8 ℃，R 18 次/分，P 100 次/分，BP 120/70 mmHg，心律整齐，心尖区听诊可闻及隆隆样舒张期杂音，肺底部未闻及明显干湿啰音，肝、脾未触及，下肢无水肿。子宫符合孕 16 周大小，B 超示胎儿正常。实验室检查：HBsAg（−），尿蛋白（±），空腹血糖 5.4 mmol/L。

【思考题】

如何对该患者进行护理？

病例五

患者，孕 39 周。因胎膜早破 5 天临产入院。产妇由于第二产程延长需行产钳助产，产后 3 天高热，体温达 39.0 ℃，宫底平脐，左宫旁压痛明显，恶露血性浑浊、有异味。实验室检查：白细胞计数 $23×10^9$/L，中性粒细胞 90%。

【思考题】

如何对该患者进行护理？

病例六

患者，31 岁，G_1P_1。因外阴瘙痒、阴道分泌物增多 1 周，伴有尿急、尿痛入院。患者 1 周前无明显诱因出现外阴瘙痒、阴道分泌物增多呈黄色，伴有腥臭味。患者既往体健，月经规律。妇科检查：外阴潮红，阴道黏膜充血、水肿，阴道分泌物较多，呈泡沫状，灰白色，有臭味。阴道分泌物检查示滴虫（+）。患者不知道自己患有何种疾病，更不了解该如何治疗和预防，因此感到焦虑不安。

【思考题】

如何对该患者进行护理？

病例七

患者，30 岁。因婚后 4 年未孕，伴有下腹部隐痛入院。患者 4 年前结婚后，夫妻性生活正常，一直未孕。既往身体健康，月经史：$16\frac{3\sim10}{30\sim60}$。末次月经为 2005 年 8 月 20 日，经期长短不一，周期不规律，量时多时少。婚姻史：26 岁结婚，其丈夫身体健康。全身检查均正常。妇科检查：外阴发育正常；阴道通畅，黏膜无充血、潮红；宫颈光滑，子宫前位，大小正常，质软、活动度好；双侧附件未触及异常。

【思考题】

如何对该患者进行护理？

病例八

患者，24 岁，G_1P_0。因停经 39 周待产入院。该患者孕期顺利，一般情况良好。产科检查：子宫底高 32 cm，腹围 98 cm，胎心音 130 次/分，胎位右枕前位（LOA），无腹痛。骨盆外测量：髂前上棘 22 cm，髂嵴间径 24 cm，骶耻外径 17 cm，出口横径 9 cm。先露部高浮，跨耻征阳性。临床以宫内孕 39 周、活胎、骨盆狭窄定于后日上午 8：00 在硬膜外麻醉下行剖宫产术。

【思考题】

如何对该患者进行护理？

病例九

患者，30 岁，G_1P_0。因药物流产后持续阴道流血 20 余天就诊。患者于 26 天前自行口服药物流产，流产物为一块状组织，但未到医院进行病理检查。流产后持续阴道流血，量同月经量，伴有轻微下腹痛。月经史：$13\frac{4}{30}$。妇科检查：子宫略大而软，宫颈口未开。B 超显示宫腔内有残余组织。当告知需行清宫术时，患者浑身冷汗、紧张，自述对疼痛非常敏感，但又怕流血时间长而引起感染，遂决定配合医师手术。

【思考题】

如何对该患者进行护理？

第四篇 儿科护理学实训指导

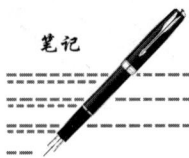

实训一　一般测量法

体重测量法

【实训目标】

准确测量婴幼儿体重，评价婴幼儿体格生长发育情况，尤其是营养情况，为临床护理中药物剂量、输液量和热量供应的计算等提供重要根据。

【实训准备】

婴儿秤或体重秤、尿布、浴巾等。

【实训评估】

(1) 评估婴幼儿和（或）家长对测量婴幼儿体重的认知情况。
(2) 准备好环境和用物。
(3) 熟练掌握操作方法，测量过程中关爱婴幼儿，动作轻巧、准确、安全。
(4) 有效沟通，能向婴幼儿家长清楚解释操作目的和配合要求。

【实训步骤】

步骤一　准备工作

(1) 护士着装整齐，洗手，戴口罩。
(2) 备齐用物，检查体重秤并调零。

步骤二　婴幼儿准备

(1) 向婴幼儿家长解释操作目的，以取得其配合。
(2) 核对婴幼儿信息，脱去衣裤。

步骤三　婴儿体重测量法

(1) 妥善安置婴儿，脱掉衣裤、鞋帽。
(2) 保持婴儿安静。
(3) 将婴儿抱上婴儿秤，使婴儿卧于秤盘中央。

步骤四　幼儿体重测量法

(1) 1~3 岁幼儿嘱其坐在体重秤上，3 岁以上年长儿嘱其站在体重秤上。
(2) 幼儿姿势正确，双臂自然垂于身体两侧。
(3) 保持幼儿安静。

步骤五 测量记录

（1）操作者双目直视刻度盘，直接读数。

（2）迅速为婴幼儿系好尿布，穿好衣裤。

（3）读数精确至小数点后一位。

（4）正确记录测量值。

步骤六 整理床单位

协助婴幼儿离开体重秤，穿好衣物；体重秤归零，整理用物。

步骤七 评价

【注意事项】

（1）有效沟通，以取得婴幼儿和（或）家长的配合。评估婴儿和（或）家长对测量婴幼儿体重的认知情况。

（2）在晨起、空腹排尿后（或进食后 2 小时）测量最佳；测量前必须校正秤至零点，应除去衣裤、鞋袜等；测量时婴幼儿不可摇晃或接触其他物体。

（3）婴儿用盘式杆秤测量，读数精确至 10 g；幼儿用坐式秤测量，读数精确至 50 g；年长儿用站式秤测量，读数精确至 50~100 g。婴儿卧于秤盘中央测量，1~3 岁幼儿坐位测量，3 岁以上年长儿站位测量，双臂自然下垂测量。

（4）测量过程中关爱婴幼儿，动作轻巧、准确、安全。

（5）熟悉婴幼儿不同年龄段的正常体重。正常的波动范围为平均体重的 10%，体重减轻或增加缓慢、停滞，提示营养不良；体重增长过速，超过正常值 15%，应检查是否为肥胖症。

【评估标准】

项目总分	项目内容	考评内容及技术要求	分值	评分细则	得分
操作前准备（15分）	护士准备	(1)着装整洁,洗手(七步洗手法),戴口罩	4	不符合要求扣 4 分	
	环境准备	(2)评估环境:温、湿度适宜,安静整洁,光线适中(口述)	3	未口述扣 3 分	
	婴幼儿准备	(3)保持婴幼儿安静、空腹	4	婴幼儿未空腹扣 4 分	
	用物准备	(4)用物准备齐全,功能完善	4	未准备好扣 4 分	

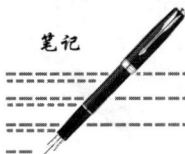

项目总分	项目内容	考评内容及技术要求	分值	评分细则	得分
操作步骤（75分）	核对调零	（1）核对婴幼儿信息，解释恰当，家长知情同意	5	未做扣5分	
		（2）调节体重秤至零点	5	未做扣5分	
	婴儿体重测量法	（3）妥善安置婴幼儿，脱掉衣裤、鞋帽	5	未做扣5分	
		（4）保持婴幼儿安静	5	未做好扣5分	
		（5）将婴儿抱上婴儿秤，并卧于秤盘中央	10	操作不标准酌情扣分	
		（6）操作者双目直视刻度盘，直接读数，读数精确至小数点后一位	10	读数不正确扣10分	
	幼儿体重测量法	（7）1～3岁幼儿嘱其坐在体重秤上，3岁以上年长儿嘱其站在体重秤上	10	一项未做好扣5分	
		（8）幼儿姿势正确，双臂自然垂于身体两侧	6	操作不标准酌情扣分	
		（9）保持幼儿安静	4	未做好扣4分	
		（10）操作者双目直视刻度盘，直接读数，读数精确至小数点后一位	5	读数不正确扣5分	
	再次核对	（11）查对幼儿腕条、穿好衣服，核对床头卡	2	少做一项扣1分	
	送回婴儿床	（12）将婴幼儿送回婴儿床，整理床单位	2	少做一项扣1分	
	沟通解释	（13）与婴幼儿家长良好沟通	2	未沟通好扣2分	
	整理	（14）整理用物	2	未做扣2分	
	记录	（15）洗手（七步洗手法），记录	2	未做扣2分	
综合评价（10分）		（1）关心爱护婴幼儿	4	未做扣4分	
		（2）操作熟练、动作轻柔	6	一项不符合扣3分	

身高测量法

【实训目标】

准确测量婴幼儿身高（身长），评价婴幼儿体格生长发育情况。

【实训准备】

婴幼儿测量床或身高、坐高测量仪等。

【实训评估】

（1）评估婴幼儿和（或）家长对测量婴幼儿身高（身长）的认知情况。

（2）准备好环境和用物。

（3）熟练掌握操作方法，测量过程中关爱婴幼儿，动作轻巧、准确、安全。

（4）有效沟通，能向婴幼儿家长清楚解释操作目的和配合要求。

【实训步骤】

步骤一 准备工作

（1）护士着装整齐，洗手，戴口罩。

（2）备齐用物，检查身高（身长）测量工具。

步骤二 婴幼儿准备

（1）向婴幼儿家长解释操作目的，以取得其配合。

（2）核对婴幼儿信息，脱去衣裤。

步骤三 婴儿身长测量法

（1）妥善安置婴儿，脱掉衣裤、鞋帽。

（2）将婴儿抱上婴儿测量床，使其仰卧于测量床中线，头顶抵头板，双眼平视，眼、耳尖连线垂直于测量床，双臂自然置于身体两侧。

（3）操作者一手按直婴儿膝盖，另一手移动足板，将婴儿足底紧贴足板并与底板垂直。

（4）操作者双目直视刻度，直接读数，以厘米（cm）为单位。

步骤四 幼儿身高测量法

（1）协助幼儿站在量杆前；双眼平视，双臂自然垂于身体两侧，足跟并拢，两足尖分开约成60°；头、肩胛骨、臀部、足跟四点一线紧贴量杆。

（2）操作者将量杆推至幼儿头顶，量杆与立柱垂直。

（3）操作者双目直视刻度，直接读数，以厘米（cm）为单位。

步骤五 记录

（1）读数精确至小数点后一位。

（2）正确记录测量值。

步骤六 整理床单位

（1）协助婴幼儿离开测量床，穿好衣物。

（2）还原量杆，整理用物。

步骤七 评价

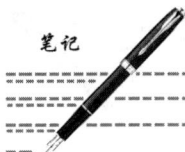

【注意事项】

（1）有效沟通，以取得婴幼儿和（或）家长的配合。评估婴幼儿和（或）家长对测量婴幼儿身高（身长）的认知情况。

（2）测量前应除去婴幼儿的外衣、帽子、鞋袜等。

（3）婴儿用测量床测量，年长儿用站式测量；将量板轻贴婴儿头顶或足底，与量柱垂直；读数精确至 0.1 cm。

（4）测量过程中关爱婴幼儿，动作轻巧、准确、安全。

（5）熟悉婴幼儿不同年龄段的正常身高（身长）。正常的波动范围为平均身高（身长）的 10%。

【评估标准】

项目总分	项目内容	考评内容及技术要求	分值	评分细则	得分
操作前准备（15分）	护士准备	(1)着装整洁,洗手(七步洗手法),戴口罩	4	不符合要求扣4分	
	环境准备	(2)评估环境:温、湿度适宜,安静整洁,光线适中(口述)	3	未口述扣3分	
	婴幼儿准备	(3)保持婴幼儿安静、空腹	4	婴幼儿未空腹扣4分	
	用物准备	(4)用物准备齐全、功能完善	4	未准备好扣4分	
操作步骤（75分）	核对信息	(1)核对婴幼儿信息,解释恰当,家长知情同意	5	未做扣5分	
		(2)检查婴幼儿身高(身长)测量工具	5	未做扣5分	
	婴儿身长测量法	(3)妥善安置婴儿:脱掉衣裤、鞋帽	5	未做扣5分	
		(4)将婴儿抱上婴儿测量床使其仰卧于测量床中线,头顶抵头板,双眼平视,眼、耳尖连线垂直于测量床,双臂自然垂于身体两侧	10	一项未做好扣2分	
		(5)操作者一手按直婴儿膝盖,另一手移动足板,将婴儿足底紧贴足板并与底板垂直	10	操作不标准酌情扣分	
		(6)操作者双目直视刻度,直接读数,以厘米(cm)为单位	5	读数不正确扣5分	
	幼儿身高测量法	(7)协助幼儿站在量杆前;双眼平视,双臂自然垂于身体两侧;足跟并拢,足尖分开约成60°;头部、肩胛骨、臀部、足跟四点一线紧贴量杆	10	一项未做好扣2分	
		(8)操作者将量杆推至幼儿头顶,量杆与立柱垂直	10	操作不标准酌情扣分	
		(9)操作者双目直视刻度,直接读数,以厘米(cm)为单位	5	读数不正确扣5分	
	再次核对	(10)查对婴幼儿腕条、穿好衣服,核对床头卡	2	少做一项扣1分	

（续表）

项目总分	项目内容	考评内容及技术要求	分值	评分细则	得分
	送回婴儿床	(11)将婴幼儿送回婴儿床,整理床单位	2	少做一项扣1分	
	沟通解释	(12)与婴幼儿家长沟通良好	2	未沟通扣2分	
	整理	(13)整理用物	2	未做扣2分	
	记录	(14)洗手(七步洗手法),记录	2	未做扣2分	
综合评价（10分）		(1)关心、爱护婴幼儿	4	未做扣4分	
		(2)操作熟练,动作轻柔	6	一项不符合扣3分	

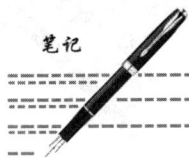

实训二　婴幼儿沐浴法

【实训目标】

（1）清洁婴幼儿皮肤，促进皮肤的排泄和散热功能，使婴幼儿全身舒适。

（2）促进婴幼儿血液循环，帮助其活动肢体和肌肉。

（3）观察婴幼儿全身情况，尤其是皮肤情况，及时发现婴幼儿的不适。

【实训准备】

（1）清洁干燥的衣裤和尿布、面巾、毛巾、浴巾、小被及包布、婴儿沐浴露、盛2/3盆温水的浴盆。

（2）指甲刀、梳子、棉签、液体石蜡、50%乙醇、红汞、鱼肝油。

（3）按需准备床单、被套、枕套、体重秤等。

【实训评估】

（1）评估婴幼儿和（或）家长对沐浴法的认知情况。

（2）准备好环境和用物。

（3）熟练掌握操作方法，淋浴过程中关爱婴幼儿，动作轻巧、准确、安全。

（4）有效沟通，能向婴幼儿家长清楚解释操作目的和配合要求。

【实训步骤】

步骤一　准备工作

（1）护士着装整齐，洗手，戴口罩。

（2）备齐用物，放置有序。

步骤二　婴幼儿准备

（1）向婴幼儿家长解释操作目的，以取得其配合。

（2）核对婴幼儿信息，脱去衣裤，并检查身体，称体重，暂保留尿布。

步骤三　头面部擦洗

（1）擦洗面部。用单层面巾擦眼（内眦-外眦），更换面巾部位，同法擦另一眼；擦耳、鼻，洗脸。

（2）擦洗头部。抱起婴幼儿，操作者用左臂和腋下夹住婴幼儿躯干，左手托住婴幼儿枕部，左手拇指与中指将其双侧耳郭向前折以堵住外耳道口，防止水流进入耳内；右手蘸沐浴露清洗头、颈、耳后。

（3）用清水冲洗净泡沫，再用毛巾擦干水分。对于体形较大的婴幼儿沐浴时，可将其下身托于操作者腿上，用前臂托住婴幼儿上身。

步骤四　身体洗浴

（1）撤去浴巾、尿布，操作者以左手握住婴幼儿左臂近肩处，用肘窝托其头部，右手托住婴幼儿双大腿根部，轻轻放入浴盆内。

（2）将沐浴露搓起泡沫，擦洗婴幼儿的胸部、腹部、背部、臂部、腿部、足部、会阴等部位，再用清水冲洗干净。

步骤五　洗毕保暖

（1）按入水时的握持方法迅速抱出婴幼儿，用浴巾包裹婴幼儿全身并将水分吸干，从上至下按顺序检查全身各部位。

（2）迅速为婴幼儿系好尿布，穿好衣裤。

步骤六　整理床单位

整理婴幼儿衣物，盖好被子。

步骤七　记录

【注意事项】

（1）新生儿在脐带脱落后即可进行温水浴，可根据气候的不同每日进行 1~2 次。

（2）婴幼儿沐浴于哺乳前或哺乳后 1 小时进行，以免发生呕吐或溢乳。

（3）动作轻快，减少暴露，注意保暖。关好室内门窗，调节室温至 25~28 ℃，调节水温至 38~40 ℃。操作者以前臂尺侧试水温，热而不烫为宜。

（4）清洗时认真观察婴幼儿皮肤及全身情况。如有异常，及时处理。

（5）婴幼儿前囟的皮脂不可用力清洗，可先涂液体石蜡浸润，次日梳去结痂后再清洗。

（6）注意洗净婴幼儿皮肤皱褶处，如颈部、腋下、腹股沟、手指缝、足趾缝等。

（7）3 岁以上年长儿可进行淋浴，但不可直接冲淋头部。

【评估标准】

项目总分	项目内容	考评内容及技术要求	分值	评分细则	得分
操作前准备（10分）	环境准备	(1)保持环境安静、舒适,光线充足,关闭门窗,调节室温至 26~28 ℃,室内保暖措施安全	1	不符合要求扣1分	
	用物准备	(2)调节水温(口述:38~42 ℃)	1	不符合要求扣1分	
		(3)调整沐浴装置:摆放沐浴垫及铺一次性垫单	1	未做扣1分	
		(4)备齐用物,摆放有序,检查物品消毒时间	1	未做扣1分	
	护士准备	(5)评估新生儿健康状况,以及产妇、家属的认知态度	1	未做扣1分	
		(6)解释新生儿沐浴的目的、适合的时间	1	未做扣1分	
		(7)修剪指甲,洗手(七步洗手法),系上围裙	1	未做扣1分	

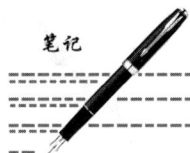

笔记

(续表)

项目总分	项目内容	考评内容及技术要求	分值	评分细则	得分
操作前准备(10分)	新生儿准备	(8)将新生儿抱至沐浴准备台上,核对新生儿信息	1	未做扣1分	
		(9)松解衣服,检查全身情况,查看尿布及脐带	1	未做扣1分	
		(10)测量体温(肛温)	1	未做扣1分	
操作步骤(70分)	面部擦洗	(1)测试水温,温热沐浴垫,将新生儿抱放在沐浴床上	3	少一项扣1分	
		(2)用小毛巾按下列顺序擦洗:眼(内眦→外眦)→鼻→嘴→额→面颊→下颏→外耳	8	做错一项扣1分	
	头部洗浴	(3)清洗头部,防止洗浴水进入外耳道的方法得当	4	方法错误扣4分	
	身体洗浴	(4)清洗顺序:颈部→对侧上肢→近侧上肢→胸、腹部→对侧下肢→近侧下肢→背部→臀部	16	做错一项扣2分	
		(5)注意皮肤皱褶处、会阴部及臀部清洗	6	做错一项扣3分	
		(6)观察新生儿的精神反应及身体状况	4	未做扣4分	
	沐浴后护理	(7)洗毕,将新生儿抱回沐浴准备台上,迅速用浴巾包裹并吸干全身的水渍	2	未做扣2分	
		(8)脐部护理:充分暴露脐部,用无菌干棉签蘸75%乙醇消毒脐带残端及脐窝2次,无异常情况无须包扎	4	未做扣4分	
		(9)皮肤和臀部护理:在皮肤皱褶处扑婴儿爽身粉,必要时臀部涂抹护臀油	2	未做扣2分	
		(10)兜好尿布,穿上衣裤,裹好小毛毯	3	未做扣3分	
		(11)鼻、耳护理:用消毒棉签吸净外鼻孔及外耳道可能残存的水渍	5	未做扣5分	
		(12)手指甲及腕带:视情况修剪指甲,检查手腕带字迹,不清晰者给予补写	2	未做扣2分	
		(13)脱去围裙	1	未做扣1分	
		(14)抱新生儿回母婴室,核对产妇与新生儿信息准确无误后,将新生儿交给产妇	2	未做扣2分	
		(15)新生儿体位安置妥当,进行健康指导(口述)	4	未做扣4分	
	操作后整理	(16)撤去一次性垫单,按院感要求分类处理用物	2	未做扣2分	
		(17)洗手,记录新生儿全身情况	2	少一项扣1分	
综合评价(20分)		(1)程序正确,操作规范熟练,动作轻柔敏捷,贴近临床	8	一项不符合扣2分	
		(2)新生儿安全保护措施得当,对新生儿充满爱心,有良好的交流	6	一项不符合扣2分	
		(3)体贴关心产妇,沟通良好,语言恰当	6	一项不符合扣2分	

实训三　婴幼儿抚触技术

【实训目标】

(1) 促进婴幼儿血液循环,刺激淋巴系统,增加免疫力。

(2) 改善婴幼儿消化系统功能,增强其肌肉力量和关节灵活度。

(3) 满足婴幼儿心理需要,促进婴幼儿身心发展和母婴情感交流。

【实训准备】

婴儿润肤油,干净的婴幼儿衣物、尿布、毛巾、毛毯。

【实训评估】

(1) 评估婴幼儿和（或）家长对婴幼儿抚触法的认知情况。

(2) 准备好环境和用物。

(3) 熟练掌握操作方法,抚触过程中关爱婴幼儿,动作轻巧、准确、安全。

(4) 有效沟通,能向婴幼儿家长清楚解释操作目的和配合要求。

【实训步骤】

步骤一　准备工作

(1) 护士着装整齐,洗手,戴口罩。

(2) 备齐用物,放置有序。

步骤二　婴幼儿准备

(1) 向婴幼儿家长解释操作目的,以取得其配合。

(2) 核对婴幼儿信息,脱去衣裤并检查身体。

步骤三　头面部抚触

(1) 体位。每个部位抚触 5 次,头面部至下肢抚触时,婴幼儿取仰卧位。

(2) 取适量婴儿润肤油,摩擦温暖双手。

(3) 面部。双手拇指从前额中央沿眉骨向外推压至发际,双手拇指从下颌中央向外,向上方推压,止于耳前画出一个微笑形状。

(4) 头部。操作者一手托住头部,另一手的指腹从婴幼儿前额发际向上、后滑动至后下发际,停止于耳后乳突处,轻轻按压。用同样方法抚触另一侧,避开囟门。

步骤四　胸部抚触

(1) 双手交替从婴幼儿胸部向下滑动。

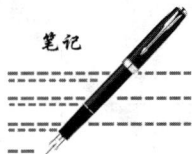

（2）再向上交叉滑动至对侧肩部。

步骤五　腹部抚触

（1）操作者双手交替横放于婴幼儿上腹部并紧靠胸部下方，从上腹部轻压按摩至下腹部，反复多次。

（2）操作者一手从婴幼儿右下腹部向上经中上腹部滑向左上腹部，平移手指到左下腹部（画字母"n"），再回到右下腹部。

步骤六　四肢抚触

（1）涂抹润肤油。

（2）操作者双手示指和拇指弯成圆圈状，套在婴幼儿手臂上由上往下紧紧挤捏、揉搓滑动，揉捏双腿肌肉关节。

步骤七　手足抚触

（1）涂抹润肤油。

（2）操作者托住婴幼儿手腕，用大拇指从婴幼儿的掌根部滑向指尖，伸展婴幼儿手掌，从指根到指尖揉捏婴幼儿每个手指，提捏各手指关节。

（3）同法抚触婴幼儿足部。

步骤八　背部抚触

（1）操作者使婴幼儿取俯卧位，涂抹润肤油。操作者双掌从脊柱分别向两侧滑动按摩。

（2）操作者双手横放于婴幼儿肩背部，从上往下交叉滑动按摩至对侧臀部（画字母"X"）。用手掌顺时针方向按摩骶尾凹陷处数次。

步骤九　整理床单位

整理婴幼儿衣物，换好尿布，盖好被子。

步骤十　记录

【注意事项】

（1）室温适宜，注意保暖，防止受凉；因润肤油光滑，抚触后需小心怀抱婴幼儿，防止滑脱。

（2）操作者可以采用坐姿（双腿前伸，婴幼儿位于操作者两腿之间，面向操作者）、跪姿（操作者面向婴幼儿，双膝跪于垫子边缘，臀部和婴儿腿之间加软垫）、盘膝坐姿（操作者双腿盘曲而坐，将婴幼儿放在自己正前方）。最常用的是站立姿势。

（3）按摩手法轻重适宜，按摩时密切观察病情的变化。

（4）不宜在刚哺乳后或婴幼儿饥饿的情况下进行抚触，以免造成婴幼儿不适和不安；每次抚触不一定要做全套动作，可按需进行婴幼儿各部位的抚触；如哺乳时抚触手掌和手指，更换尿布后抚触婴儿背部、臀部，沐浴后抚触全身等。抚触时间一般为10~20分/次，每日1~3次。

（5）在进行抚触的同时与婴幼儿进行交流，增强婴幼儿对操作者行为的理解和配合。

（6）全身抚触后婴幼儿肌肉已完全放松，此时可助其活动各关节，伸展婴幼儿的四肢。主要进行双臂、双腿的伸展和交叉运动。

（7）如婴幼儿出现发热，在原因未明之前暂不进行抚触。

【评估标准】

项目总分	项目内容	考评内容及技术要求	分值	评分细则	得分
准备质量标准（10分）	环境准备	(1)保持环境安静、舒适,关闭门窗,调节室温至26~28℃,湿度为50%~60%,播放轻柔的音乐	3	不符合要求酌情扣分	
	护士准备	(2)修剪指甲,洗手,穿好衣服、鞋子,戴好口罩、帽子;核对婴儿信息	4	着装不符合要求扣4分	
	用物准备	(3)用物备齐,放置有序	3	不符合要求扣3分	
操作质量标准（70分）	体位	(1)每个部位抚触5次	2	不符合要求扣2分	
		(2)头面部至下肢抚触时,婴幼儿取仰卧位	1	未做扣1分	
	头面部	(3)取适量婴儿润肤油,摩擦温暖双手	1	未做扣1分	
		(4)双手拇指从前额中央沿眉骨向外推压至发际	3	不符合要求扣3分	
		(5)双手拇指从下颌中央向外,向上方推压,止于耳前画出一个微笑形状	3	不符合要求扣3分	
		(6)一手托住婴儿头部,另一手的指腹从前额发际向上、后滑动至后下发际,止于耳后乳突处,轻轻按压	3	不符合要求扣3分	
		(7)同样方法抚触另一侧	3	不符合要求扣3分	
		(8)避开囟门	1	未避开囟门扣1分	
	胸部	(9)双手从两侧肋缘交替向上滑行至婴幼儿对侧肩部,在婴幼儿胸部画出字母"X"	4	不符合要求酌情扣分	
		(10)避开婴幼儿的乳头部位	1	未避开乳头扣1分	
	腹部	(11)双手交替,按顺时针方向抚触腹部	5	不符合要求酌情扣分	
		(12)按顺序由左上腹至左下腹,画出字母"I";由右上腹至左下腹,画出字母"L";由右下腹→上腹→左下腹进行抚触,画出字母"n"	2	不符合要求扣2分	
		(13)注意避开脐部	1	未避开扣1分	
	上肢	(14)双手交替,从上臂至腕部轻轻地挤捏婴幼儿的手臂	2	不符合要求扣2分	
		(15)双手挟着婴幼儿的手臂,上下轻轻地搓滚肌肉群至手腕	2	不符合要求扣2分	
		(16)从近端至远端抚触手掌,逐指抚触婴幼儿的手指	3	不符合要求扣3分	
		(17)同法抚触婴幼儿另一侧上肢	7	不符合要求酌情扣分	

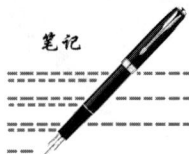

（续表）

项目总分	项目内容	考评内容及技术要求	分值	评分细则	得分
	下肢	(18)双手交替握住婴幼儿一侧下肢,从近端到远端轻轻地挤捏	2	不符合要求扣2分	
		(19)双手挟着婴幼儿下肢,上下轻轻地搓滚肌肉群至足踝	2	不符合要求扣2分	
		(20)从近端到远端抚触足掌,逐个抚触婴幼儿足趾	3	不符合要求扣3分	
		(21)同法抚触婴幼儿另一侧下肢	7	不符合要求酌情扣分	
	体位	(22)将婴幼儿取俯卧位,头侧向一边	1	未做扣1分	
	背、臀部	(23)以脊椎为中分线,双手分别在婴幼儿脊椎两侧滑动抚触,从肩部向下至骶部	3	不符合要求酌情扣分	
		(24)双手在婴幼儿两侧臀部做环形抚触	2	不符合要求扣2分	
		(25)用手掌从婴幼儿头部向下抚触至臀部	2	不符合要求扣2分	
	抚触后处理	(26)为婴幼儿兜好尿布、穿好衣服、裹好小毛毯,送回婴幼儿的母亲身边,核对母亲与婴幼儿的信息	4	不符合要求酌情扣分	
		(27)整理用物,洗手(七步洗手法),记录	3	一项未做扣1分	
全程质量标准(20分)		(1)操作流程完整、规范、熟练	6	一项不符合扣2分	
		(2)动作规范、轻柔,贴近临床	6	一项不符合扣3分	
		(3)婴幼儿安全保护措施得当,操作过程中与婴幼儿进行情感交流	8	不符合要求酌情扣分	

实训四　暖箱的使用方法

【实训目标】

以科学的方法为婴儿创造一个温、湿度适宜的环境，保持婴儿的体温稳定，提高高危新生儿的成活率。

【实训准备】

婴儿暖箱、常温无菌蒸馏水。

【实训评估】

（1）评估家长对暖箱使用方法的认知情况。
（2）准备好环境和用物。
（3）熟练掌握操作方法，操作过程中关爱婴儿，动作轻巧、准确、安全。
（4）有效沟通，能向婴儿家长清楚解释操作目的和配合要求。

【实训步骤】

步骤一　准备工作

（1）护士着装整齐，洗手，戴口罩。
（2）备齐用物，调节室温。

步骤二　婴儿准备

（1）向婴儿家长解释操作目的，以取得其配合。
（2）核对婴儿信息，脱去衣裤，检查身体。

步骤三　暖箱准备

（1）向注水槽及湿度计水槽中加入蒸馏水，选择合适的箱温，接通电源预热至所需温度。
（2）根据婴儿的孕周、日龄、出生体重选择暖箱温度和湿度。

步骤四　入箱

（1）婴儿仅包裹尿布或穿单衣，放至暖箱内。
（2）将婴儿取平卧位，或将其上身抬高 15°～30°。

步骤五　监测

（1）监测并记录婴儿的体温，体温未达正常前每小时测 1 次，升至正常后每 4 小时

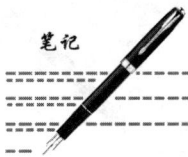

测 1 次，注意保持体温在 36~37 ℃；观察婴儿的一般情况。

（2）监测并记录暖箱的温、湿度，根据婴儿体温调节箱温，应注意维持适宜的温湿度。

（3）清洁消毒：用消毒液擦拭暖箱内外，每日 1 次，水槽用水每日更换。

步骤六 出箱

（1）评估婴儿的情况。
（2）符合出箱条件者予以出箱。

步骤七 整理

（1）整理衣物，将婴儿抱回婴儿床。
（2）妥善清洁，消毒暖箱及暖箱用物。

步骤八 评价

【注意事项】

（1）掌握暖箱性能，严格执行操作流程，定期检查有无故障，保证安全。

（2）暖箱不应放置在有阳光直射、对流风或取暖设备附近，以免影响箱内温度的控制。

（3）使用过程中随时观察疗效，如暖箱发出警报，应及时查找原因并妥善处理。

（4）严禁骤然提高暖箱温度，避免婴儿体温上升过快而出现不良后果。

（5）保持暖箱清洁。

1）暖箱使用期间应每日用消毒液擦拭暖箱内外，然后再用清水擦拭；如有沾污应随时将污迹擦去。湿化器水箱用水每日更换，防止细菌滋生。

2）长期使用暖箱时，应每周更换 1 次；用过的暖箱经擦拭消毒后，还需用紫外线照射；空气净化垫每月清洗 1 次。

3）定期进行细菌培养。如有致病菌应将暖箱搬出病房彻底消毒，防止交叉感染。

（6）出箱条件。

1）婴儿体重增至 2000 g 以上，体温正常。

2）当室温维持在 24~26 ℃时，在不加热的暖箱内，婴儿体温保持正常。

3）婴儿在箱内生活 1 个月以上，体重虽不到 2000 g，但一般情况良好。

【评估标准】

项目总分	项目内容	考评内容及技术要求	分值	评分细则	得分
准备质量标准（15分）	护士准备	(1)着装整洁,洗手(七步洗手法),戴口罩	3	不符合要求酌情扣分	
	环境准备	(2)评估环境:光线适中,温、湿度适宜,安静、整洁(口述)	3	未口述扣 3 分	
	用物准备	(3)用物:消毒暖箱、尿布、灭菌蒸馏水、体温计、婴儿体重秤,并根据婴儿情况准备氧气、心电监护仪等	4	用物未准备齐全扣 4 分	

(续表)

项目总分	项目内容	考评内容及技术要求	分值	评分细则	得分
	评估婴幼儿	(4)了解婴儿基本情况,包括体重等	3	未做扣3分	
	沟通	(5)告知家长应用暖箱治疗的重要性	2	未做扣2分	
操作质量标准(70分)	核对、解释	(1)核对婴儿信息,解释恰当,家长知情同意	4	未做扣4分	
	检查	(2)检查暖箱的各部件处于完好备用状态,消毒暖箱	5	未做扣5分	
	调节温、湿度	(3)关闭所有玻璃门,在水箱内加入适量蒸馏水以保持相对湿度。接通电源预热暖箱,箱温调至34℃左右	5	未做扣5分	
	摆放体位	(4)安全与舒适:环境清洁、安静,认真查对,婴儿体位舒适,注意保暖	5	未做扣5分	
	入箱	(5)根据婴儿的体重及日龄重新调节暖箱温度。将婴儿裸露放入暖箱内,包好尿布,做好卫生处置	8	未做扣8分	
	监测生命体征	(6)严密观察婴儿生命体征变化,每4小时测量体温1次,各项护理操作应集中进行,避免反复开箱,维持暖箱温度恒定	8	未做扣8分	
	监测温湿度	(7)密切观察暖箱的箱温、湿度及各项仪表显示是否正常,如有报警及时寻找原因并妥善处理	8	未做扣8分	
	清洁消毒	(8)做好暖箱的清洁及消毒工作,每日用1:1000新洁尔灭擦拭、消毒暖箱1次,定期进行细菌培养,水箱内的水应每日更换	5	未做扣5分	
	出箱和监测婴儿	(9)当婴儿体重增至2000 g以上,室温维持在24℃时,婴儿在不加热的暖箱内包裹后也能维持正常体温,吃奶良好,即可出暖箱。出箱后密切观察婴儿体温变化,每4小时测量1次体温	10	未做扣10分	
	整理	(10)切断暖箱电源,倒掉水箱里的蒸馏水,并对暖箱进行彻底消毒	8	未做扣8分	
	洗手记录	(11)洗手(七步洗手法),记录	4	未做扣4分	
全程质量标准(15分)		(1)动作轻柔、准确,操作熟练、规范	5	不符合要求酌情扣分	
		(2)与婴儿家长沟通交流有效	5	不符合要求酌情扣分	
		(3)爱护、关心婴儿	5	未做扣5分	

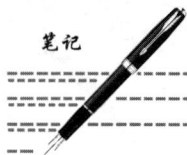

实训五 奶瓶哺喂法

【实训目标】

（1）满足婴儿营养需要，保证婴儿正常生长发育。

（2）配合治疗婴儿消化道疾病。

【实训准备】

治疗车、毛毯、饭巾、小毛巾、配乳卡、温好的配乳、无菌橡胶乳头、硅胶管或橡皮胃管、滴管、托盘、镊子、清洁尿布、盛有温水的小脸盆。

【实训评估】

（1）评估家长对哺喂法的了解情况。

（2）环境和用物准备完好。

（3）熟练掌握操作方法，哺喂过程中关爱婴儿，动作轻巧、准确、安全。

（4）有效沟通，能向婴儿家长清楚解释操作目的和配合要求。

【实训步骤】

步骤一 核对信息，检查用物

步骤二 试温

（1）哺喂者右手握住奶瓶倒转，使奶瓶橡胶乳头充满乳汁。

（2）滴 1~2 滴乳汁于手臂内侧试温，以不烫手为宜。

步骤三 摆好体位

（1）用毛毯包好婴儿。

（2）怀抱婴儿使其头部枕于哺喂者左侧肘窝处，呈半卧位。

（3）铺好饭巾。

步骤四 哺喂

（1）轻触婴儿一侧面颊，刺激其吸吮反射，使其含住橡胶乳头吸吮。倾斜奶瓶，使乳汁充满整个橡胶乳头和奶瓶上半部。婴幼儿发生呛咳时，应取出橡胶乳头，休息片刻后再进行哺喂。

（2）哺喂时，注意观察婴儿的情况、食欲及吸吮能力，及时擦拭婴儿嘴边溢出的乳汁。

步骤五 哺喂结束

步骤六 整理记录

（1）整理用物。

（2）做好记录（如哺喂时间、配乳方、乳量、吸乳情况）。

步骤七 评价

【注意事项】

（1）哺喂时要保证乳汁始终充满橡胶乳头，以免婴儿因吸入过多的气体而引起腹胀或呕吐。奶瓶颈不要放在婴儿唇上，以免妨碍婴儿吸吮和吞咽。

（2）奶瓶乳头孔阻塞时，应按无菌操作予以更换。

（3）在喂乳的过程中，注意观察婴儿吸吮能力及进乳情况，如吸吮过急、呛咳时，应暂停哺喂，轻拍婴儿后背，休息片刻后再进行哺喂。

（4）在哺喂过程中，可与婴儿交流、微笑，亲切地拥抱婴儿，让其感受到爱，以创造良好的进食环境。

（5）对于母乳不足而加喂牛乳的婴儿，应先喂母乳再配喂牛乳。

【评估标准】

项目总分	项目内容	考评内容及技术要求	分值	评分细则	得分
准备质量标准（15分）	护士准备	(1)着装整洁,洗手(七步洗手法),戴口罩	3	不符合要求酌情扣分	
	环境准备	(2)评估环境:光线适中,温、湿度适宜,安静整洁(口述)	3	未口述扣3分	
	用物准备	(3)用物:治疗车、毛毯、饭巾、小毛巾、配乳卡、温好的配乳、无菌橡胶乳头、硅胶管或橡皮胃管、滴管、托盘、镊子、清洁尿布、盛有温水的小脸盆	4	用物未准备齐全扣4分	
	评估婴儿	(4)核对婴儿信息,为婴儿更换清洁尿布	5	未做扣5分	
操作质量标准（70分）	核对信息	(1)取出温好的配乳,核对配乳卡上的床号、姓名、配乳方、乳量及哺喂时间	5	未做扣5分	
	检查用物	(2)用镊子取出无菌橡胶乳头,按无菌操作规则套于奶瓶瓶口上,检查橡胶乳头开孔大小是否合适	5	未做扣5分	
	摆体位铺饭巾	(3)怀抱婴儿使其头部枕于哺喂者左侧肘窝处,呈半卧位,铺好饭巾	5	未做扣5分	
	测试温度	(4)哺喂者右手握住奶瓶倒转,使奶瓶橡胶乳头充满乳汁,滴1～2滴乳汁于手臂内侧试温,以不烫手为宜	8	未做扣8分	

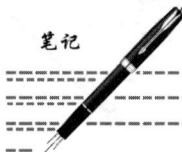

（续表）

项目总分	项目内容	考评内容及技术要求	分值	评分细则	得分
	哺喂	(5)轻触婴儿一侧面颊,刺激其吸吮反射,使其含住橡胶乳头吸吮,倾斜奶瓶,使乳液充满整个奶瓶橡胶乳头和上半部。婴儿发生呛咳时,应取出橡胶乳头,休息片刻后再进行哺喂	15	未做扣15分	
	观察	(6)哺喂时,注意观察婴儿情况、食欲及吸吮能力,及时擦拭婴儿嘴边溢出的乳汁	10	未做扣10分	
	排出空气	(7)哺喂完毕后,用饭巾一角为婴儿擦净嘴旁乳汁,然后竖抱婴儿伏于哺喂者肩上,轻拍其背部,使咽下的空气排出	12	未做扣12分	
	整理记录	(8)整理用物,做好记录(如哺喂时间、配乳方、乳量、吸乳情况)	8	未做扣8分	
	洗手	(9)洗手(七步洗手法)	2	未做扣2分	
全程质量标准（15分）		(1)动作轻柔、准确,操作熟练、规范	5	不符合要求酌情扣分	
		(2)哺喂方法正确、有效	5	不符合要求酌情扣分	
		(3)哺喂后排出婴儿咽下的空气	5	未做扣5分	

实训六　更换尿布法

【实训目标】

熟练掌握更换尿布的方法。

【实训准备】

尿布（以白色、柔软、透气性好、易吸水的棉布或一次性尿布为宜），尿布带，尿布桶，小盆及温水（婴儿有尿布性皮炎时，准备1∶5000高锰酸钾溶液），小毛巾，按婴儿臀部皮肤情况准备治疗药物（如油类、软膏、抗生素）及烤灯等。

【实训评估】

（1）评估家长对更换尿布的认知情况。
（2）环境和用物准备完好。
（3）熟练掌握操作方法，操作过程中关爱婴儿，动作轻巧、准确、安全。
（4）有效沟通，能向婴儿家长清楚解释操作目的和配合要求。

【实训步骤】

步骤一　准备工作

（1）护士衣帽整齐、洗手。
（2）了解婴儿的病情变化、异常排泄物的病理意义及尿布性皮炎的护理、预防知识。

步骤二　婴儿准备

（1）向婴儿家长解释，以取得其配合。
（2）核对婴儿信息，帮助婴儿取平卧位。

步骤三　更换尿布

（1）放下床栏，揭开盖被，解开尿布带，露出臀部。以原尿布上端两角洁净处轻拭婴儿会阴部及臀部，并以此盖上污湿部分垫于婴儿臀下。
（2）婴儿如有大便，用温水洗净后，轻轻吸干皮肤。
（3）一手轻轻提起婴儿双足，使其臀部略抬高，另一手取下污尿布，再将清洁尿布垫于婴儿腰下。男婴排尿向上，放置尿布时要在上面多加一层，重点在上；女婴排尿向下，放置尿布时要在下面多加一层，重点在下。放下婴儿双足，尿布的底边两角折到其腹部（尿布的温度远远低于婴儿腹部的皮肤温度，因此不要把尿布兜到婴儿腹部），将婴儿双腿中的尿布一角上拉，系好尿布带，结带应松紧适宜。拉平婴儿衣服，盖好被子，整理床单位。

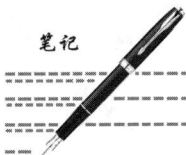

（4）若为腹泻患儿，更需勤换尿布，注意及时清洁臀部，并涂抹植物油保护婴儿皮肤。若有尿布性皮炎，可采用暴露法、灯光照射法或吹氧法，使婴儿局部皮肤干燥，再涂以紫草油、硼酸软膏、鱼肝油软膏或氧化锌软膏等。严重者可给予抗菌药物，以防感染。

步骤四　观察大便

打开污尿布，观察大便性质（必要时留取标本送检）后放入尿布桶内。

步骤五　记录

操作结束后洗手，做好记录。

步骤六　评价

（1）固定更换台面，以保护婴儿安全。
（2）彻底清洁，及时更换尿布。
（3）动作轻柔。

【注意事项】

（1）物品准备齐全，环境准备符合要求。
（2）操作者了解婴儿的病情，准确估计和处理常见的护理问题。
（3）操作熟练、敏捷，防止过多暴露婴儿。
（4）婴儿臀部皮肤清洁、舒适，床单位整洁。

【评估标准】

项目总分	项目内容	考评内容及技术要求	分值	评分细则	得分
准备质量标准（10分）	环境准备	(1)保持环境安静、舒适,关闭门窗,调节室温至26~28 ℃,湿度为50%~60%,播放轻柔的音乐	3	不符合要求酌情扣分	
	护士准备	(2)修剪指甲,洗手,穿好衣服、鞋子,戴好口罩、帽子;核对婴儿信息	4	着装不符合要求扣4分	
	用物准备	(3)用物备齐,放置有序	3	不符合要求扣3分	
操作质量标准（70分）	准备尿布	(1)将尿布折成长条形,放于床边备用	5	未做扣5分	
	解开尿布	(2)解开被大小便污湿的尿布	10	不符合要求酌情扣分	
	擦拭臀部	(3)一手握住婴儿双足轻轻提起,露出臀部,另一手用尿布洁净的上端擦净会阴部及臀部	15	不符合要求酌情扣分	
	取下尿布	(4)取下污湿的尿布放入尿布桶内	5	不符合要求酌情扣分	
	清洗臀部	(5)如有大便,用水洗净婴儿会阴部及臀部,擦干皮肤(口述)	10	不符合要求酌情扣分	

（续表）

项目总分	项目内容	考评内容及技术要求	分值	评分细则	得分
	更换尿布	(6)一手握住婴儿双足轻轻提起,使其臀部抬高,另一手将洁净的尿布一端垫于婴儿腰部,另一端由会阴部兜至下腹部,系好带子,固定	15	不符合要求酌情扣分	
	整理	(7)拉平婴儿衣服,盖好被子	5	不符合要求酌情扣分	
	记录	(8)洗手,记录	5	未做扣5分	
全程质量标准（20分）		(1)操作流程完整、规范、熟练	6	一项不符合扣2分	
		(2)动作规范、轻柔	6	一项不符合扣3分	
		(3)婴儿安全保护措施得当,操作过程中与婴儿进行情感交流	8	不符合要求酌情扣分	

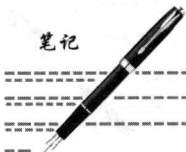

实训七　婴儿游泳

【实训目标】

熟练掌握婴儿游泳的操作方法和注意事项。

【实训准备】

浴巾、浴桶、婴儿游泳圈、一次性塑料泳池袋、防水脐贴、浴后按摩油。

【实训评估】

（1）评估家长对婴儿游泳的认知情况。

（2）环境和用物准备完好。

（3）熟练掌握操作方法，游泳过程中关爱婴儿，动作轻巧、准确、安全。

（4）有效沟通，能向婴儿家长清楚解释操作目的和配合要求。

【实训步骤】

步骤一　准备工作

（1）护士衣帽整齐、洗手。

（2）告知家长婴儿游泳的目的，以取得其配合。

（3）查对婴儿手签上的床号、姓名、性别，以防止发生差错。

步骤二　泳前沐浴

护理人员为婴儿贴上防水脐贴，用浴巾将婴儿的身体和四肢裹好，只露出头部在外面。在泳池里（长 73 cm，宽 54 cm，深 50 cm，内壁套有一次性塑料泳池袋）事先注入适量的温水，水温约为 38 ℃。护理人员将婴儿揽在臂弯里，左手托起婴儿的头部，并用手指盖住双耳，右手撩起池中温水给婴儿洗脸、洗头。淋浴完毕后，为婴儿擦干，将其平放在操作台面上，并进行适当抚触。

步骤三　游泳

（1）护理人员将充好气的婴儿游泳圈由前向后套在婴儿的颈部，然后将上下两个搭扣扣好。

（2）婴儿正式下水，游泳时间为 10~15 分钟。

步骤四　游泳结束

游泳完毕，正确护理婴儿，必要时可进行抚触。

步骤五 记录和整理

（1）操作结束后妥善安置婴儿，做好记录。

（2）整理用物。

步骤六 评价

（1）沐浴手法及顺序正确。

（2）沐浴时护理人员力度适中，使婴儿感到舒适。

（3）注意核对婴儿信息。

（4）沐浴时注意观察婴儿情绪变化及身体反应。

【注意事项】

（1）游泳前护理人员应仔细检查游泳圈的安全性，将游泳圈套好后需检查婴儿的下颌部是否垫托在预设位置，扣好双重保险及粘贴好防水脐贴后，将婴儿缓慢地放入水中。

（2）婴儿游泳全过程必须由专人监护，游泳时婴儿与看护人员的距离应在一臂之内，以防止保险按扣脱落引起窒息，以及水进入耳内引起中耳炎。

（3）注意保暖，防止受凉。婴儿出现寒战等不良反应时，立即出水擦干身体并保暖。

（4）婴儿在空腹或刚进食后不可进行游泳。

（5）严格执行消毒隔离制度。使用塑料薄膜，做到一婴一巾一水一薄膜。婴儿母亲乙肝表面抗原阳性或皮肤感染时，泳圈应专用，游泳完毕后清洗泳池，泳圈消毒后备用。每日用紫外线消毒泳室空气，并定期进行空气监测。

【评估标准】

项目总分	项目内容	考评内容及技术要求	分值	评分细则	得分
准备质量标准（10分）	环境准备	(1)保持环境安静、舒适，关闭门窗，调节室温至26~28 ℃，湿度为50%~60%，播放轻柔的音乐	3	不符合要求酌情扣3分	
	护士准备	(2)修剪指甲，洗手，穿好衣服、鞋子，戴好口罩、帽子；核对婴儿信息	4	着装不符合要求扣4分	
	用物准备	(3)游泳池内置放一次性的塑料薄膜，放水，调节水温至37~38 ℃，水位设置以婴儿双足不能蹬到地为准	3	不符合要求扣2分	
操作质量标准（70分）	核对信息，检查包被	(1)核对婴儿的姓名、床号、胸卡和手签、性别，准确无误后，打开包被检查婴儿是否有异常，给婴儿脐部贴防水护脐贴，解除尿片	5	未核对扣2分；未检查婴儿是否有异常扣2分；未给婴儿脐部贴防水护脐贴扣1分	
	沐浴	(2)抱起婴儿，用浴巾将婴儿的身体和四肢包裹好，只露出头部在外面，用毛巾擦眼、耳、鼻孔和面部，禁用肥皂；堵住婴儿外耳道口，用右手挤出沐浴露清洗婴儿头、颈、耳后，然后用清水冲净	10	不符合要求酌情扣分	

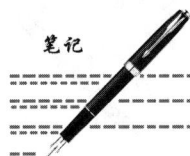

(续表)

项目总分	项目内容	考评内容及技术要求	分值	评分细则	得分
	安抚	(3)清洗完毕后,为婴儿擦净,解开包裹,检查婴儿全身及皮肤情况,必要时用湿巾擦净臀部大便。将婴儿平放在操作台面上,并做适当抚触	5	不符合要求酌情扣分	
	套游泳圈	(4)一人抱住婴儿,用一只手托着婴儿头、颈、背部,另一只手使婴儿头稍向后仰,另一人掰开游泳圈开口处,从婴儿颈前部套入,认真检查婴儿下颌部是否垫托在预设位置(将游泳圈的内圈紧贴下颌部位),然后扣紧安全扣和安全带	15	手法错误扣5分;游泳圈位置错误扣10分	
	入水	(5)托着婴儿头、颈、背部的手不改变,另一手托着婴儿臀部,此时要逐渐且缓慢地入水(让婴儿有一个适应的过程,并完全放松),注意防止婴儿耳道进水和鼻部呛水	10	不符合要求酌情扣分	
	游泳	(6)游泳时间为10~15分钟,同时进行水中抚触(游泳操),并与婴儿进行情感和语言交流	5	不符合要求酌情扣分	
	游泳后护理	(7)游泳后,用浴巾包裹婴儿,并将其身体擦干,称体重,穿好衣服,垫上尿布,臀部护理,清洁女婴大阴唇及男婴包皮处污垢;皮肤皱褶下均匀扑粉;脐部护理,更换消毒护脐带;兜好尿布;再次核对婴儿性别、手签,将婴儿包裹好,用2根棉签分别卷净两侧鼻孔及耳孔内的水渍	10	不符合要求酌情扣分	
	记录	(8)妥善安置婴儿,准确记录大小便次数、脐部及皮肤有无异常	5	未做扣5分	
	整理	(9)取出泳池内的一次性薄膜,放水,用消毒液擦拭游泳圈,再用清水冲洗干净,物品归原备用	5	未做扣5分	
全程质量标准(20分)		(1)操作流程完整、规范、熟练	6	一项不符合扣2分	
		(2)动作规范、轻柔	6	一项不符合扣3分	
		(3)婴儿安全保护措施得当,操作过程中与婴儿进行情感交流	8	不符合要求酌情扣分	

实训八 婴儿头皮静脉穿刺

【实训目标】

熟练掌握婴儿头皮静脉穿刺的操作方法和注意事项。

【实训准备】

（1）输液器、液体及药物。

（2）治疗盘。内置碘伏消毒液、容器、棉签、弯盘、胶贴及备用4.5号头皮针等。

（3）其他物品。剃须刀、污物杯、肥皂、纱布、治疗巾，必要时准备沙袋或约束带。

【实训评估】

（1）评估家长对头皮静脉穿刺的认知情况。

（2）环境和用物准备完好。

（3）熟练掌握操作方法，操作过程中关爱婴儿，动作轻巧、准确、安全。

（4）有效沟通，能向婴儿家长清楚解释操作目的和配合要求。

【实训步骤】

步骤一 准备工作

（1）护士衣帽整齐、洗手。

（2）护士在治疗室内核对、检查药液、输液器，按医嘱加入药物，将输液器针头插入输液瓶塞内，关闭调节器。

步骤二 静脉穿刺

（1）携用物至婴儿床旁，核对婴儿信息，再次核对药液，将输液瓶挂于输液架上，排尽空气。

（2）将枕头放于床沿，使婴儿横卧于床中央，必要时约束婴儿。选择穿刺静脉。

（3）如为两人操作，则一人固定婴儿头部，另一人进行穿刺。穿刺者立于婴儿头端，消毒皮肤后，一手紧绷血管两端皮肤，另一手持头皮针柄。在距静脉最清晰点向后0.3 cm处，将针头沿静脉向心方向平行刺入皮肤，然后再将针头稍挑起，沿静脉走向徐徐刺入，见回血后推液少许。如无异常，以胶布固定。

（4）调节滴速，将输液管妥善固定。向家长交代注意事项。

步骤三 整理和记录

整理用物，记录输液时间、输液量及药物，签名。

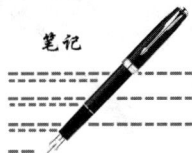

步骤四　评价

（1）穿刺手法及顺序正确。

（2）注意核对药物。

（3）动作轻柔，体现人文关怀。

【注意事项】

（1）严格执行查对制度、无菌技术操作和污染物处理原则。

（2）注意保护和合理使用静脉。

（3）注意药物配伍禁忌，合理安排输液顺序，刺激性强的药物必须确保针头在血管内。

（4）及时更换输液瓶及拔针，严防发生空气栓塞。

（5）针头刺入皮肤时，如未见回血，可用注射器轻轻抽吸以确定回血。因血管细小或充盈不全而无回血者，可试推入极少量液体，如畅通无阻，皮肤无隆起及变色现象，且点滴顺利，证实穿刺成功。

（6）穿刺中注意观察婴儿的面色变化及一般情况。

（7）加强巡视，严密观察并及时处理输液故障及不良反应，如不慎将药液漏出应及时拔出后更换部位再行穿刺。如穿刺部位局部肿胀时需及时处理。

（8）根据婴儿病情、年龄、药物性质调节输液速度，观察输液情况，如速度是否合适，局部有无肿胀，针头有无移动、脱出，瓶内溶液是否滴完，各连接处有无漏液，以及有无输液反应发生等。

（9）婴儿头皮静脉极为丰富，分支甚多，互相沟通交错成网，且静脉表浅，易于固定，方便婴儿肢体活动，故婴幼儿静脉输液多采用头皮静脉。常选用的静脉有额上静脉、颞浅静脉及耳后静脉。

婴儿头皮静脉与头皮动脉的鉴别见表4-1。

表4-1　头皮静脉与头皮动脉的鉴别

特征	头皮静脉	头皮动脉
颜色	微蓝	深红或与皮肤同色
搏动	无	有
管壁	薄、易压瘪	厚、不易压瘪
血流方向	多向心	多离心
血液颜色	暗红色	鲜红色
注药	阻力小	阻力大，局部血管呈树枝状突起，颜色苍白。婴儿常因疼痛而尖叫

【评估标准】

项目总分	项目内容	考评内容及技术要求	分值	评分细则	得分
准备质量标准（10分）	环境准备	（1）保持环境安静、舒适，关闭门窗，调节室温至26～28 ℃，湿度为50%～60%，播放轻柔的音乐	3	不符合要求酌情扣分	
	护士准备	（2）修剪指甲，洗手，穿好衣服、鞋子，戴好口罩、帽子；核对婴儿信息	4	着装不符合要求扣4分	
	用物准备	（3）用物备齐，放置有序	3	不符合要求扣3分	
操作质量标准（70分）	评估婴儿	（1）评估患儿年龄、病情、身体状况、意识状态、穿刺部位的皮肤情况，询问有无过敏史，了解药物使用注意事项，有无配伍禁忌。为小婴儿更换尿布，协助幼儿排尿	2	未做扣2分	
	核对医嘱	（2）核对医嘱单输液卡：床号、姓名、药名、浓度、剂量、用药方法、时间，核对无误后将输液卡贴在输液瓶上	3	未做扣3分	
	加药	（3）检查药物：药名、浓度、剂量和有效期，瓶口有无松动，瓶身有无裂痕，对光检查药液是否浑浊、沉淀或有无絮状物；去瓶盖，打开瓶盖中心部分，常规消毒，按医嘱抽取所需药液加入输液瓶内；再次检查输液瓶内药液，注明加药时间并签名；经另一位护士核对药液无误后签名	3	不符合要求酌情扣分	
	加输液器	（4）消毒输液瓶口，检查一次性输液器（名称、生产日期、有效期、包装完整性），打开输液器，将输液管针头插入瓶塞至针头根部，关闭调节器	2	不符合要求酌情扣分	
	操作前检查	（5）备齐用物后，将治疗车推至婴儿床前，核对操作前检查（床号、姓名、药名、剂量、浓度、用药方法、时间），确认无误；向婴儿家长解释操作目的及方法，取得家长的理解与配合，询问患儿家长是否有特殊要求	5	不符合要求酌情扣分	
	输液前准备	（6）固定头皮针连接处和护针帽，将输液袋挂于输液架上；倒置茂菲滴管，打开调节器，使药液下降，当药液平面达茂菲滴管1/3～2/3时，迅速倒转滴管，使药液下降，充满导管，排尽空气，待液体流至穿刺针栓时关闭调节器，将带有护针帽的针头固定于输液架上；准备胶布或输液敷贴	10	不符合要求酌情扣分	
	选择穿刺静脉、消毒	（7）由助手固定患儿肢体及头部，操作者立于婴儿头侧选择穿刺静脉，必要时剃去婴儿局部头发；用75%乙醇消毒局部皮肤，待干	10	不符合要求酌情扣分	
	操作中检查	（8）进针前查对，确认无误	5	未做扣5分	

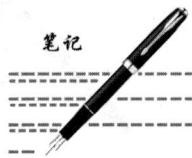

笔记

（续表）

项目总分	项目内容	考评内容及技术要求	分值	评分细则	得分
	穿刺	(9)驱除输液管内气体后,一手绷紧婴儿血管两端皮肤,另一手持针在距静脉最清晰点向后移0.3 cm处,将针头沿静脉向心方向平行刺入皮肤,然后将针头稍挑起,沿静脉走向徐徐刺入,见回血后左手放开患儿皮肤并推液少许。如无异常,以胶布固定	10	不符合要求酌情扣分	
	固定	(10)用1条胶布固定针翼,再用输液敷贴覆盖针梗及针翼;根据情况在针翼下垫小棉球,以胶布固定,并将输液管弯绕于婴儿头上适当位置,以胶布固定;根据婴儿病情、年龄、药物性质调节滴速或遵医嘱	5	不符合要求酌情扣分	
	操作后检查	(11)再次核对药物和输液卡,确认无误后在输液卡上记录输液的时间、药物、滴速及婴儿情况,并签名后挂于输液架上;向家长交代注意事项	5	未做扣5分	
	整理和记录	(12)整理床单位及用物,协助家长帮助婴儿取舒适体位;洗手并记录	5	未做扣5分	
	巡视	(13)输液过程中加强巡视,观察液体滴入是否顺畅,穿刺点局部情况及婴儿全身反应,及时处理输液故障	5	未做扣5分	
全程质量标准(20分)		(1)操作流程完整、规范、熟练	6	一项不符合扣2分	
		(2)动作规范、轻柔,贴近临床	6	一项不符合扣3分	
		(3)婴儿安全保护措施得当,操作过程中与婴儿进行情感交流	8	不符合要求酌情扣分	

实训九　婴儿股静脉采血

【实训目标】

熟练掌握婴儿股静脉采血的操作方法。

【实训准备】

治疗车、治疗盘、一次性 5~10 ml 注射器或采血针、2% 碘酊、75% 乙醇、手消毒液、无菌棉签、无菌方纱、弯盘、无菌治疗巾或无菌垫、无菌棉球、输液或输血用物、试管、胶布。

【实训评估】

（1）评估家长对婴儿股静脉采血的认知情况。
（2）环境和用物准备完好。
（3）熟练掌握操作方法，操作过程中关爱婴儿，动作轻巧、准确、安全。
（4）有效沟通，能向婴儿家长清楚解释操作目的和配合要求。

【实训步骤】

步骤一　准备工作

（1）护士衣帽整齐、洗手。
（2）携用物至婴儿床旁，核对婴儿床号、姓名、检验单等。

步骤二　婴儿准备

（1）根据情况清洗患儿腹股沟至会阴部皮肤，更换尿布，覆盖生殖器与会阴部（以免污染穿刺点）。
（2）婴儿取仰卧位，暴露右侧腹股沟区，双腿分开呈蛙状。垫高穿刺侧臀部，展平腹股沟。由于婴儿易舞动四肢，最好由另一助手协助束缚婴儿四肢，以免穿刺失败。

步骤三　股静脉定位

股静脉在股三角区，位于股鞘内，在腹股沟韧带下方紧靠股动脉内侧。如在髂前上棘和耻骨结节之间画一连线，股动脉走向和该线的中点相交，股静脉在股动脉的内侧 0.5 cm 处。对于股动脉搏动明显的婴儿，先用左手中指及示指顺动脉方向并排摸准股动脉走向，然后左手中指及示指与动脉方向垂直并排，把股动脉卡在中间，然后以中指指尖处（即股动脉搏动处内侧 0.5 cm）为定位点；对于股动脉搏动不明显甚至摸不到的婴儿，用左手固定患儿大腿并绷紧皮肤后，可见股三角肌稍隆起，再由脐轮向腹股沟线画一垂直线，在腹股沟线与此垂线交点内侧约 0.5 cm 处即为定位点。

步骤四 采血

常规消毒定位点周围皮肤，直径约为 5 cm。在定位点垂直进针或注射器（或采血针接负压试管）先与穿刺侧大腿平行，距定位点 2.0~2.5 cm 处呈 45°进针 1.5~2.0 cm，边退边抽吸。如抽出暗红色血液时，即停止退针，并抽取血标本至所需量。若血液抽出不畅时，可将注射器（或采血针）稍前行或往外退，即可采集到所需量。

步骤五 采血完毕

拔出针头，用棉球压迫 5~10 分钟，粘贴胶布固定。根据检查目的的不同，将标本置于不同的容器中。

步骤六 整理和记录

（1）整理用物，按检验目的放置血液标本，及时送检。
（2）做好记录。

步骤七 评价

（1）护士穿刺手法及顺序正确。
（2）注意皮肤清洁，执行无菌操作。
（3）动作轻柔。

【注意事项】

（1）严格执行无菌操作流程，充分暴露穿刺部位。局部必须严格消毒，比常规消毒的范围要大。
（2）有出血倾向或凝血功能障碍者禁用此法，以免引起内出血。
（3）穿刺处皮肤不得有糜烂或感染。
（4）穿刺时，针头不要向上穿刺太深，以免伤及腹腔脏器。
（5）穿刺时，如抽出血液为鲜红色，则提示穿入股动脉，应立即拔出针头，用消毒干棉签紧压穿刺处 5~10 分钟，直至无出血为止。
（6）若穿刺失败，不宜多次反复穿刺，以免形成血肿；抽血完毕后，立即拔出针头，用消毒干棉签按压穿刺处 5 分钟以上，以避免引起局部出血或血肿。
（7）进针时，根据婴儿皮下脂肪的厚薄来确定进针的深度，皮下脂肪少的婴儿进针可稍浅，针头进入 1/2 或 2/3 为宜；皮下脂肪丰富的患儿，针头可全部进入。

【评估标准】

项目总分	项目内容	考评内容及技术要求	分值	评分细则	得分
准备质量标准（10分）	环境准备	(1)保持环境安静、舒适，关闭门窗，调节室温至 26~28 ℃，湿度为 50%~60%，播放轻柔的音乐	3	不符合要求酌情扣分	
	护士准备	(2)修剪指甲，洗手，穿好衣服、鞋子，戴好口罩、帽子；核对婴儿信息	4	着装不符合要求扣 4 分	

项目总分	项目内容	考评内容及技术要求	分值	评分细则	得分
	用物准备	(3)用物备齐,放置有序	3	不符合要求扣3分	
操作质量标准(70分)	核对检查	(1)携用物至婴儿床边,核对婴儿信息,向家长解释操作目的	5	未做扣5分	
	安置体位	(2)婴儿取仰卧位,垫高穿刺侧臀部,用尿布包裹好会阴部,以免排尿污染穿刺点	10	不符合要求酌情扣分	
	约束婴儿	(3)助手站在婴儿头端,用左手及前臂约束婴儿左下肢,右手固定婴儿的右膝关节处,使穿刺侧大腿外展呈蛙状,以便暴露腹股沟区	10	不符合要求酌情扣分	
	消毒	(4)操作者站在婴儿足端或穿刺侧,用碘酊消毒自己左手示指、中指及穿刺部位	10	不符合要求酌情扣分	
	确定穿刺点及穿刺	(5)于婴儿腹股沟中、内1/3交界处,用左手示指、中指触及股动脉搏动处,右手持注射器于搏动点内侧0.5 cm垂直刺入,待刺入1/3或1/2左右,慢慢上提,边提边回抽,见回血后固定抽血	15	不符合要求酌情扣分	
	拔针	(6)用无菌干棉球按压穿刺处,拔针,按压穿刺处5~10分钟,观察至局部无出血为止。取下针头,将血液沿标本管壁缓慢注入	10	不符合要求酌情扣分	
	整理	(7)按检验目的放置血液标本。在整个操作过程中,注意观察婴儿的反应,并安慰婴儿	10	不符合要求酌情扣分	
全程质量标准(20分)		(1)操作流程完整、规范、熟练	6	一项不符合扣2分	
		(2)动作规范、轻柔,贴近临床	6	一项不符合扣3分	
		(3)婴儿安全保护措施得当,操作过程中与婴儿进行情感交流	8	不符合要求酌情扣分	

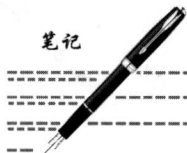

实训十 光照疗法

【实训目标】

（1）了解光照疗法的适应证。

（2）掌握光照疗法的操作方法。

【实训准备】

一般采用波长为 420~470 nm 的蓝色荧光灯，亮度在 160~320 W 为宜，灯管与皮肤距离为 33~50 cm。另需准备遮光眼罩、长条尿布等。

【实训评估】

（1）评估家长对光照疗法的认知情况。

（2）环境和用物准备完好。

（3）熟练掌握操作方法，操作过程中关爱患儿，动作轻巧、准确、安全。

（4）有效沟通，能向患儿家长清楚解释操作目的和配合要求。

【实训步骤】

步骤一 准备工作

（1）护士衣帽整齐、洗手。

（2）备齐用物携至婴儿床旁，再次查对婴儿信息，向家长解释操作目的。置光疗箱于无风区域，并避免阳光直射。光疗箱水槽中加适量蒸馏水至水位指示线。

（3）连接电源，打开电源开关，设定光疗箱温度为 30~32 ℃，调节湿度为 55%~65%，灯管距皮肤 35~55 cm。

步骤二 婴儿准备

为婴儿测体温并记录，戴眼罩，包裹尿布。男婴使用会阴罩。

步骤三 放入灯箱

将婴儿全身裸露后遵医嘱放入单面或双面光疗箱中，每 2~4 小时更换体位 1 次。打开蓝光灯开关，记录光疗开始时间。

步骤四 光疗完毕

关闭光疗灯及光疗箱电源，摘掉眼罩和会阴罩，包裹好婴儿后出箱。

步骤五 整理记录

（1）倒尽水槽中的残余水。

（2）记录光疗停止时间。

步骤六 评价

【注意事项】

（1）注意患儿的体温及体内水分的平衡：在常温下，光照疗法可能会人为地增加身体水分的蒸发；若体温过高，可以打开灯管治疗器上的风扇装置来散热；必要时通过体重及输入、排出量来评估水分的蒸发，避免发生脱水危及患儿生命；每小时测量体温及箱内温度，如患儿体温超过 37.8 ℃ 或低于 35 ℃ 应停止照射，待体温恢复正常再进行照射，并注意观察患儿精神、反应、呼吸、脉搏变化及黄疸消失程度等。

（2）注意喂食与喂水：必要时可先暂停喂母乳，因母乳中的雌二醇会使患儿胆红素水平居高不下；于两餐中补充水分或 5% 葡萄糖溶液，以弥补水分的丧失及促进糖苷酸化转化酶的活性；喂食时可暂时关闭灯源，去除眼罩，清除眼角分泌物；光疗时因不显性失水增加，饮水量应增加 30%～50%。

（3）观察患儿大便情况：当患儿因为光解作用的产物由肠道排出时，可刺激水分的排泄而解绿色稀便；注意患儿臀部皮肤的清洁护理，保持患儿臀部皮肤干燥、舒爽。

（4）患儿皮肤的护理及观察：保持患儿皮肤清洁，避免涂抹油类护肤品，以免减低光照疗法的效果，同时油类也会增加光热的吸收，使患儿皮肤产生灼红；光照疗法时，患儿皮肤可能会出现小红疹、皮肤烫伤或皮肤呈古铜色；使用蓝光照射较不易观察患儿发绀现象；光照疗法对红细胞有直接溶血作用，故可能造成贫血，须特别注意；光疗前为患儿清洁皮肤，剪短指甲，以防其抓伤皮肤。

（5）维持光疗箱温度在 32～34 ℃。水槽内需加水，并每日更换，以减少感染。

（6）每日都应检查患儿胆红素值，并了解患儿病情变化。

【评估标准】

项目总分	项目内容	考评内容及技术要求	分值	评分细则	得分
准备质量标准（10分）	环境准备	(1)保持环境安静、舒适，关闭门窗，调节室温至 26～28 ℃，湿度为 50%～60%，播放轻柔的音乐	3	不符合要求酌情扣分	
	护士准备	(2)修剪指甲，洗手，穿好衣服、鞋子，戴好口罩、帽子；核对婴儿信息	4	着装不符合要求扣4分	
	用物准备	(3)用物备齐，放置有序	3	不符合要求扣3分	

（续表）

项目总分	项目内容	考评内容及技术要求	分值	评分细则	得分
操作质量标准（70分）	核对婴儿	(1)核对婴儿姓名、床号	5	未做扣5分	
	准备光疗箱	(2)检查光疗箱各项仪表是否正常;相对湿度保持在 50%~60%,冬季温度保持在30 ℃,夏季保持在 28 ℃	10	不符合要求酌情扣分	
	入箱前护理	(3)婴儿裸露,清洁皮肤,剪指甲,戴眼罩,遮盖会阴部,测体温、称体重并记录;记录入箱时间及灯管开启时间	10	不符合要求酌情扣分	
	入箱后护理	(4)单面疗法每2小时翻身1次,每2~4小时测体温1次,观察婴儿精神反应、呼吸、脉搏、皮肤完整性,四肢张力有无变化及黄疸进展程度并记录	10	不符合要求酌情扣分	
	光照护理	(5)照射中勤巡视,婴儿如出现烦躁、嗜睡、高热、皮疹、呕吐、拒乳、腹泻及脱水等症状时,及时与医师联系,妥善处理(口述)	15	未做扣15分	
	出箱后护理	(6)包裹好婴儿,记录出箱时间及灯管使用时间	10	不符合要求酌情扣分	
	整理	(7)将光疗箱放回原处,清洁及消毒备用	10	不符合要求酌情扣分	
全程质量标准（20分）		(1)操作流程完整、规范、熟练	6	一项不符合扣2分	
		(2)动作规范、轻柔,贴近临床	6	一项不符合扣3分	
		(3)婴儿安全保护措施得当,操作过程中与婴儿进行情感交流	8	不符合要求酌情扣分	

实训十一　婴儿心肺复苏

【实训目标】

（1）熟练掌握婴儿心肺复苏的整个过程及注意事项。

（2）掌握婴儿与成人心肺复苏的异同点。

【实训准备】

吸引器械：吸引器和管道、吸管、注射器。

（1）正压人工呼吸器械。新生儿复苏气囊或T-组合复苏器、不同型号的面罩、配有气流表和导管的氧源。

（2）气管内插管器械。带直镜片的喉镜（0号，早产儿使用；1号，足月儿使用）、喉镜的备用灯泡和电池、不同型号的气管导管、金属芯、剪刀、胶布、75%乙醇棉球。

（3）药品。肾上腺素（1∶10 000）、等渗晶体液（生理盐水或乳酸林格液）、10%葡萄糖溶液。

（4）其他。辐射保暖台或其他保暖设备、温暖的毛巾、无菌手套、时钟、听诊器、空氧混合仪、心电监护仪、输液用物。

【实训评估】

（1）评估家长对婴儿心肺复苏的认知情况。

（2）环境和用物准备完好。

（3）熟练掌握操作方法，操作过程中关爱婴儿，动作轻巧、准确、安全。

（4）有效沟通，能向婴儿家长清楚解释操作目的和配合要求。

【实训步骤】

步骤一　准备工作

（1）护士衣帽整齐、洗手。

（2）相关知识。

按压的方法及位置：手的正确位置在胸骨下1/3处（两乳头连线中点下方）。

双指法：用中指和示指或环指指尖，垂直压迫。

拇指法：两拇指可并排放置或重叠，拇指第1节应弯曲，垂直压迫，双手环抱胸廓支撑背部。

压迫深度为前后胸直径的1/3，放松时指尖或拇指不离开胸骨，下压时间应稍短于放松时间。按压节奏为每秒按压3次，呼吸1次，频率为120次/分。

30秒胸外按压后，听心率6秒，心率小于60次/分时，重新开始胸外按压（并使用药物）。若心率大于60次/分，则停止胸外按压，继续人工呼吸。

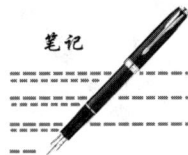

步骤二　心肺复苏

（1）初步复苏（要求在新生儿出生后 15~20 秒内完成）：①保暖，新生儿娩出后立即将其置于预热的开放式抢救台上，设置腹壁温度为 36.5 ℃；②减少散热，用温热干毛巾揩干新生儿头部及全身；摆正体位（仰卧、肩部垫高使颈部稍后仰）。

（2）清理呼吸道。立即吸净新生儿口、咽和鼻腔的黏液，先吸口腔，后吸鼻腔，吸引时间不应超过 10 秒。如羊水混有较多胎粪，应于肩娩出前吸净口腔和鼻腔；肩娩出后、第一次呼吸前，应气管插管吸净气道内的胎粪。

（3）触觉刺激。经上述处理后新生儿仍无呼吸，可拍打其足底 1~2 次，或沿长轴快速摩擦腰背皮肤刺激呼吸。

（4）评价新生儿呼吸、心率、肤色，讲述根据评价需采取的措施。

（5）触觉刺激后如新生儿出现正常呼吸，再评估心率，如心率大于 100 次/分，再评估肤色，如红润或仅手足青紫可先观察。

（6）如新生儿无规律呼吸或心率小于 100 次/分，应立即用复苏气囊进行面罩正压通气。通气频率为 40~60 次/分，吸呼比为 1∶2，压力为 20~30 cm H_2O（2.0~3.0 kPa），以可见胸廓运动和听诊呼吸音正常为宜。

（7）复苏 15~30 秒后，再评估心率，如心率大于 100 次/分，新生儿出现自主呼吸可评估肤色，吸氧或观察。如无规律性呼吸或心率小于 100 次/分，需进行气管插管正压通气。

（8）气管插管指征：需要气管内吸引清除胎粪时；气囊面罩人工呼吸无效或要延长时；经气管注入药物时；特殊复苏情况，如先天性膈疝或超低出生体重儿。

（9）选择合适型号的镜片：1 号，足月儿使用；0 号，早产儿使用。

（10）选择正确的气管导管：①内径 2.5 mm；新生儿体重小于 1000 g，孕周小于 28 周；②内径 3.0 mm；新生儿体重在 1000~2000 g，孕周 28~34 周；③内径 3.5 mm；新生儿体重在 2000~3000 g，孕周 34~38 周；④内径 4.0 mm；新生儿体重大于 3000 g，孕周大于 38 周。

整个心肺复苏操作过程要求在 20 秒内完成，并常规做 1 次气管吸引。

步骤三　维持正常循环

如气管插管正压通气 30 秒后，心率小于 60 次/分或心率在 60~80 次/分不再增加，应同时进行胸外心脏按压。

步骤四　药物治疗

（1）肾上腺素。经胸外心脏按压 30 秒后，新生儿心率仍小于 80 次/分或心率为 0，应立即给予 1∶10 000 肾上腺素 0.1~0.3 ml/kg，静脉推注或气管内注入，5 分钟后可重复 1 次。

（2）扩容剂。给药 30 秒后，如新生儿心率小于 100 次/分，并有血容量不足表现时，给予全血、血浆、5%白蛋白或生理盐水等，剂量为每次 10 ml/kg，于 5~10 分钟以上静脉输注。

（3）碳酸氢钠。经上述处理效果不明显，确定或考虑有代谢性酸中毒时，可给予 5%碳酸氢钠 3~5 ml/kg，加等量 5%葡萄糖液，缓慢静脉推注（5~10 分钟以上）。

（4）多巴胺或多巴酚丁胺。有循环不良者可加用，剂量为 5～20 g/（kg·min），静脉滴注。多巴胺的作用与剂量大小有关。①小剂量（小于 5 μg/min），有扩张周围小血管、降低小血管阻力作用，尤其是对肾血管作用最明显；②中剂量［5～10 μg/（kg·min）］，轻微影响血管肌肉的收缩，增加心搏出量；③大剂量［10～20 μg/（kg·min）］，可使血管收缩，有升压作用。使用时应从小剂量开始，根据新生儿病情逐渐增加剂量，最大剂量不超过 20 μg/（kg·min）。多巴酚丁胺是多巴胺的衍化物，能增强心脏的收缩力，增加心搏出量，但不增快心率，不影响周围血管的扩张和收缩。

（5）纳洛酮（naloxone）。用于新生儿母亲产前 4～6 小时用过吗啡类麻醉或镇痛剂所致新生儿呼吸抑制时，剂量为每次 0.1 mg/kg，经静脉或气管内注入，间隔 0.5～1 小时可重复 1～2 次。

步骤五 复苏后监护与转运

新生儿复苏后仍需监测体温、呼吸、心率、血压、尿量、肤色及窒息引起的多器官损伤。如并发症严重，需转运到新生儿重症监护病房（NICU）治疗，转运中需注意保温、监护生命体征指标和予以必要的治疗。

步骤六 评价

【注意事项】

（1）帮助婴儿仰头，使其口腔-咽喉轴呈直线，防止舌后坠阻塞气道，保持气道通畅。

（2）吹气不宜过猛，时间不宜过长，以免发生急性胃扩张。同时观察模拟人气道是否畅通，婴儿胸腔是否被吹起。

（3）按压部位不宜过低，以免损伤肝、胃等内脏。压力要适宜，过轻不足以推动血液循环；过重会导致胸骨骨折，造成气胸和血胸。

【评估标准】

项目总分	项目内容	考评内容及技术要求	分值	评分细则	得分
准备质量标准（10分）	环境准备	(1)保持环境安静、舒适，关闭门窗，调节室温至26～28℃，湿度为50%～60%，播放轻柔的音乐	3	不符合要求酌情扣分	
	护士准备	(2)修剪指甲、洗手，穿好衣服、鞋子，戴好口罩、帽子；核对新生儿信息	4	着装不符合要求扣4分	
	用物准备	(3)用物备齐,放置有序	3	不符合要求扣3分	
操作质量标准（70分）	评估	(1)呼吸:观察胸廓活动或听呼吸音;心率:心脏听诊;皮肤颜色,血氧饱和度	10	不符合要求酌情扣分	
	请求支援	(2)一旦确定新生儿呼吸、心搏停止,立即呼救,通知医师	10	不符合要求酌情扣分	

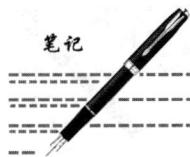

（续表）

项目总分	项目内容	考评内容及技术要求	分值	评分细则	得分
	通畅气道	（3）20秒内完成：保持体温（刚出生时擦干全身）；摆正体位（仰卧、肩部垫高使颈部稍后仰）；必要时清理呼吸道	10	不符合要求酌情扣分	
	建立呼吸	（4）触觉刺激（拍打或弹足底，快速而有力摩擦背部）；如仍无呼吸（或喘息样呼吸）和（或）心率小于100次/分，进行复苏囊人工呼吸30秒；面罩应密闭口、鼻，开始用高膨胀峰压5~8次以扩张肺泡，不能刺激自主呼吸或改善心率，继续通气，频率为20~40次/分，根据抬动胸廓调节压力	10	不符合要求酌情扣分	
	胸外按压，恢复循环	（5）先评估6秒，若新生儿心率大于100次/分，观察自主呼吸。心率在60~100次/分，有增快，仍面罩加压给氧；无增快，气管插管加压给氧；心率小于60次/分，胸外按压：用拇指法或双指法，胸骨按压深度为1.3~2.5 cm（胸廓的1/3~1/2），频率至少100次/分，节奏均匀恒定。若同时进行人工呼吸，单人操作时按压：通气=30:2，双人操作时按压：通气=15:2，按压5个循环，约2分钟	20	不符合要求酌情扣分	
	药物治疗	（6）先评估6秒，若新生儿心率持续小于60次/分，用肾上腺素0.01 mg/kg稀释10倍静脉注射，或肾上腺素0.1 mg/kg气管内给药，5分钟后可以重复使用；若无改善，则继续人工通气、胸外按压，当新生儿心率大于80次/分，停止按压	10	不符合要求酌情扣分	
全程质量标准（20分）		（1）操作流程完整、规范、熟练	6	一项不符合扣2分	
		（2）动作规范、轻柔，贴近临床	6	一项不符合扣3分	
		（3）新生儿安全保护措施得当，操作过程中与新生儿进行情感交流	8	不符合要求酌情扣分	

实训十二　新生儿辐射保暖台的使用方法

【实训目标】

用于新生儿的急救、治疗、护理及保暖。

【实训准备】

供电电源和皮肤温度传感器、保暖台。

【实训评估】

（1）评估家长对辐射保暖台的认知情况。

（2）环境和用物准备完好。

（3）熟练掌握操作方法，操作过程中关爱新生儿，动作轻巧、准确、安全。

（4）沟通有效，能向新生儿家长清楚解释操作目的和配合要求。

【实训步骤】

步骤一　准备工作

护士衣帽整齐、洗手。

步骤二　辐射保暖台操作

（1）锁紧整机脚轮，防止机器工作时移动。

（2）电源线一端从辐射台背面电源输入插孔插入，另一端正确插入 220 V/50 Hz 电源中，接地可靠。

（3）先将肤温传感器插入肤温传感器插座，再将肤温传感器的末端置于婴儿床的中央（新生儿未置于保暖台时）或新生儿皮肤之上，金属面均向下。与床面或新生儿皮肤紧贴并用胶布固定，以不遮盖探头又方便护理为宜。

（4）打开控制仪电源开关，控制仪自动进入预热模式，设置温度窗显示 "--.-"。皮肤温度显示窗显示肤温传感器所测得的实时温度，保暖台在预热模式下运行 30 分钟，床垫表面温度至少能升高 4 ℃。

（5）想改变温度控制模式时，按一下设置键，再按模式键进行温度控制模式的选择，选定后再按一次设置键，即完成温度控制模式的设置。

（6）使用肤温模式时，系统默认的设置温度值是 36 ℃。若要改变设置值时，在设置状态下（设置温度窗的数值闪烁），通过按加键或减键对设置值进行调整。

（7）如需要进行蓝光治疗时，按蓝光治疗要求，为新生儿遮盖好眼睛及会阴部后，打开黄疸治疗装置开关即可。

（8）如在操作时需要灯光照明，打开位于辐射台正前方的照明灯电源开关即可。

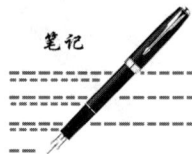

（9）如需要打开床四周的挡板，可用手抓住挡板上缘向上提并向外翻下。

步骤三　使用完毕

先切断电源，再用84消毒液擦拭、清洁挡板及机器表面，更换床单备用。

【注意事项】

（1）仪器必须接地，放置在环境良好的场合使用。

（2）测温探头放在控制区域内，不得遮盖。

（3）手控模式时，皮肤温度显示窗将显示温度传感器所测得的实时温度，加热输出比例是固定的，不受温度传感器所测得的皮肤温度控制。因此，要密切注意新生儿体温的波动，而且操作人员不得离开，以保证新生儿的安全。

（4）在肤温模式下，当皮肤温度传感器测得的温度始终低于设置温度3.5℃以上，约2分钟后设置报警启动。

（5）为了确保新生儿安全，一般情况下推荐使用肤温模式。注意：新生儿处于休克或发热状态时，不能使用此模式。

（6）仪器运行不正常时，不得强行使用，需由专业人员修理。

（7）长时间使用时，应考虑新生儿脱水问题，或婴儿床上方覆盖聚乙烯薄膜。

（8）在手控模式下及挡板翻下时，操作人员不得离开，以免对新生儿造成危害。

（9）需要使用光疗时，新生儿必须戴眼罩及遮好会阴部。

（10）每次使用后，及时清洁仪器及床垫。

（11）为避免有机玻璃挡板出现银丝裂纹，不能使用乙醇或其他有机溶液进行清洁，也不能让其处于紫外线的直接辐照之下。

病例分析

病例一

患儿，女，出生后 5 小时。因体温不升 5 小时入院。患儿系 G_1P_1，胎龄 31 周，自然分娩，出生前有宫内窘迫。出生后无窒息，羊水清亮，脐带脱垂。阿普加（Apgar）评分 1 分钟 7 分，5 分钟 9 分。出生后患儿哭声弱，体温不升，出生后未开奶，未排大小便。体格检查：T 35.0 ℃，R 40 次/分，P 108 次/分，体重 1500 g。早产儿外貌，面色红润，双下肢皮肤触之硬，暗红色，轻微指压痕。头颅无血肿及产瘤，前囟平软，双肺呼吸音粗，未闻及干湿啰音，心音有力。腹软，肝触诊位于肋下 1.5 cm，质软，脐部少许血性分泌物，肠鸣音弱，四肢肌张力低下，拥抱、觅食、握持反射减弱。

【思考题】

（1）该患儿的医疗诊断和诊断依据是什么？

（2）为该患儿提出 2~3 项主要护理诊断。

（3）针对每项护理诊断制定相应的护理措施。

病例二

患儿，男，出生后 3 小时。因面色灰暗 3 小时入院。

患儿系第一胎第一产，孕 40 周。因"胎心过缓，足先露"行臀牵引娩出，出生体重 2600 g，羊水Ⅲ度污染，无脐带绕颈。患儿出生后不哭，全身苍白，呼吸浅表，给予清理呼吸道、吸氧、足底刺激等处理 5 分钟后有哭声，全身软弱，经保暖后皮肤颜色仍灰暗。患儿出生后阿普加（Apgar）评分 1、5、10 分钟分别为 3、6、8 分。经静脉滴注能量合剂、肌内注射维生素 K_1 5 mg 等治疗，效果不佳。患儿出生后未解胎便及初尿，未开奶，反应差，面色灰暗。体格检查：T 35.2 ℃，P 104 次/分，体重 2600 g，身长 50 cm。发育良好，营养中等，嗜睡状，反应差，呻吟，哭声低弱，无尖叫。全身皮肤无黄染，无硬肿，头颅无畸形，前囟 3.0 cm×3.0 cm，稍膨隆，面色灰暗，口唇及口周青紫，颈软。双肺呼吸音粗，未闻及干湿啰音，心音有力，节律齐，未闻及病理性杂音。腹软，膨隆，肝在肋下 1.5 cm，脾肋下未触及。脐带未脱落，无渗出，脐轮不红，肛门及外生殖器无异常，觅食、吸吮、吞咽、握持反射减弱。实验室检查：血常规示 RBC $4.59×10^{12}$/L，Hb 135 g/L，WBC $7.2×10^9$/L，中性粒细胞 64%，淋巴细胞 29%；尿常规正常；血气分析示 pH 7.348，$PaCO_2$ 31.9 mmHg，PaO_2 60 mmHg。

【思考题】

（1）该患儿的医疗诊断和诊断依据是什么？

（2）为该患儿提出 2~3 项主要护理诊断。

（3）针对每项护理诊断制定相应的护理措施。

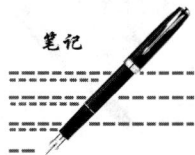

病例三

患儿，女，出生后6天。因吃奶差3天入院。患儿系第一胎第一产，足月顺产，出生后无窒息。阿普加（Apgar）评分1分钟10分，5分钟10分，出生体重3500 g，母乳喂养。出生后第2天，家人见患儿乳腺肿大，用力挤压乳腺后挤出乳白色分泌物。入院前3天开始，患儿吃奶差，活动减少，无发热，大小便正常。体格检查：T 37.4 ℃，R 40次/分，P 108次/分，体重3400 g。足月儿外貌，神志清，头、面、躯干皮肤黄染，呈橘黄色，无出血点，全身散在片状红斑。颈软，双侧乳腺肿胀，表皮暗红，有触痛，无波动感。双肺呼吸音粗，未闻及干湿啰音。心音有力，心律齐。腹软，肝触诊位于肋下1.5 cm，质软，脐带未脱，脐轮不红。脊柱、四肢、肛门、外生殖器无畸形，拥抱、觅食、握持反射存在。实验室检查：血常规示 WBC 25×10^9/L，N 85%，L 15%。尿、便常规（−）；血培养示表皮葡萄球菌。

【思考题】

（1）该患儿的医疗诊断和诊断依据是什么？

（2）为该患儿提出2~3项主要护理诊断。

（3）针对每项护理诊断制定相应的护理措施。

病例四

患儿，男，1岁。因多汗、易惊3个月入院。患儿3个月前出现多汗，睡觉时出汗更明显，常湿透枕巾。逐渐患儿出现易惊，稍有声响即惊醒，并哭闹不止，此症状在夜间更明显。患儿白天玩耍正常，吃奶好，大小便正常。患儿系35周早产儿，人工喂养，至今未添加辅食。体格检查：T 36.2 ℃，R 30次/分，P 108次/分，体重8.5 kg。发育正常，营养中等，神志清楚。全身皮肤黏膜无黄染，未见皮疹及出血点，浅表淋巴结无肿大，方颅，有枕秃，前囟1.5 cm×1.5 cm，平坦，巩膜无黄染，双瞳孔等大、等圆，对光反射灵敏。颈软，鸡胸，肋膈沟，肋缘外翻。心肺（−）。腹软，肝触诊位于肋下1.5 cm，质软，脾未触及。脊柱、四肢无畸形，生理反射存在，病理反射未引出。实验室检查：血、尿、便常规：（−）；ALP 300 U/L；电解质检查示 $[Na^+]$ 135 mmol/L，$[K^+]$ 4.0 mmol/L，$[Ca^{2+}]$ 1.50 mmol/L；尺、桡骨正位 X 线片示临时钙化带消失，干骺端增宽，顶端边缘不整，呈毛刷状、杯口样改变。

【思考题】

（1）该患儿的医疗诊断和诊断依据是什么？

（2）为该患儿提出2~3项主要护理诊断。

（3）针对每项护理诊断制定相应的护理措施。

病例五

患儿，男，11个月。因发热、呕吐、腹泻3天，伴有尿少1天入院。患儿3天前因受凉出现发热、呕吐、腹泻，体温波动在37.5~38.5 ℃。无抽搐，呕吐频繁，呕吐物为胃内容物，非喷射状。大便每日10余次，量多，为蛋花汤样稀便，无脓血。曾口服助消化、止泻药，效果不佳。1天前出现尿少、腹胀急来本院诊治。患儿系第一胎第一产，足月顺产，母乳喂养，6个月添加辅食。体格检查：T 37.2 ℃，R 60次/分，P 140次/分，BP 80/60 mmHg。神志清，烦躁，呼吸快，面色苍白，皮肤干燥、弹性差，前囟、眼窝明显凹陷，哭时泪少，口唇、口腔黏膜干燥。颈软，两肺检查（−），心律齐，心音低钝。腹胀，肝、脾未触及，肠鸣音减弱。四肢肌张力稍低。神经系统检查正常。实验室检查：血常规正常；便常规示大便稀黄，白细胞 1~6 个/HP（高倍镜），脂肪球（++）；血液生化示 CO_2CP 13 mmol/L，[Na^+] 126 mmol/L，[K^+] 3.3 mmol/L，[Ca^{2+}] 2.4 mmol/L；心电图示窦性心律，S-T 段降低，U 波出现。

【思考题】

（1）该患儿的医疗诊断和诊断依据是什么？

（2）为该患儿提出 2~3 项主要护理诊断。

（3）针对每项护理诊断制定相应的护理措施。

病例六

患儿，女，2.5 岁。因发热、咳嗽 3 天，伴有烦躁、喘憋半日入院。患儿 3 日前因受凉开始发热，体温波动于 38.0~39.0 ℃，无抽搐。继之咳嗽，初为单声干咳，后有白色泡沫样痰。食欲缺乏，无呕吐、腹泻。在当地医院诊治（用药不详），效果不佳。入院前半日，患儿出现烦躁、喘憋、呼吸困难，口唇发绀呈进行性加重。体格检查：T 38.0 ℃，R 60 次/分，P 170 次/分。烦躁，喘憋较重，呼吸急促伴呻吟。鼻翼扇动，口唇发绀，咽充血，双侧扁桃体 Ⅰ 度肿大，颌下淋巴结可触及如黄豆大小，活动度好。两肺布满哮鸣音及中细湿啰音。腹胀，肝触诊位于右肋下 3 cm，肝边缘钝，质稍硬，脾未触及。肠鸣音亢进。神经系统正常。实验室检查：血常规示 RBC $4.0×10^{12}$/L，Hb 105 g/L，WBC $13.6×10^9$/L；分类中性粒细胞 75%，淋巴细胞 25%；X 线胸片示双肺散在点片状阴影。

【思考题】

（1）该患儿的医疗诊断和诊断依据是什么？

（2）为该患儿提出 2~3 项主要护理诊断。

（3）针对每项护理诊断制定相应的护理措施。

病例七

患儿，女，10 个月。因面色苍白、精神差、食欲缺乏 3 个月余入院。患儿近 3 个月来面色渐苍白，精神不振，好哭闹，全身软弱，吃奶量逐渐减少。在当地乡镇卫生院曾注射维生素 B_{12}（剂量不详）8 针，服用过复合维生素 B 未见好转，今来就诊。患儿系第一胎第一产，足月顺产，产后哭声有力，反应正常。出生后母乳喂养，未添加辅食。既往曾患肺炎、腹泻，很快治愈。体格检查：T 36.5 ℃，R 27 次/分，P 126 次/分，体重 6.8 kg。营养发育较差，神志清，面色苍白，毛发细黄。浅表淋巴结无明显增大。头、颈无异常，胸廓对称，两肺检查（−），心率较快，律齐，心前区闻及 Ⅰ~Ⅱ 级收缩期杂音，不传导。腹软，肝触诊位于肋下 1 cm，质软。四肢、脊柱正常。神经体征无异常。实验室检查：血常规示 RBC $3×10^{12}$/L，Hb 70 g/L，WBC $8×10^9$/L，中性粒细胞 35%，淋巴细胞 64%，单核细胞 0.01；血涂片见红细胞大小不等，直径偏小，中央淡染色区增大；血清铁测定 8.59 μmol/L。

【思考题】

（1）该患儿的医疗诊断和诊断依据是什么？

（2）为该患儿提出 2~3 项主要护理诊断。

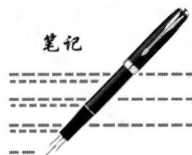

（3）针对每项护理诊断制定相应的护理措施。

病例八

患儿，男，3岁。因间断发热、咳嗽5个月余，伴有气喘、水肿3天入院。患儿5个月来反复低热，体温在 37.3~38.0℃，伴有咳嗽、闷气，于当地医院诊断为"先天性心脏病"，经多次住院治疗后症状好转。3天前患儿因受凉出现发热、咳嗽，平卧后加重，伴有面部、双下肢及足背水肿，无关节红肿、疼痛。患儿发病以来饮食及尿量减少。平时易患感冒，有口周青紫史。体格检查：T 37.6℃，R 40次/分，P 138次/分，BP 100/80 mmHg。发育营养欠佳，精神萎靡，颜面、双下肢及足背明显水肿。口唇轻度发绀，咽部稍充血，颈静脉无明显怒张。呼吸稍快，双肺可闻及少许干啰音，无三凹征出现。心前区轻度隆起，心律齐，胸骨左缘第3、4肋间可闻及Ⅲ~Ⅳ级粗糙的收缩期杂音，传导广泛。腹软，肝触诊位于右肋下3cm，质中等硬。神经系统检查无异常发现。实验室检查：血常规示 RBC $4.0×10^{12}$/L，Hb 120 g/L（12 g/dl），WBC $9.8×10^9$/L，中性粒细胞58%，淋巴细胞42%，红细胞沉降率15 mm/h；心电图示窦性心动过速，左、右心室肥大；X线检查示心影向两侧扩大，肺门血管影增粗、搏动增强。

【思考题】
（1）该患儿的医疗诊断和诊断依据是什么？
（2）为该患儿提出2~3项主要护理诊断。
（3）针对每项护理诊断制定相应的护理措施。

病例九

患儿，女，6岁。因发现心脏杂音6年入院。患儿于6年前查体时发现心脏杂音，4年前逐渐出现剧烈活动后心悸、气短、口唇发青，并喜蹲踞，无腹胀及双下肢水肿。自发病以来患儿精神、食欲尚可，大小便正常。体格检查：T 37.0℃，R 22次/分，P 108次/分，BP 105/75 mmHg，体重18 kg。发育、营养一般，神志清，精神可。头颅无畸形，口唇发绀，咽不红，扁桃体不大，两肺检查（-），心前区稍隆起，心尖搏动处可触及收缩期震颤，心浊音界向左扩大，心律齐，胸骨左缘第3、4肋间可闻及收缩期Ⅲ/6级喷射性杂音，P_2减弱、腹部检查（-），有杵状指。神经系统检查未见异常。实验室检查：血常规示 RBC $4.66×10^{12}$/L，Hb 140 g/L，WBC $7.3×10^9$/L，N 29%，L 61%；胸部正位X线片示肺门血管影缩小，两肺清晰，心影增大，以右心室为主；心电图示心电轴右偏，右心室肥大。

【思考题】
（1）该患儿的医疗诊断和诊断依据是什么？
（2）为该患儿提出2~3项主要护理诊断。
（3）针对每项护理诊断制定相应的护理措施。

病例十

患儿，女，9岁。因颜面水肿10天，尿少4天入院。患儿于1个月前受凉后出现咽痛、发热，诊断为"化脓性扁桃体炎"。静脉滴注抗生素后症状减轻。10天前出现颜面、眼睑水肿，以晨起为重，未予重视。8天前出现尿少，尿色深，呈酱油色。在当地医院就诊查尿常规示白蛋白（++）、红细胞（+++）。患儿发病以来精神、食欲稍差，大小便正常。体格检查：T 36.7 ℃，R 20 次/分，P 80 次/分，BP 150/120 mmHg，体重 26 kg。神志清，精神可。眼睑及颜面水肿，咽红，扁桃体无肿大。双肺呼吸音清，未闻及干湿啰音。心律齐，未闻及杂音。腹部检查（-）。双下肢非凹陷性水肿。神经系统检查未见异常。实验室检查：尿常规示尿液呈酱红色，稍浑浊，白蛋白（++），红细胞（++）。抗"O"检查 4800 U/ml（正常值 0~200 U/ml）；补体 C3 水平降低。

【思考题】

(1) 该患儿的医疗诊断和诊断依据是什么？

(2) 为该患儿提出 2~3 项主要护理诊断。

(3) 针对每项护理诊断制定相应的护理措施。

病例十一

患儿，男，7 岁。因颜面及双下肢水肿 3 周余，加重 4 天入院。患儿于 1 个月前曾患"感冒"，经服用感冒药（剂量不详）后好转。3 周前出现眼睑水肿，以晨起为重，逐渐波及双踝及小腿，尿量可。在当地医院查尿常规示白蛋白（++），按"急性肾炎"给予静脉滴注"头孢哌酮钠"治疗 1 周，水肿逐渐消退。2 周前再次感冒，流清涕，又出现眼睑及双下肢水肿，尿量减少，复查尿常规示白蛋白（+++）。血生化检查：总胆固醇 308 mg/dl，总蛋白 50 g/L，白蛋白 25 g/L，球蛋白 35 g/L；补体 C3、C4 均正常。又按"肾病综合征"予以中药治疗 10 余日，疗效差。4 天前水肿进一步加重，尿量减少。自发病以来患儿精神、食欲欠佳，大小便正常。体格检查：T 36.8 ℃，R 22 次/分，P 85 次/分，BP 97/75 mmHg，体重 28 kg。神志清、精神可。双眼睑水肿，咽红、扁桃体Ⅱ度肿大，无脓性分泌物。双肺听诊呼吸音稍粗，心界不大，心律齐，心音低钝，未闻及杂音。腹部膨隆，肝、脾触诊不满意，肝移动性浊音（+）。阴囊无水肿，双下肢呈凹陷性水肿。神经系统检查未见异常。实验室检查：血常规示 RBC $4.26×10^{12}$/L，Hb 123 g/L，WBC $6.63×10^9$/L，N 36%，L 47%；尿常规示白蛋白（+++），余正常，24 小时尿蛋白 2.6 g/L；血浆白蛋白 20 g/L，血胆固醇大于 5.7 mmol/L。

【思考题】

(1) 该患儿的医疗诊断和诊断依据是什么？

(2) 为该患儿提出 2~3 项主要护理诊断。

(3) 针对每项护理诊断制定相应的护理措施。

病例十二

患儿，男，3 岁。因发热 9 天，伴有吐泻 1 周入院。患儿于 9 日前无明显诱因出现发热，测体温 38.2 ℃，无惊厥，无气喘，使用退热药后体温仍波动于 37.0~39.0 ℃。1 周前呕吐，呈非喷射状为胃内容物。继之出现腹泻为黄绿色稀水便，含黏液，无脓血。在当地医院给予口服"藿香正气水"（具体用量不详）治疗无明显改善。3 天来患儿精神差，时有烦躁，嗜睡，伴有尖叫，吃奶少。体格检查：T 37.0 ℃，R 36 次/分，P 120 次/分，体重 13 kg。发育正常，营养中等，神志清，精神差。口唇红，咽充血，扁桃体不大，颈稍抵抗。三凹征（-），双肺呼吸音粗，心脏检查（-），腹软，肝触诊位于肋下 2 cm。神经系统检查巴氏征（+）、克氏征（+）、布氏征（+）。实验室检查：血常规示 RBC $4.23×10^{12}$/L，Hb 113 g/L，WBC $19.7×10^9$/L，L 27%，N 67%；尿、便常规正常；脑脊液常规检查可见细胞数 $62.8×10^6$/L，白细胞数 $2.8×10^6$/L，淋巴细胞 0.30，中性粒细胞

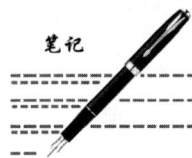

0.70；生化检查示蛋白 0.474 g/L，氯化物 117.2 mol/L，糖 2.10 mol/L；脑脊液培养示肺炎双球菌。

【思考题】

（1）该患儿的医疗诊断和诊断依据是什么？

（2）为该患儿提出 2~3 项主要护理诊断。

（3）针对每项护理诊断制定相应的护理措施。

病例十三

患儿，男，2 岁。因发热 6 天，皮疹 2 天入院。3 周前患儿姐姐患麻疹，6 天前患儿开始发热，体温持续在 38.0~39.0 ℃，伴有流涕、流泪。当地医院诊断为上呼吸道感染，给予静脉滴注"吉他霉素"治疗，效果不佳。2 天前患儿头面部出现鲜红色皮疹，逐渐蔓延至全身，不痒。患儿精神较差，轻微咳嗽，无痰。患儿自发病后食欲缺乏，大小便正常。体格检查：T 39.0 ℃，R 36 次/分，P 120 次/分，体重 11.5 kg。发育正常，营养中等，神志清，精神差，易激惹。全身皮肤呈弥漫鲜红色斑丘疹，稍高出皮肤表面，压之褪色，疹间皮肤正常，双眼结膜充血。口唇红，口腔黏膜、咽部充血。三凹征（−），双肺呼吸音粗，心脏检查（−），腹软，肝触诊位于肋下 2 cm。神经系统检查未见异常。实验室检查：血常规示 RBC 4.23×10^{12}/L，Hb 113 g/L，WBC 11.7×10^{9}/L，N 32%，L 65%；尿、便常规正常；胸部正位 X 线片示双肺纹理增粗；麻疹病毒 IgM（+）。

【思考题】

（1）该患儿的医疗诊断和诊断依据是什么？

（2）为该患儿提出 2~3 项主要护理诊断。

（3）针对每项护理诊断制定相应的护理措施。

第五篇　急危重症护理学实训指导

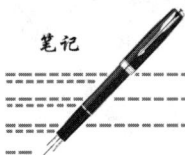

实训一　止血、包扎、固定、搬运

【实训目标】

学会并掌握四大操作的正确方法。

（1）止血。掌握指压法中各指压点相应的止血部位、操作方法，和扎止血带的方法及注意事项。

（2）包扎。固定敷料以防止脱落，避免创口再次污染；加压包扎可止血。

（3）固定。限制伤者活动，减轻疼痛，避免再次损伤；防止休克，便于搬运。

（4）搬运。及时、迅速、安全地将伤员搬至安全地带，防止再次受伤。

【适应证和禁忌证】

1. 适应证

（1）止血。凡是出血的伤口都需要止血。根据损伤血管不同，外伤出血大致可分为以下几种。

1）动脉出血。伤口喷射状、搏动性向外涌出鲜红色血液。

2）静脉出血。伤口向外溢出暗红色血液。

3）毛细血管出血。伤口向外渗出鲜红色血液。

（2）包扎。体表各部位的伤口。

（3）固定。所有的四肢骨折、脊柱骨折等。

（4）搬运。

1）交通意外事故现场人多，不利于急救，必须马上把伤者转移到安全的地方进行处理。

2）火灾和煤气中毒现场温度高或温度低，对伤者影响较大，易使病情恶化，也必须马上转运到能进行急救处理的地方。

2. 禁忌证　包扎禁忌证有厌氧菌感染、犬咬伤、需暴露的伤口。

【实训准备】

止血带、绷带、三角巾、夹板。

【实训步骤】

步骤一　评估患者

了解患者伤情。

步骤二　自身准备

操作者仪表、技术知识的综合准备。

步骤三　用物准备

急救包、无菌敷料、绷带、止血带、沙袋、夹板、木板、担架等。

步骤四　止血

（1）将无菌敷料、纱布绷带、止血带、夹板、木板、担架、沙袋等用物携至伤者身旁。

（2）先用手指压住出血伤口肢体近端的主要血管，将敷料压迫于伤口上，再用纱布绷带加压包扎即可达到止血目的。

（3）若仍不能止血，用止血带在伤者肢体伤口的近心端结扎止血，止血带下放两层敷料衬垫，松紧以能止住出血为度。

步骤五　固定

（1）伤者骨折若有明显畸形，可先适当牵引使患肢畸形部分矫正。

（2）将患肢与夹板用纱布绷带固定在一起，固定范围应包括骨折处的上、下两关节在内。

（3）若无夹板，可就地取材用木板、木棍、树枝等；若无任何材料可利用时，上肢骨折可将患肢固定于胸部，下肢骨折可将患肢与对侧健肢捆绑固定。

步骤六　搬运

（1）将木板或担架放在伤者一侧。

（2）将伤者双上肢伸直并放于身旁，同时使伤者双下肢伸直。

（3）由4人搬运：甲在伤者头前双手托住其下颌，沿纵轴方向略加牵引；乙、丙、丁站于患者同一侧；乙一手托起伤者颈、肩部，一手托起胸部；丙一手托起腰部，一手托起臀部；丁一手托起膝部，一手托起小腿处，并使伤者头颈部随躯干一同缓慢搬移至木板或担架上。

（4）置伤者于仰卧位，在其颈下垫一薄枕或衣物，以保持头颈中立位，并用沙袋放在伤者颈部两侧加以固定。

步骤七　转运

护送伤者迅速前往医院。

步骤八　健康教育

（1）告知伤者止血、固定、搬运的重要性。

（2）使用止血带止血时，不能自行松解止血带，如有肢体麻木及其他不适及时报告医务人员。

（3）搬运过程中，不可扭曲伤者躯体及摇动头颈部。

（4）嘱伤者不要紧张。

步骤九　评价

（1）护士动作迅速、操作熟练，止血、固定、搬运方法正确。未出现因操作不当引

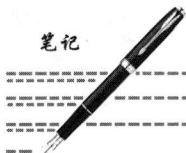

起的并发症如损伤血管、神经，以及固定、搬运不当加重脊髓损伤等。

（2）嘱清醒伤者主动配合。

（3）有效沟通，缓解伤者的紧张、恐惧情绪。

【注意事项】

1. 止血

（1）止血带应扎在伤口的近心端。上臂扎止血带时，不可扎在中 1/3 处，以防损伤桡神经；前臂和小腿不适于扎止血带。

（2）压力适当，以远端动脉搏动消失为准。

（3）止血带下加衬垫。

（4）扎止血带后应有明显标记，记录时间并观察。

（5）一般应每 30 分钟放松止血带 1 次，每次 2~3 分钟。扎止血带最长时间不应超过 4 小时。

（6）松解止血带前应补充血容量，准备止血器械以防休克。

2. 包扎

（1）包扎伤口时，先简单清创并盖上消毒纱布，再用绷带等。操作小心谨慎，不要触及伤口，避免加重伤者疼痛或导致出血及污染。

（2）包扎时松紧要适宜，过紧会影响局部血液循环，过松易致敷料脱落或移动。使用胸腹带时，要注意伤者呼吸活动度、呼吸音、触觉语颤等，鼓励伤者做深呼吸及咳嗽。保持敷料清洁，及时更换。

（3）包扎时要使伤者保持舒适位置。皮肤皱褶处如腋下、乳下、腹股沟等，应用棉垫或纱布衬隔，骨隆突处也用棉垫保护。需要抬高肢体时，应给予适当的扶托物。包扎的肢体必须保持功能位置。

（4）根据包扎部位，选用宽度适宜的绷带和大小合适的三角巾等。

（5）包扎方向自下而上、由左向右，从远心端向近心端包扎，以助于静脉血液的回流。绷带固定时打结处应放在肢体的外侧面，忌在伤口上、骨隆突处或易于受压的部位打结。

（6）解除绷带时，先解开固定结或取下胶布，然后以两手互相传递松解。紧急情况下或绷带已被伤口分泌物浸透干涸时，可用剪刀剪开。

3. 固定　口诀：止血包扎再固定，开放骨端不回送，骨折两端各一道，上下关节要包牢，骨突部位要加垫，功能位置要放好，固定松紧要适度，避免不必要搬动。

4. 搬运

（1）搬运过程中，动作要轻巧、敏捷、步调一致，避免震动，以减少伤者的痛苦。

（2）根据不同的伤情和环境采取不同的搬运方法，避免再次损伤和因搬运不当造成的意外伤害。

（3）搬运过程中，应注意观察伤者的伤势与病情变化。

【评估标准】

规定时间：6分钟

项目		要求	学生自评			学生互评			教师测评		
			优	良	差	优	良	差	优	良	差
止血	目标	掌握指压法中各指压点相应的止血部位、操作方法；扎止血带的方法及注意事项									
	指压止血法	颞动脉指压点									
		面动脉指压点									
		颈动脉指压点									
		枕动脉指压点									
		锁骨下动脉指压点									
		肱动脉指压点									
		桡动脉和尺动脉指压点									
		股动脉指压点									
		胫前动脉和胫后动脉指压点									
	橡皮带止血法	抬高患肢，将衬垫置于恰当部位									
		展开左手手掌，用左手拇指、示指持止血带一端15~20 cm处，头端朝向小指，手背放在衬垫上									
		将止血带长的尾端绕肢体一圈，压住头端段									
		再绕一圈，并用左手示指、中指夹住止血带下拉引出小圈，系成活结									
包扎	目的	固定敷料以防止脱落，避免创口再次污染；加压包扎可制止出血									
	卷轴绷带基本包扎法	环形包扎法									
		蛇形包扎法(斜绷法)									
		螺旋形包扎法									
		螺旋反折包扎法(折转法)									
		"8"字形包扎法									
		回返包扎法									

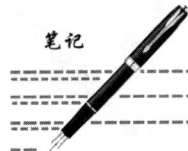

项目		要求	学生自评			学生互评			教师测评		
			优	良	差	优	良	差	优	良	差
包扎	三角巾包扎法	头顶部包扎法									
		燕尾巾包扎单肩									
		三角巾包扎胸部									
		三角巾包扎腹部									
		三角巾包扎上肢									
		三角巾包扎手部									
		三角巾包扎小腿和足部									
固定	目的	限制活动,减轻疼痛,避免再损伤,防止休克,便于搬运									
	骨折固定	锁骨骨折									
		前臂骨折									
		大腿骨折									
		小腿骨折									
搬运	原则	及时、迅速、安全地将伤者搬至安全地带,防止再次受伤									
	单人搬运	扶持法									
		抱持法									
		背负法									
	双人搬运	椅托式									
		拉车式									
	特殊伤者的搬运方法										
注意事项	止血注意事项: (1)扎止血带应下加衬垫,扎在伤口的近心端。上臂扎止血带时,不可扎在中 1/3 处,以防损伤神经。前臂和小腿不适合扎止血带。压力适当,以远端动脉搏动消失为准 (2)扎止血带后应有明显标记,记录时间并观察 (3)一般应每 30 分钟放松 1 次,每次 2~3 分钟,扎止血带最长时间不应超过 4 小时 (4)松解止血带前应补充血容量,准备止血器械以防休克 固定注意事项口诀:止血包扎再固定,开放骨端不回送,骨折两端各一道,上下关节要包牢,骨突部位要加垫,功能位置要放好,固定松紧要适度,避免不必要搬动										

实训二　呼吸道异物梗阻的急救

【实训目标】

学会并掌握呼吸道异物梗阻急救的正确方法，当遇到呼吸道异物梗阻的患者时能尽快排除异物，保持呼吸道通畅。

【实训准备】

呼吸道异物梗阻模型。

【实训步骤】

步骤一　简单询问患者病史

初步确定异物的种类、大小及发生呼吸道阻塞的时间等。

步骤二　体格检查

主要检查患者的意识状态、面色及口唇颜色等，初步确定患者的病情。

步骤三　估计阻塞的种类

通过观察患者是否有呼吸、咳嗽、说话，以及气体交换是否充足等，来评估呼吸道是否完全阻塞。

步骤四　急救处理

在做出初步判断和估计病情程度后，应立即采取下列措施。①如患者尚能发声、说话、呼吸或咳嗽，说明仅为呼吸道部分阻塞，气体交换尚充足。此时应鼓励患者尽力呼吸和自行咳嗽，部分患者可咳出异物。②如确认患者已发生部分呼吸道阻塞或完全性呼吸道阻塞、通气不良时，则迅速采用拍背法拍击6~8次，再给予6~8次手拳冲击，可反复交替使用几次，直至呼吸道阻塞解除。③如果患者意识不清，应立即置患者于仰卧位，用仰头抬颏法打开呼吸道。随即给予6~8次手拳冲击，同时用手指清除异物。若清除异物成功，患者呼吸道畅通，可进行人工呼吸，待患者自主呼吸恢复后再进行转送；如失败，则重复手拳冲击及人工呼吸，直至异物排出。

鉴于本病发生突然，病情复杂，在特殊情况下，可灵活运用各种方法和程序。

【注意事项】

（1）在应用Heimlich（海姆立克）冲击手法时应注意以下要点：①用力的方向和位置一定要正确，否则有可能造成肝、脾损伤和剑突骨折；②饱食后的患者可能出现胃内容物反流，应及时清除口腔内异物，保持口腔清洁；③施行手法时突然用力才有效。

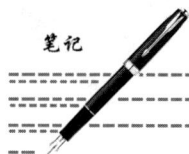

（2）使用背部叩击法时体位最重要，否则有可能使异物滑入更深的气管中。

（3）在抢救过程中，需注意患者的呼吸、心搏及神志变化，一旦发现呼吸、心搏停止立即采取心肺复苏术（CPR）。

【评估标准】

规定时间：6分钟

项目	考核内容	分值	学生自评		学生互评		教师测评	
			扣分	说明	扣分	说明	扣分	说明
目的	尽快排除呼吸道异物梗阻患者呼吸道内的异物,保持呼吸道通畅	5						
操作步骤	评估患者:轻度气道梗阻,会咳嗽及发声;严重梗阻,咳嗽微弱无力、呼吸困难;不能说话、不能呼吸(少1点扣2分)	10						
	梗阻较轻:鼓励患者缓缓吸气,用力向外咳嗽	3						
	梗阻严重,但患者意识清楚可按以下3种方法重复操作,直至异物排出或患者意识丧失	3						
	(1)自救Heimlich手法:一手握成空心拳,拳头的拇指侧置于腹部正中线脐上两横指和剑突下处,另一只手握住此拳,两手同时快速向内向上冲击患者腹部	10						
	(2)互救立位Heimlich手法:救护者一只手握成空心拳,拳头的拇指侧置于腹部正中线脐上两横指和剑突下处,另一只手握住此拳,两手同时快速向内向上冲击患者腹部	10						
	(3)互救立位胸部冲击法:用于妊娠后期或显著肥胖的患者。救护者站在患者背后,双臂环绕至患者腋下,嘱患者低头张口,救护者一只手握成空心拳,拳头的拇指侧置于胸骨中部,快速向后冲击患者腹部	10						
	婴儿:先用手弹婴儿足部观察有无反应,对有反应的婴儿进行背部叩击15次(两肩胛骨连线中点),如异物未排出,就转为胸部冲击5次(婴儿胸骨上两乳头连线下一横指处),重复以上步骤直至异物排出。采用舌-下颌抬举法、指掏除法清除后小心取出	13						
	对于意识不清患者,按以下程序进行抢救	2						
	(1)放置患者于仰卧位 (2)检查患者口腔,如有异物采用舌-下颌抬举法和手指掏除法清除异物 (3)开放气道,人工呼吸。如果患者胸廓不能起伏,甚至重新开放气道进行人工呼吸,患者胸廓仍不能起伏,采用仰卧位Heimlich腹部冲击法连续进行5次;妊娠后期或显著肥胖的患者,则使用仰卧位胸部冲击法(婴儿采用背部叩击5次和胸部冲击5次) (4)重复(2)、(3)步骤,直至异物排出,患者胸廓随通气起伏	19						
	总体印象:操作连贯、熟练、有效	5						

项目	考核内容	分值	学生自评		学生互评		教师测评	
			扣分	说明	扣分	说明	扣分	说明
注意事项	（1）应用 Heimlich 冲击手法时应注意以下要点：①用力的方向和位置一定要正确，否则有可能造成肝、脾损伤和剑突骨折；②饱食后的患者可能出现胃内容物反流，应及时清除口腔内异物，保持口腔清洁；③施行手法时突然用力才有效 （2）使用背部叩击法时体位最重要，否则有可能使异物滑入更深的气管中 （3）在抢救过程中，需注意患者的呼吸、心搏及神志变化，一旦发现呼吸、心搏停止立即采取 CPR	10						

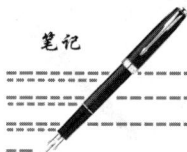

实训三 心肺复苏术

【实训目标】

学会并掌握心肺复苏术的正确方法，当遇到心搏骤停的患者时能尽快建立和恢复患者的循环、呼吸，向心、脑及其他全身重要器官供氧，保护患者的中枢神经系统。

【实训准备】

心肺复苏模型、纱布 2 块、手电筒 1 把、血压计 1 台。

【实训步骤】

步骤一 评估患者意识

轻拍患者双肩，在其双耳边呼唤（禁止摇动患者头部，防止损伤颈椎）。如果患者清醒（对呼唤、疼痛刺激有反应），要继续观察；如果没有反应，则为昏迷，应进行下一个流程。

步骤二 求救

高声呼救："快来人啊，有人晕倒了。"接着拨打 120 求救，并立即进行心肺复苏术（CPR）。注意保持冷静，待 120 调度人员询问清楚后再挂断电话。

步骤三 检查及通畅呼吸道

取出患者口内异物，清除分泌物。用一手下压患者前额使其头部尽量后仰，同时另一手将其下颏向上方抬起。注意不要压到患者喉部及颌下软组织。

步骤四 人工呼吸

判断是否有呼吸：一看二听三感觉（维持呼吸道打开的姿势，将耳部放在患者口鼻处）。一看：患者胸部有无起伏；二听：有无呼吸声音；三感觉：用脸颊接近患者口鼻，感觉有无呼出气流。如果无呼吸，应立即给予人工呼吸 2 次。保持压额抬颏手法，用压住额头的手以拇指、示指捏住患者鼻孔，张口罩紧患者口唇吹气，同时用眼角注视患者的胸廓，以胸廓膨起为有效。待患者胸廓下降后，再吹第 2 口气。

步骤五 胸外心脏按压

心脏按压部位为胸骨下半部，胸部正中央，两乳头连线中点。方法：操作者双肩前倾在患者胸部正上方，腰部挺直。以臀部为轴，用整个上半身的重量垂直下压。双手掌根重叠，手指互扣翘起，以掌根按压。手臂要挺直，胳膊肘不能打弯。一般来说，心脏按压与人工呼吸的比例为 30：2。

【注意事项】

（1）按压期间应密切观察患者病情变化，评价复苏效果，5组循环后评估患者脉搏、呼吸。

（2）吹/呼时长比例为1：2，每次吹气时间应持续1秒以上。如建立气管内插管等人工气道给予呼吸时，不需停止胸外按压。呼吸频率成人为10~12次/分，婴儿和儿童为12~20次/分。

（3）按压频率为100次/分，按压/放松比例为1：1，按压与通气比例30：2。

【评估标准】

规定时间：6分钟

项目总分	考核内容及标准		分值	扣分	得分
职业素质要求（6分）	(1)报告选手参赛号码及比赛项目,语言流畅,态度认真,表情严肃		2		
	(2)仪表大方,举止端庄,轻盈矫健		1		
	(3)服装鞋帽整洁,着装符合要求,发不过肩		1		
	(4)物品备齐,放置有序,消毒双手(七步洗手法)		2		
评估患者（8分）	举手示意,计时开始 (1)判断意识:轻轻拍打、轻摇患者肩部,并大声呼唤患者		2		
	(2)判断呼吸:患者无呼吸或仅仅是喘息(口述)		2		
	(3)触摸大动脉搏动:观察患者有无大动脉搏动(口述),10秒内完成		2		
	(4)紧急呼救:立即呼叫他人协助,通知医师和护士(口述)		2		
操作步骤（78分）	复苏准备（6分）	(1)立即将患者去枕平卧于硬板床或地上,头、颈、躯干部在同一轴线上	2		
		(2)患者双手放于身体两侧,无扭曲(口述)	2		
		(3)抢救者站在患者右侧肩、腰部一端	1		
		(4)解开患者衣领腰带,暴露患者胸、腹部	1		
	胸外心脏按压（36分）	(1)按压部位:胸骨中下1/3交界处	10		
		(2)按压方法:两手掌根部重叠,手指翘起不接触胸壁,上半身前倾,双肩位于双手的正上方,两臂伸直,垂直向下用力	10		
		(3)按压幅度:胸骨下陷至少5 cm(口述),用力要均匀	5		
		(4)按压频率大于100次/分(口述),连续按压30次	10		
		(5)按压与吹气比例为30：2(口述)	1		

(续表)

项目总分		考核内容及标准	分值	扣分	得分
操作步骤 (78分)	开放气道 (10分)	(1)检查患者口腔,头偏向一侧,清除口腔异物,取出活动性义齿(口述)	3		
		(2)判断患者颈部有无损伤,颈部无外伤者采用仰头举颏法,颈部有外伤者采用双手托下颌法(口述)	2		
		(3)采用仰头举颏法打开患者气道	5		
	人工呼吸 (14分)	(1)捏紧患者鼻孔,吸一口气,双唇紧贴并包绕患者口部吹气	2		
		(2)连续吹气2次,每次不少于1秒,直至患者胸廓上抬	5		
		(3)一次吹气完毕后,观察患者胸廓有无向下塌陷后,紧接着做第2次吹气	5		
		(4)频率为10~12次/分(口述)	2		
	复苏效果 (6分)	连续操作5个循环后判断患者复苏效果(口述)	2		
		(1)颈动脉恢复搏动,收缩压大于60 mmHg	1		
		(2)自主呼吸恢复	1		
		(3)瞳孔缩小,有对光反射	1		
		(4)面色、口唇、甲床和皮肤色泽转红	1		
	操作后处理 (6分)	(1)患者置复苏体位,穿好衣裤,盖好被子,继续生命支持(口述)	4		
		(2)整理用物,消毒双手(七步洗手法),记录(举手示意,报告操作完毕,计时结束)	2		
综合评价 (8分)		(1)态度严谨,程序正确,动作规范,操作熟练	2		
		(2)按压有效	2		
		(3)全程做5组循环	2		
		(4)操作中动作不粗暴,抢救中患者无损伤,注意关怀、体贴患者	2		
总分			100		

实训四 除颤

【实训目标】

学会并掌握除颤的正确方法,通过释放高能量短时限的脉冲电流,使心脏的全部心肌纤维同时除极,中断一切折返通道,以消除异位心律,重建窦性心律。

【适应证】

除颤的适应证主要是心室颤动、心室扑动、无脉性室性心动过速者。

【实训准备】

模型、除颤仪、电极贴、导程线、导电膏。

【实训步骤】

步骤一 物品准备

除颤仪 1 台,导电糊 1 支或 4~6 层生理盐水纱布若干,简易呼吸器 1 台,吸氧、吸痰用物、急救药品等抢救物品。

步骤二 患者准备

立即将患者去枕平卧于硬板床上,检查并除去患者身上的金属及导电物质,松开衣扣,暴露胸部。了解患者有无安装心脏起搏器。

步骤三 操作步骤

(1)确定心电情况。监测、分析患者心律,确认心室颤动;有心室扑动或无脉性室性心动过速时,需要进行电除颤。

(2)开启除颤仪。连接除颤仪的电源线,打开电源开关,机器设置默认"非同步"状态。

(3)准备电极板。将导电糊涂于电极板上,不可涂到手柄上,或用 4~6 层生理盐水纱布包裹电极板。

(4)正确放置电极板。①前-侧位。1 个电极板放在患者胸骨右缘锁骨下或第 2~3 肋间(心底部),另 1 个电极板放在患者左乳头外下方或左腋前线内第 5 肋间(心尖部)。此法迅速、便利,适用于紧急情况。②前-后位。1 个电极板放在患者左侧心前区标准位置,而另 1 个电极板放在患者左/右背部肩胛下区。无论采用何种方式,应当能够使电极板的最大电流通过心肌,且需用较少电能,以减少潜在的并发症。

(5)选择能量(select energy)。根据不同除颤仪选择合适的能量,双向波除颤仪为 120~200 J(或参照厂商推荐的电能量),单向波除颤仪为 360 J。儿童为每千克体重 2 J,

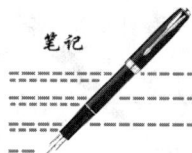

第2次可增加至每千克体重4 J。

（6）充电（charge）。按下"充电"按钮，将除颤仪充电至所选择的能量。

（7）放电（shock）。放电前应注意查看电极板是否与皮肤接触良好，放电时电极板应紧贴皮肤并施以一定压力，但不要因为判断皮肤接触情况而影响快速除颤。放电前再次确认心电示波需要除颤，周围无任何人接触患者，喊口令："我离开，你离开，大家都离开"，然后按压"放电"按钮进行电击。注意电极板不要立即离开患者胸壁，应稍停留片刻。

（8）立即胸外按压。除颤后，大多数患者会出现数秒的非灌流心律，需立即给予5组循环（大约2分钟）的高质量胸外心脏按压，以增加组织灌流，再观察除颤后心律，需要时再次给予除颤。

（9）除颤后处理：擦干患者胸壁皮肤，关闭除颤仪，清洁除颤电极板。留存并标记除颤时自动描记的心电图纸。

【注意事项】

（1）除颤前应详细检查器械和设备，做好一切抢救准备。

（2）正确选定电击位置，如已充电需匀开导电膏时，应将涂有导电膏的电极板放在患者的胸壁上匀开，不能将电极板表面互相摩擦进行匀开，以免发生危险。

（3）电击时任何人不得接触患者及病床，以免触电。

（4）避免电极板开路放电，以免发生危险。如必须解除已充电的除颤仪，应进行机内放电。

（5）除颤后应观察患者心电活动，如无效应立即进行CPR，每5组循环后如患者未恢复，则再行除颤1次。

【评估标准】

规定时间：6分钟

项目	要求	分值	学生自评		学生互评		教师测评	
			扣分	说明	扣分	说明	扣分	说明
目的	通过释放高能量短时限的脉冲电流,使心脏的全部心肌纤维同时除极,中断一切折返通道,以消除异位心律,重建窦性心律	10						
操作步骤	将患者置于仰卧位,除去患者身上携带的金属物,并暴露胸部	6						
	接通电源,并连接好监护导联	6						
	将按钮置于监控(Monitoron)开启	4						
	选择导联、调节振幅大小	4						
	选择非同步/同步(sync)	5						
	手持电极板,涂导电膏并匀开导电膏或用4~6层生理盐水纱布包裹电极板	5						
	选择能量:单向波为360 J,双向波为150 J	10						

项目	要求	分值	学生自评		学生互评		教师测评	
			扣分	说明	扣分	说明	扣分	说明
	充电（charge）	5						
	放置电极板：两电极板分别放在患者胸骨右缘第2肋间（锁骨下方），心尖部外侧偏腋前线	10						
	操作者使自己的身体离开床缘，嘱其他人离开患者床边，两臂伸直固定电极板，加压显示接触良好后，双手同时按下放电按钮	5						
	放电后观察患者的心电波	5						
	回复处理：控制器转到停止（off）。清洁电极板、控制器与电缆，将仪器送回原处，并检查记录纸、导电膏等是否足够，充足蓄电池，以便下次使用	5						
	总体印象：操作连贯、熟练、有效	10						
注意事项	（1）除颤前应详细检查器械和设备，做好一切抢救准备 （2）正确选定电击位置 （3）确定周围人员未接触患者及病床，以免触电 （4）避免电极板开路放电，以免发生危险。如必须解除已充电的除颤仪，应进行机内放电 （5）除颤后应观察患者的心电活动，如无恢复应立即进行CPR，5组按压循环后如仍未恢复，可再次除颤。一般1次做5组按压循环	10						

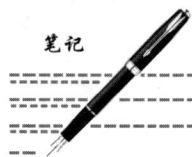

实训五 球囊-面罩通气

【实训目标】

学会并掌握球囊-面罩通气的正确方法，为各种原因需要紧急行手控通气的患者进行有效的人工通气。

【适应证和禁忌证】

1. 适应证 主要用于途中、现场或临时替代呼吸机的人工通气。
2. 禁忌证
(1) 中度以上活动性咯血。
(2) 颌面部外伤或严重骨折。
(3) 大量胸腔积液。

【实训准备】

简易呼吸囊、面罩、模型、氧气装置。

【实训步骤】

步骤一 物品准备

选择合适的面罩，以便得到最佳使用效果。外接氧气，应调节氧流量至氧气储气袋充满氧气（氧流量为 10~15 L/min）。

步骤二 患者准备

取仰卧位，去枕，头向后仰。

步骤三 操作方法

开放气道，清除患者口腔中的活动性义齿与咽喉部任何可见的异物，松解患者衣领。操作方法分为单人操作法和双人操作法。

(1) 单人操作法（EC 手法）。操作者位于患者头部的后方，将患者头部向后仰，并托牢下颌使其保持气道通畅。将面罩扣在患者口鼻处，一手拇指和示指呈"C"形按压面罩，中指和环指放在患者下颌下缘，小指放在下颌角后面，呈"E"形，保持面罩适度密封。用另一只手均匀地挤压球囊，送气时间持续 1 秒以上，将气体送入患者肺中，待球囊重新膨胀后再开始下一次挤压，保持适宜的吸气/呼气时间。若行气管插管或气管切开患者可使用简易呼吸器，先将痰液吸净后再应用面罩通气。

(2) 双人操作法。由一人固定或按压面罩（方法是操作者分别将双手的拇指和示指放在面罩的主体，中指和环指放在患者下颌下缘，小指放在下颌角后面。将患者下颌向前拉，伸展头部，通畅气道，保持面罩适度密封），再由另一人挤压球囊。

【注意事项】

（1）应用前应检查球囊及各接头，确认无漏气，呼吸活瓣无异常。

（2）面罩应罩紧患者口鼻，以防漏气。

（3）潮气量：按无氧源 10 ml/kg、吸氧 6~7 ml/kg 计算，1 L 的球囊挤压 1/2~2/3，1.6 L 的球囊单手挤压近 1/2（约 650 ml），2 L 的球囊挤压 1/3。

（4）如患者有微弱呼吸，应尽量在吸气时挤压球囊。

（5）连续 2 次通气不见胸部起伏，提示可能有异物梗阻，应按异物梗阻处理。

（6）观察及评估患者通气效果，包括胸腹运动、皮肤颜色、听诊呼吸音、生命体征、SaO_2 读数等。

（7）操作后应观察患者胃部嗳气情况，必要时插入胃管。

【评估标准】

规定时间：6 分钟

项目	要求	分值	学生自评		学生互评		教师测评	
			扣分	说明	扣分	说明	扣分	说明
目的	各种原因需要紧急行手控通气的患者	10						
操作步骤	评估患者有无无效或低效呼吸、呼吸暂停及心动过缓、发绀，并通知医师	10						
	检查面罩、球囊及各接头，确认无漏气、呼吸活瓣无异常；连接面罩、球囊，有条件时可接氧气，并调节流量使储气袋充盈(氧流量大于 10 L/min)	10						
	开放气道，必要时给予气管插管/建立人工气道	10						
	用面罩罩住患者口鼻，按紧不漏气	10						
	用均匀的压力挤压球囊，待球囊重新膨起后开始下一次挤压。潮气量：按无氧源 10 ml/kg、吸氧 6~7 ml/kg 计算，1 L 球囊挤压 1/2~2/3，1.6 L 球囊单手挤压近 1/2(约 650 ml)，2 L 球囊挤压 1/3；频率：成人为 10~12 次/分，婴儿和儿童为 12~20 次/分	20						
	观察及评估患者通气效果，胸部起伏说明通气有效	10						
	总体印象：操作连贯、熟练、有效	10						
注意事项	(1)面罩应罩紧患者口鼻，以防漏气 (2)如患者有微弱呼吸，应尽量在吸气时挤压球囊 (3)连续 2 次通气不见胸部起伏，提示可能有异物梗阻，应按异物梗阻处理 (4)观察及评估患者通气效果，包括胸腹运动、皮肤颜色、听诊呼吸音、生命体征、SaO_2 读数等 (5)操作后应观察患者胃部嗳气情况，必要时插入胃管	10						

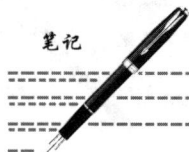

实训六　气管插管

【实训目标】

学会并掌握气管插管的正确方法，以纠正患者的缺氧状态，改善通气功能，有效清除气道内分泌物。

【适应证和禁忌证】

1. 适应证

(1) 呼吸、心搏骤停行心肺脑复苏者。

(2) 呼吸功能衰竭需行有创机械通气者。

(3) 呼吸道分泌物不能自行咳出而需直接清除或吸出气管内痰液者。

(4) 误吸患者插管吸引，必要时行肺泡冲洗术。

2. 禁忌证

气管插管没有绝对的禁忌证，当患者有下列情况时应慎重考虑操作。

(1) 喉头水肿或黏膜下血肿、急性喉炎、插管创伤引起的严重出血等。

(2) 颈椎骨折或脱位。

(3) 肿瘤压迫或侵犯气管壁，插管可导致肿瘤破裂者。

(4) 面部骨折。

(5) 会厌炎。

【实训准备】

喉镜、气管插管导管（根据患者体形选择）、气管插管导丝、牙垫、开口器、10 ml注射器、胶布、吸引器、简易呼吸器、吸氧设备及相关麻醉药品、听诊器。

【实训步骤】

步骤一　物品准备

准备气管插管盘，内有喉镜、气管导管芯、牙垫、注射器、吸痰管、吸引器、呼吸面罩及呼吸气囊、开口器等。喉镜：有成人、儿童、婴儿 3 种规格；镜片有直、弯两种类型，常用弯形片。因其在暴露声门时不必挑起会厌部，可减少对迷走神经的刺激。气管导管：多采用带气囊的导管，婴幼儿选用无气囊导管。导管内径（ID）标号从 2.5 ~ 11.0 mm，每一号相差 0.5 mm，导管的选择应根据患者的性别、体重、身高等因素决定，紧急情况下无论男女都可选用 7.5 mm。婴儿气管导管内径的选择，可利用公式做出初步估计：导管内径（mm）= 4.0+（年龄÷4）或导管内径（mm）=（16 ~ 18+年龄）÷4。

步骤二 患者准备

患者取仰卧位，头向后仰，颈部上抬，使其口、咽、气管基本重叠于一条轴线，此为插管操作的标准头位。如患者喉头暴露不好，可在其肩背部或颈部垫一小枕，使其头部尽量后仰，此为插管操作的修正体位。对有呼吸困难或呼吸停止的患者，插管前可使用简易呼吸器给予患者100%纯氧进行充分通气，以免因插管费时而加重患者缺氧。

步骤三 操作方法

（1）检查用物。插管前检查所需物品齐全、性能良好，如喉镜光源、导管气囊等。

（2）选择导管、置入管芯。确保管芯位于离气管导管前端开口1 cm处。

（3）置入喉镜。操作者左手持咽喉镜，从患者右侧口角斜行置入。镜片抵咽喉部后转至正中位，将舌体推向左侧，此时可见到悬雍垂（此为声门暴露的第一个标志），然后顺舌背将喉镜片稍深入插至舌根，稍稍上提喉镜，即可看到会厌的边缘（此为声门暴露的第二个标志）。看到会厌边缘后，如用弯形喉镜片，可继续深入，使喉镜片前端置于会厌与舌根交界处，然后上提喉镜即可看到声门（注意操作者以左手腕为支撑点，而不能以患者上门齿作为支撑点）。

（4）暴露视野。充分吸引视野处分泌物。

（5）置入导管。右手持气管导管，对准声门，在患者吸气末（声门开大时），轻柔地插入导管过声门1 cm左右，迅速拔除管芯，导管继续旋转深入至气管。导管插入气管内的深度成人为4~6 cm，婴儿为2~3 cm。

（6）确认导管是否在气管内。安置牙垫，拔出喉镜。轻压胸廓导管口感觉有气流，连接简易呼吸器压入气体，观察患者胸廓有无起伏，同时听诊两肺呼吸音是否对称。有条件时可监测 CO_2 浓度量化波形图确认和监测气管插管位置是否正确。

步骤四 固定

用长胶布妥善固定导管和牙垫。采用最小闭合容积法或最小漏气技术对气囊进行充气，直至通气时气囊周围无漏气，或测量气囊压力不超过 25~30 cm H_2O，以此决定注入气囊的气体量，一般需注入 5~10 ml 气体。连接人工通气装置。

步骤五 术后处理

整理用物，医疗垃圾分类处置，并做详细记录。

【注意事项】

（1）对有呼吸困难或呼吸停止者，插管前应先予以简易呼吸器加压给氧，以免因插管费时而加重患者缺氧。

（2）导管的选择应根据患者年龄、性别、体形、插管途径来决定。

（3）插管时患者应充分暴露喉头，操作要轻柔、准确，动作迅速。

（4）插管后随时检查导管是否通畅，是否固定良好。

（5）注意加强人工气道的湿化，保持呼吸道通畅，防止气管内分泌物黏稠结痂。

（6）经口插管留置时间不宜过长，一般超过72小时仍不能拔管时应考虑改经鼻插管，甚至行气管切开置管［慢性阻塞性肺疾病（COPD）患者除外］。有颅脑外伤、球麻痪等疾病致近期拔管困难者宜尽早行气管切开置管术。

（7）气囊内的充气量一般为 10~12 ml，以使气囊保持适当的张力。一般每 4~6 小时做短时间的气囊放气 1 次。

（8）拔管后应注意观察患者的呼吸情况，保持呼吸道通畅。拔管后 30 分钟复查血气。

【评估标准】

规定时间：6 分钟

项目	要求	分值	学生自评		学生互评		教师测评	
			扣分	说明	扣分	说明	扣分	说明
目的	保持呼吸道通畅，有效清除气道分泌物，改善患者通气功能，纠正缺氧状态，便于简易呼吸器加压给氧或机械通气辅助治疗，必要时可气道内给药	10						
操作步骤	检查用物准备是否完整适用，检查气管导管气囊是否有漏气	5						
	患者取仰卧位，分泌物多的患者清除口鼻分泌物，有活动性义齿的患者取出义齿	5						
	使患者头部尽量后仰，肩部可略垫高，开放气道	5						
	操作者左手持喉镜沿患者右侧口角进入，轻轻将患者舌体稍推向左侧，使喉镜移至正中位置	5						
	见到悬雍垂后顺舌背弯插入喉镜	5						
	进入咽部见到会厌后用喉镜轻轻挑起会厌部，暴露声门	5						
	操作者右手持导管（内置导管芯，弯成一定的弧度），将其尖端对准患者声门轻巧地插入气管内，拔出导管芯（成人插过声门 5 cm，婴儿 3 cm）	10						
	放置牙垫后退出喉镜	5						
	将气囊充气 10~12 ml	5						
	听诊双侧呼吸音是否对称	5						
	用胶布固定牙垫与导管	5						
	吸净气管内分泌物，摆好患者体位，将导管与麻醉机或呼吸机连接，必要时约束患者肢体或给予药物镇静	5						
	通知放射科拍 X 线胸片，以进一步确定导管位置	5						
	总体印象：操作连贯、熟练、有效	10						

（续表）

项目	要求	分值	学生自评		学生互评		教师测评	
			扣分	说明	扣分	说明	扣分	说明
注意事项	（1）对呼吸困难或呼吸停止者，插管前应先予以简易呼吸器加压给氧，以免因插管费时而加重患者缺氧 （2）导管的选择，应根据患者年龄、性别、体形、插管途径来决定 （3）插管时应充分暴露患者喉头，操作要轻柔、准确，动作迅速 （4）插管后随时检查导管是否通畅，是否固定良好 （5）注意加强人工气道的湿化，保持呼吸道通畅，防止气管内分泌物黏稠结痂 （6）经口插管留置时间不宜过长，一般超过72小时应考虑改经鼻插管，甚至行气管切开置管术（COPD患者除外）。有颅脑外伤、球麻痹等疾病致近期拔管困难者宜尽早行气管切开置管术 （7）气囊内的充气量一般为10~12 ml，以使气囊保持适当的张力 （8）拔管后应观察患者的呼吸情况，保持呼吸道通畅。拔管后30分钟复查血气	10						

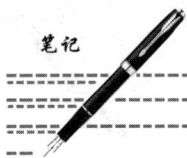

实训七　洗胃

【实训目标】

学会并掌握洗胃的正确方法，以减少患者体内的毒物吸收，减轻胃部不适，并为术前或检查做准备。

【适应证和禁忌证】

1. 适应证

（1）吞服非腐蚀性毒物，无禁忌证者。

（2）幽门梗阻伴有明显胃潴留扩张者。

2. 禁忌证

（1）如吞服强碱或强酸等腐蚀性药物，禁忌洗胃。

（2）消化性溃疡、食管阻塞、食管静脉曲张、胃癌患者一般不洗胃。

【实训准备】

（1）橡皮围裙、橡皮单、治疗盘、治疗巾、量杯、50 ml 注射器、弯盘（内放洗胃管、纱布）、液体石蜡、棉签、胶布、听诊器、血管钳、开口器、舌钳、牙垫、水桶 2 个（1 个盛洗胃液，另 1 个盛污水）、水温计、压舌板、镊子、手电筒。

（2）漏斗洗胃法，另备漏斗洗胃管。

（3）电动洗胃器洗胃法，另备输液架、输液瓶、输液导管、Y 形三通管、调节器、电动吸引器（5 000 ml 以上溶液的贮液瓶）。自动洗胃机法，另备自动洗胃机。

【实训步骤】

步骤一　核对医嘱

正确执行医嘱。

步骤二　评估患者

了解患者的全身、局部情况及心理状态。

步骤三　评估环境

保持环境清洁、安静、舒适、宽敞。

步骤四　自身准备

操作者着装整齐，洗手，戴口罩。

步骤五 用物准备

用物准备完善，符合操作要求。

步骤六 插胃管

（1）再次核对患者姓名和用物，向患者做好解释工作，安置好体位。
（2）测量好胃管的长度，涂抹润滑油，插入胃管。
（3）证实胃管在患者胃内后，妥善固定。
（4）留取标本送检。

步骤七 洗胃

（1）配置好洗胃液，并正确连接好各管道。
（2）调节好洗胃液量，开机工作。
（3）密切观察患者神志、瞳孔及生命体征的变化，及时报告并处理异常情况。
（4）冲洗干净后关机，停止工作。

步骤八 拔管

（1）分离并反折胃管后，将胃管快速拔除。
（2）清醒患者给予漱口。

步骤九 处置与健康指导

（1）安置患者，整理床单位。
（2）消毒及清洗自动洗胃机。
（3）健康宣教。
（4）记录。

步骤十 评价

（1）操作熟练。
（2）洗胃彻底、有效。
（3）安全，无并发症。
（4）衣被清洁，无污染。

【注意事项】

（1）护士要熟记洗胃的适应证及禁忌证。
（2）洗胃前要详细评估毒物的种类、性质，观察患者口腔内及头部有无腐蚀现象，以及腐蚀性毒物对患者口腔或头部有无造成损伤等。同时要注意正确选用洗胃溶液及每次注入量等。
（3）洗胃中密切观察患者病情变化，如出现异常情况，应能做出分析、判断及处理。

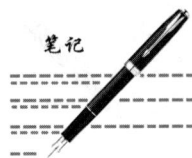

笔记

【评估标准】

规定时间：6分钟

项目	要求	分值	学生自评		学生互评		教师测评	
			扣分	说明	扣分	说明	扣分	说明
目的	(1)解毒:清除胃内毒物或刺激物,减少毒物吸收,利用不同灌洗液进行中和解毒,可用于急性食物或药物中毒 (2)减轻胃黏膜水肿:洗出胃内潴留物,减轻潴留物对胃黏膜的刺激,从而减轻胃黏膜水肿和炎症 (3)手术或某些检查前准备	10						
操作步骤	操作者准备,用物准备	5						
	对患者做好解释工作,以取得其配合(清醒患者)	5						
	清醒患者可取半卧位或坐位;中毒较重者取左侧卧位;昏迷患者去枕平卧,头偏向一侧,有活动性义齿者应取下义齿。患者胸前围橡皮裙,将弯盘置于患者口角处	5						
	将配置好的洗胃液倒入水桶中,3根橡胶管分别与机器内的药管、胃管和污水管口连接,将药管的另一端放入洗胃液桶内,污水管的另一端放入空塑料桶内。检查自动洗胃机功能是否完好	5						
	用棉签清洁患者鼻腔,检查洗胃管是否通畅,用液体石蜡润滑洗胃管前端,由口腔插入45~55 cm,证实洗胃管在胃内后,用胶布固定。操作过程中尽量将胃内容物抽吸干净,并留取标本	10						
	将胃管的另一端和已插好的患者洗胃管相连接,调节药量流速	10						
	按"手吸"键,吸出胃内容物,再按"自动"键,机器即开始自动冲洗	10						
	洗胃完毕,反折洗胃管并拔除	10						
	将药管、胃管和污水管同时放入清水中,手按"清洗"键,机器自动清洗各管腔。清洗完毕后,将各管同时取出,待机器内水完全排尽后,按"停机"键,关机	10						
	安置患者,清理用物	5						
	观察患者,记录	5						

项目	要求	分值	学生自评		学生互评		教师测评	
			扣分	说明	扣分	说明	扣分	说明
注意事项	（1）第一次抽出的胃内容物应保留标本送检 （2）将药管口始终浸没在洗胃液的液面下 （3）若食物堵塞管道，导致水流缓慢、不流或发生故障，可交替按"手冲"和"手吸"键，重复冲吸数次，直至管道通畅。管道通畅后一定要再次按"手吸"键，先吸出胃内残留液体后，再按"自动"键。否则灌入量过多，易造成胃潴留 （4）洗胃过程中，除了要注意观察洗出液的量、性质、颜色、气味外，还要观察患者面色、脉搏、呼吸、血压。如患者有腹痛、休克现象或洗胃液呈血性，应立即停止洗胃，并采取相应的急救措施 （5）洗胃结束后，要观察记录灌洗液的名称、量，洗出液的性质、气味、颜色、量，以及患者的反应 （6）每次注入胃内的液体量不超过500 ml （7）插管的动作要轻柔，以防损伤食管和胃黏膜 （8）吞服强酸、强碱及其他腐蚀性毒物中毒者，严禁洗胃 （9）注意洗胃液的选择	10						

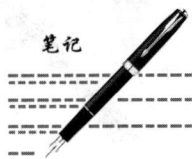

实训八　呼吸机操作程序

【实训目标】

学会并掌握呼吸机的正确操作方法，为患者改善通气、换气功能，保持呼吸道通畅，减少呼吸做功。

【适应证和禁忌证】

1. 适应证

（1）急性、慢性呼吸衰竭，呼吸频率大于 40 次/分或小于 5 次/分。

（2）心源性或非心源性肺水肿。

（3）急性呼吸窘迫综合征（ARDS）。

（4）胸部创伤，多发性肋骨骨折，连枷胸。

（5）因镇静剂等药物应用过量导致的呼吸衰竭。

（6）上呼吸道阻塞所致呼吸衰竭。

（7）神经肌肉疾病引起的呼吸衰竭。

（8）大手术后通气弥散功能障碍。

（9）低氧血症，用鼻导管给氧后，PaO_2 仍低于 8.0 kPa（60 mmHg）。

（10）呼吸性酸碱平衡失调。

（11）SaO_2 达 95%，但有点头样呼吸或潮式呼吸等呼吸型态改变。

（12）用于预防目的的机械通气治疗。

2. 禁忌证　一般来说，呼吸机治疗没有绝对的禁忌证，因为在任何情况下，只有相对的禁忌证。

（1）严重肺大疱和未经引流的气胸。

（2）大咯血或严重误吸引起的窒息。

（3）低血容量性休克。

（4）肺组织无功能。

【实训准备】

呼吸机、电源、气源、管路、湿化器、蒸馏水、积水杯、模拟肺、温度探头、减压阀、氧气、扳手。

【实训步骤】

步骤一　评估患者

（1）评估患者的年龄、体重、病情，注意有无应用呼吸机的适应证和禁忌证。

（2）评估患者的心理状态。

227

步骤二 评估环境

环境符合用氧要求。

步骤三 操作者准备

操作者着装整齐，洗手，戴口罩。

步骤四 心理疏导

与患者交流，取得其配合。

步骤五 开启呼吸机

(1) 将用物及呼吸机携带至患者床旁，查对患者床号、姓名，解释操作目的。
(2) 检查呼吸机各部件连接是否正确，接通电源、气源。
(3) 打开呼吸机、压缩机及显示器开关，按检测程序进行检测。
(4) 向湿化瓶内加入无菌蒸馏水至刻度，打开湿化器电源开关，调节湿化器温度。
(5) 调节呼吸机参数，设置通气模式、潮气量、呼吸频率、氧浓度、触发灵敏度。
(6) 取下模拟肺将呼吸机与人工气道相连接。
(7) 听诊患者两肺呼吸音，检查通气效果，监测有关参数。
(8) 设定有关参数的报警阈限，打开报警系统。
(9) 严密监测患者生命体征、血氧饱和度、呼吸同步情况，必要时给予吸痰。

步骤六 停止呼吸机

(1) 遵医嘱检查患者是否符合停机指征。
(2) 将呼吸机与人工气道断开。
(3) 准备合适的给氧装置。
(4) 严密观察患者病情变化，确定患者病情平稳后再关机。停机顺序为关闭湿化器开关→关闭呼吸机主机开关→关闭压缩机开关→拔掉气源→切断电源。
(5) 清洁患者口鼻，取舒适卧位。
(6) 清理用物，消毒备用。

步骤七 评价

(1) 护士能正确使用呼吸机，熟悉呼吸机的性能、维护与保养。
(2) 治疗效果达到呼吸机应用的目的，患者呼吸功能改善。
(3) 患者血气分析结果满意。
(4) 患者呼吸通畅，自主呼吸与机械通气同步，未发生人机对抗。

【注意事项】

(1) 观察呼吸机各种参数有无变化，发生异常及时分析原因。
(2) 严密查看呼吸机各连接部分是否衔接紧密，尤其是机器与插管、套管的连接处是否漏气，管道是否打折、扭曲。
(3) 及时清除积水，注意呼吸机管道的液平面应低于患者的呼吸道。

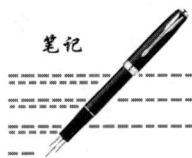

【评估标准】

规定时间：6 分钟

项目	要求	分值	学生自评		学生互评		教师测评	
			扣分	说明	扣分	说明	扣分	说明
目的	改善患者通气、换气功能,保持呼吸道通畅,减少呼吸肌做功	5						
操作步骤	洗手,戴口罩 用物准备:呼吸机、电源、气源、管路、湿化器、蒸馏水、积水杯、模拟肺、温度探头、扳手	10						
	电源连接:呼吸机、湿化器	2						
	气源连接:空气、氧气;使用瓶装氧气时,应使用减压阀	2						
	安装湿化器:选择和呼吸机相匹配的湿化罐,温度探头与湿化器输出口连接。湿化罐内注入蒸馏水,不超过水位线	3						
	呼吸机管路连接:连接呼吸机各管路,将三通管末端连接模拟肺,形成密闭环路;固定管路:将呼吸机管路安装在万向支架上	6						
	开机:打开呼吸机及湿化器电源开关(如有压缩泵电源开关,开机顺序为先开压缩泵,再开主机)。暂时不用呼吸机时,勿立即关电源,应使机器处于待机状态,以减少损耗	6						
	呼吸机自检:建议在呼吸机使用每15天时,更换患者时,改变患者管路配套时执行自检	6						
	呼吸机设置 (1)模式设置:事先了解患者需使用呼吸机的原因,根据患者情况预设呼吸机模式 (2)参数设置:潮气量应事先了解患者体重,其他参数根据患者病情需要或按一般情况常规设置 (3)报警设置:根据患者病情需要或按一般情况常规设置	30						
	试机:无异常	5						
	连接气管导管:与呼吸机三通管连接,评估患者与呼吸机的同步性	5						
	停机:分离患者气管导管与呼吸机三通管。关闭呼吸机及湿化器的电源(如有压缩泵应先关主机,再关压缩泵),分离气源,分离呼吸管路,清洗消毒。消毒灭菌符合要求	10						
注意事项	(1)观察呼吸机各种参数有无变化,发生异常及时分析原因 (2)严密查看呼吸机各连接部分是否衔接紧密,尤其是机器与插管、套管的连接处是否漏气,管道是否打折、扭曲 (3)及时清除积水,注意呼吸机管道的液平面应低于患者的呼吸道	10						

实训九 心电监护仪操作程序

【实训目标】

（1）发现和识别心律失常。

（2）掌握心脏起搏器性能。

【实训准备】

心电监护仪、模块、导联线、电极片数个、合适的袖带（宽度为肢体周长的40%）、血氧饱和度探头。

【实训步骤】

步骤一 核对医嘱

正确执行医嘱。

步骤二 评估患者

了解患者病情、一般情况、局部皮肤状况、心理状况。

步骤三 评估环境

保持环境安静，温度适宜。

步骤四 自身准备

操作者着装整齐，洗手，戴口罩，具备足够的专业知识。

步骤五 用物准备

用物准备齐全，监护仪性能良好，符合操作要求。

步骤六 心理疏导

与患者交流，取得合作。

步骤七 开始心电监护

（1）用物及监护仪带至床旁，查对患者床号及姓名，安置体位。

（2）检查监护仪控制件是否在正常位置。

（3）接通电源，打开主机开关。

（4）暴露患者胸部，清洁接触电极部分的皮肤，正确地将电极贴在皮肤上。

（5）连接心电导联线。

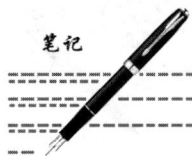

（6）选择 P、QRS、T 波较清晰的导联，并调节振幅。

（7）根据患者的情况设定各参数报警界限，并打开报警系统。

（8）调至主屏监测，发现异常心电图及时记录并报告医师。

步骤八　停止心电监护

（1）遵医嘱在患者病情稳定、心电图正常的情况下停止监护，并与患者沟通。

（2）关闭心电监护仪，撤除导联线及一次性电极片。

（3）清洁粘贴电极部位的皮肤，帮助患者取舒适卧位。

（4）记录患者情况及停止监护的时间。

（5）对心电监护仪导联线进行清洁和维护。

（6）针对患者病情进行健康教育。

步骤九　评价

（1）患者感觉安全，积极配合。

（2）监护期间护士能及时发现和处理患者的异常心电变化。

（3）护士关心患者，操作熟练，能及时处理各种异常情况。

【注意事项】

（1）观察患者心率、心律的波形，发现异常及时报告医师。

（2）患者更换体位时，应妥善保护导联线。

（3）监测血氧饱和度的指套松紧适宜，以避免造成局部压疮。

（4）对于有水肿或出、凝血功能异常的患者，应避免长时间在同一部位测量血压。

（5）心电监护仪报警设置合理，报警开关打开。

【评估标准】

规定时间：6 分钟

项目总分	考核内容及标准	分值	扣分	得分
职业素质要求（6分）	（1）语言流畅，态度和蔼，面带微笑	2		
	（2）仪表大方，举止端庄，轻盈矫健	2		
	（3）服装鞋帽整洁，头发、着装符合要求	2		
操作前准备（12分）	（1）评估患者病情及皮肤情况,询问患者需要,并协助解决（口述）	2		
	（2）评估环境:温、湿度适宜,安静、整洁,无电磁波干扰（口述）	2		
	（3）连接心电监护仪导联线、无创血压充气管、血氧探头电缆线,检查监护仪性能	4		
	（4）检查物品完好、齐全（口述）,将用物按使用顺序摆放在器械车上,摆放合理、美观	2		
	（5）修剪指甲（口述）,消毒双手（七步洗手法）,戴口罩（举手示意,计时开始）	2		

(续表)

项目总分		考核内容及标准	分值	扣分	得分
操作步骤（74分）	核对和解释（4分）	(1)携用物至患者床前,核对患者床号、姓名 (2)向清醒患者告知操作目的、方法和配合要点,并取得合作 (3)询问患者需要并协助解决	2 2 2		
	接通电源（4分）	(1)接通电源,开启监护仪,再次检查监护仪 (2)将电极片连接在监护仪导联线上	2 2		
	连接导联线（34分）	(1)根据病情协助患者取平卧位或半坐卧位 (2)暴露患者胸部,有胸毛者予以剃除(口述) (3)选择粘贴电极片的部位,正确清洁皮肤,并口述粘贴部位 (4)按导联线标识粘贴电极片:RA,右侧锁骨中点外下方;LA,左侧锁骨中点外下方;V,剑突下偏左心前区处;RL,右侧腋前线第6肋间;LL,左侧腋前线第6肋间 (5)正确连接手指血氧饱和度探头 (6)正确连接血压袖带	4 2 12 12 2 4		
	调节参数（10分）	(1)根据医嘱或病情调整各参数,设置合理的指标报警界限(心率、血压、呼吸、血氧饱和度)(口述) (2)出现正常心电示波信号后开始监护,按"无创血压"按键开始第一次自动测量	10 2		
	操作后处理（6分）	(1)整理床单位,协助患者取舒适卧位 (2)交代注意事项 (3)整理用物,快速消毒双手,记录	2 2 2		
	停止监护后处理（16分）	(1)核对患者床号、姓名,向患者说明原因 (2)观察监护仪上的监测数据,测量血压后关闭机器 (3)正确去除连接线 (4)正确处理粘贴电极片处的皮肤 (5)协助患者穿好衣服,取舒适卧位,整理床单位,询问有无需要 (6)拔下电源线 (7)整理用物,仪器及导联线按要求消毒,用物按医用垃圾分类处理 (8)消毒双手(七步洗手法),记录(举手示意,报告操作完毕,计时结束)	2 2 2 2 2 2 2 2		
综合评价（8分）		(1)态度严谨,程序正确,动作规范,操作熟练 (2)仪器各参数调整正确,指标报警界限设置合理 (3)患者用过的各种物品(包括导联线、电源线等)处理正确 (4)护患沟通有效,解释符合临床实际,操作过程体现人文关怀	2 2 2 2		
总分			100		

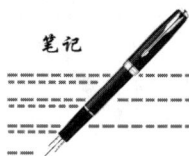

实训十　微量输液泵的使用方法

【实训目标】

（1）了解微量输液泵在临床应用中的重要性。

（2）熟练掌握微量输液泵的正确操作步骤。

（3）准确控制输液速度，使输液速度均匀、用量准确并安全地进入患者体内。

【适应证】

（1）在手术室、重症监护室（ICU）、冠心病重症监护室（CCU）或普通病房内进行连续输液。

（2）抗癌化疗药物及催产素静脉输注。

（3）全胃肠外营养（TPN）输注、营养素输注。

【实训准备】

治疗盘（内放置液体、碘伏、棉签、弯盘）、延长管、治疗巾、输液泵、接线板。

【实训步骤】

步骤一　核对和解释

携用物至患者床旁，核对患者床号、姓名，解释所输注液体的名称、作用、副作用。排尽输液管内的空气。

步骤二　操作方法

（1）固定输液泵，接通电源。打开泵门，安装输液管。打开输液调节器，关闭输液泵开关。按医嘱正确设定各参数。

（2）铺治疗巾，连接输液延长管，按快进键二次排尽空气。再次核对患者的床号、姓名，连接输液管，按开始键进行输液。

（3）再次查对患者信息，填写输液卡。

（4）告知患者及其家属使用注意事项。

步骤三　整理

用物处置，洗手，摘口罩。

步骤四　记录

【注意事项】

（1）正确设定输液速度及其他必需参数，防止设定错误延误治疗。

（2）护士随时查看输液泵的工作状态，及时排除报警故障，防止液体输入失控。

（3）注意观察患者穿刺部位皮肤情况，防止发生液体外渗，出现外渗应及时给予处理。

【评估标准】

规定时间：10分钟

项目	要求	分值	学生自评		学生互评		教师测评	
			扣分	说明	扣分	说明	扣分	说明
目的	准确控制输液速度,使输液速度均匀、用量准确并安全地进入患者体内	5						
操作流程	携用物至患者床旁,核对患者信息,解释操作目的,以取得其配合;告知患者输注药物名称及注意事项	10						
	按医嘱配置药液,用注射管抽吸准备好,注明药液名称及浓度	10						
	连接注射器与输液泵延长管,排尽输液管内的空气	10						
	将注射器安装在输液泵上	5						
	连接电源,打开输液泵开关	5						
	遵医嘱设定输液总量、速度,确认输液泵运行正常	10						
	将输液泵导管与患者输液通道相连,并妥善固定	10						
	密切观察患者,做好记录,发现异常及时通知医师	10						
	整理用物	5						
	总体印象:护患沟通有效,关爱患者,严密观察输注情况,患者无空气栓塞发生;操作连贯、熟练、有效	10						
注意事项	(1)正确设定输液速度及其他必需参数,防止设定错误延误治疗 (2)护士随时查看输液泵的工作状态,及时排除报警故障,防止液体输入失控 (3)注意观察患者穿刺部位的皮肤情况,防止发生液体外渗,出现外渗应及时给予处理	10						

第六篇　健康评估实训指导

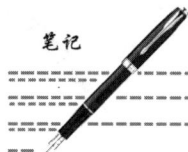

实训一　问诊

【实训目标】

（1）掌握问诊的内容、方法和技巧，使所收集的患者主观资料内容系统、完整且逻辑性强。

（2）通过问诊能够与患者初步建立良好的护患关系。

（3）整理问诊内容，能够书写健康评估记录的健康史部分。

【实训准备】

纸、笔，必要时准备"健康评估表"。

【实训方法】

（1）角色扮演。每 2 名同学为一组，按健康评估顺序和内容要求，由 1 名同学扮演被评估对象，另 1 名同学扮演护士，练习健康资料的采集。

（2）在带教老师带领下，深入医院，通过直接接触服务对象来采集资料。

【实训内容】

（一）会谈准备

1. 选择合适的时间和环境　当患者入院安排就绪后，在温馨、平和的环境中进行会谈。

2. 确定会谈对象　带教老师事先到病房选好病例，视患者基本情况和病情确定会谈内容。

3. 确定会谈方法　为达到会谈实习的目的，确定会谈方式，做好相应的资料准备。

（二）实施会谈

1. 进入会谈　包括自我介绍、询问患者入院感受及一般情况，逐步进入会谈情景。

2. 实质性会谈　按护理病史顺序逐步进行会谈。

3. 结束会谈　复述部分会谈内容，以纠正在沟通过程中的理解错误或口误所出现的错误。解释患者提出的问题，有礼貌地结束会谈。

（三）收集资料

1. 一般情况　包括姓名、性别、年龄、民族、婚姻、文化程度、职业、宗教信仰、医疗费用问题；联系人、通信地址及电话等；资料来源、可靠程度、会谈日期等。

2. 主诉（chief complaints）　是指患者感觉不适的最主要的症状或体征及其性质和持续时间。即患者就诊或住院最主要的原因，包括 1 个或 2~3 个主要症状或体征及其性质，以及经过的时间，如"畏寒、发热、右胸疼痛 3 天""腹痛、腹泻 2 天"等。记述主诉时，语句应简明扼要、高度概括；用语应规范，应使用评估者的语言或医学术语记录；通过患者主诉可初步了解疾病所在系统及其性质，有助于判断患者的主要护理问题。

3. 现病史（history of present illness） 是指围绕主诉详细询问患者自发病以来健康问题的发生、发展及应对全过程。主要内容如下。

（1）健康问题发生情况。它是指健康问题发生时的环境、具体时间和发生急缓程度，以及发作时的特征。

（2）主要症状及其特点。它包括主要症状出现的部位、性质、持续时间和程度，使之缓解或加剧的因素。评估者应尽可能地了解引起患者本次健康问题的病因和诱因，有助于护理诊断的相关因素判断。

（3）伴随症状。伴随症状是指伴随主要症状而出现的其他症状，是护理诊断及制定护理措施时要考虑的因素。

（4）健康问题的发展与演变过程。这一过程包括健康问题发生后主要症状的变化或新症状的出现。

（5）诊治和护理经过。询问患者在本次就诊前曾接受过哪些诊疗与护理，以及效果如何。已治疗过的患者应问清楚治疗方法，目前用药情况，包括药物名称、剂量、用法、疗效、不良反应等。同时应对患者的自我照顾能力、自我评价能力做出评估。

（6）健康问题的影响。包括对患者生理、心理及社会各方面带来的影响，以及患者对自身健康状况的反应和评价，比如日常生活的影响、心理情绪变化、给家庭带来的负担等。

4. 功能性健康型态

（1）健康感知与健康管理。健康行为是指患者保持健康的能力及寻求健康的行为。例如，患者有无吸烟、饮酒习惯，有无药物依赖；是否参加过有害或危险活动；生活方式上有无受伤害的危险因素；有无健康知识缺乏；有无主动寻求健康知识的意识，以及遵守医嘱的情况。

（2）营养与代谢。评估患者的营养状况，饮食搭配及摄入情况，食欲、饮水及吞咽情况，有无饮食限制，饮食种类（如软食、半流质、流质等），近期有无体重改变。

（3）排泄。评估患者大便次数、状况，小便次数、量、性状，有无排便异常。

（4）活动与运动。评估患者的日常生活自理能力（如进食、洗漱、洗澡、穿衣、如厕等）及功能水平，活动能力、活动耐力情况，有无医疗或疾病限制，有无躯体活动障碍。通常将自理能力分为3个等级：完全自理、部分自理、完全不能自理。

（5）睡眠与休息。评估患者平日睡眠状况、规律、质量，患病后的睡眠情况，有无睡眠异常（如入睡困难、多梦、失眠、早醒），是否需要借助药物或其他方式辅助入睡。

（6）认知与感知。评估患者是否有舒适度的改变、知识的缺乏及感知觉的异常；认知能力有无障碍，有无错觉、幻觉，有无记忆力、思维的改变；视听觉是否需要借助辅助用具；有无疼痛、牵涉痛；学习过程中是否出现问题。

（7）自我概念。评估患者如何看待自我，自我感觉良好还是不良；是否有焦虑、抑郁、恐惧、紧张、沮丧、悲哀、愤怒、失望、冷漠等情绪反应；是否有自责感、无用感、无能为力感、孤独、无助、羞涩等心理感受。

（8）角色与关系。评估患者的就业情况，社会角色（包括家庭、邻里），家庭人口构成，家庭关系是否融洽，患者在家庭中的地位，患病后对家庭的影响；患者社会职能及角色关系，人际交往有无障碍及异常。

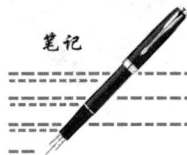

（9）性与生殖。评估患者性生活满意程度，有无改变或障碍；女性患者月经情况。

（10）压力与应对。评估患者是否经常有紧张感，近期有无重大生活事件发生，适应与调节的能力，个人和家庭的应对能力，以及对现实的态度；患者有无经济负担，家庭经济状况如何，是否因疾病而有压力。

（11）价值与信念。评估患者的人生观、价值观，是否从生活中得到自己所需；有无宗教信仰，是否有与信仰有关的精神困扰。

【实训步骤】

步骤一　自我介绍

步骤二　一般情况询问

步骤三　主诉询问

采用开放式询问，避免诱导式提问。

步骤四　现病史的采集要点

现病史包括患者的起病情况与患病时间；主要症状的特点；伴随症状；症状的发展与演变；诊断、治疗和护理经过；健康问题的影响。

步骤五　功能性健康型态问诊

功能性健康型态包括患者的健康感知与健康管理；营养与代谢；排泄；活动与运动；休息与睡眠；认知与感知；自我概念；角色与关系；性与生殖；压力与应对；价值与信念。

步骤六　正确记录

【实训作业】

（1）护理评估会谈的主要内容有哪些？

（2）填写护理会谈评估记录表。每人分别评估 2 位不同的服务对象，包括老、幼、病、残者，完成 2 份健康评估表。

实训二　一般状态及头颈部检查

【实训目标】

（1）掌握患者一般状态、皮肤黏膜、浅表淋巴结、头颈部检查的基本评估内容及方法。

（2）熟悉体格检查所需用物及环境要求，能写出相应的实验报告。

【实训准备】

体重秤、软尺、体温计、血压表、压舌板、手电筒、听诊器。

【实训内容】

1. 一般状态检查

（1）测量体温、脉搏、血压、呼吸。

（2）营养状态。

2. 皮肤检查　观察患者的皮肤颜色，有无皮疹、皮下出血，检查患者的皮肤温度、湿度和弹性。

3. 淋巴结检查　如有淋巴结肿大应寻找引起肿大的原发病灶。

4. 头面部检查

（1）眼睛。

（2）耳。

（3）鼻。

（4）口。①口唇颜色，有无疱疹、口角糜烂；②口腔检查：描述扁桃体肿大的分度标准。

5. 颈部检查　包括颈静脉检查，甲状腺检查及内容、描述甲状腺肿大分度的标准，气管位置检查。

【实训步骤】

（一）一般状态检查

步骤一　物品准备

体重秤、软尺、体温计、血压表、压舌板、手电筒、听诊器。

步骤二　测量腋温

将体温计汞柱甩至 35.0 ℃以下，用毛巾擦干患者腋下的汗珠。将体温计水银端置于患者腋窝深处紧贴皮肤，嘱患者屈臂过胸，夹紧体温计，至少测温 10 分钟。

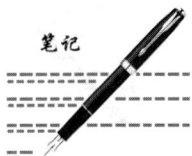

步骤三　脉搏和呼吸

检查者将示指、中指、环指并拢，指腹平按于患者桡动脉近手腕处，感知其速率、节律、强弱，至少持续30秒。同时观察呼吸。

步骤四　血压

将血压计袖带缚于患者右上臂，气轴中部对准肱动脉，其下缘位于肘窝上2~3 cm。向气袖内注气，待肱动脉搏动消失，再将汞柱升高20~30 mmHg后，慢慢放气。检查者两眼平视缓慢下降的汞柱，同时听诊肱动脉搏动音。听到的第一个搏动音时观察到的压力值为收缩压，继续放气，声音突然变弱或消失时观察到的压力值为舒张压。将汞柱降至0，再测量1次，取其较低值。

步骤五　意识状态及瞳孔

（1）意识状态包括清晰、嗜睡、意识模糊、谵妄、昏睡、昏迷。
（2）观察患者瞳孔大小。

步骤六　综合判断营养状态

观察患者颜面、口唇色泽，检查皮下脂肪厚度及弹性；观察患者头发光泽及有无松脆脱发；观察患者指甲色泽、表面是否光滑或粗糙；观察患者锁骨上窝和肋间隙的深度，触诊四肢肌肉是否结实有力。

（二）皮肤、浅表淋巴结检查

步骤一　皮肤

检查患者皮肤色泽、弹性、温度、湿度、出血、蜘蛛痣、毛发分布、水肿、瘢痕、溃疡等。

步骤二　浅表淋巴结

（1）检查患者肿大淋巴结的部位、大小、数目、硬度、红肿、压痛、移动度，有无瘢痕及瘘管等。
（2）浅表淋巴结分布区域为耳前、耳后、乳突区、枕骨下区、颌下区、颏下区、颈部（颈前后三角区）、锁骨上窝、腋窝、滑车上区、腹股沟等。

（三）头部检查

步骤一　物品准备

压舌板、手电筒。

步骤二　头发

视诊患者的头发颜色、疏密度，有无脱发及其特点。

步骤三　头颅

视诊患者的头颅外形，有无异常运动；触诊头颅。

步骤四 颜面部

步骤五 眼睑

视诊患者的眼睑有无水肿、下垂，有无眼球突出或凹陷。

步骤六 睑结膜和巩膜

嘱患者向上看，检查其下睑结膜、球结膜和巩膜；嘱患者向下看，翻转上睑，检查其上睑结膜、球结膜和巩膜。

步骤七 瞳孔

（1）观察患者的瞳孔大小和形状。
（2）将光源直接照射患者瞳孔，进行直接对光反射检查。

步骤八 眼球运动

检查者将示指置于患者眼前 30~40 cm 处，嘱其头部固定，眼球随检查者示指方向按左→左上→左下及右→右上→右下 6 个方向移动，注意观察患者眼球有无移动障碍。

步骤九 近视力

将近视力表放在患者眼前 30 cm 处，分别检查其左、右眼视力，以能看清 "1.0" 行视标者为正常视力。

步骤十 鼻

（1）检查患者鼻外形、鼻部皮肤及周围组织颜色。
（2）检查患者左右鼻呼吸是否通畅，鼻窦是否有压痛。

步骤十一 鼻前庭

检查者左手将患者鼻尖轻轻上推，用手电筒照射左右鼻前庭，观察鼻黏膜有无充血、肿胀、鼻腔有无出血或分泌物。

步骤十二 耳

（1）检查者触诊患者双侧外耳及耳后区，用手将其耳郭向后向上牵拉，观察耳郭有无畸形、结节、红肿及牵拉痛。
（2）观察患者外耳道有无溢液，乳突皮肤有无红肿及压痛。

步骤十三 听力

嘱患者掩一侧耳闭目，检查者以拇指与示指互相摩擦，自 1 m 以外逐渐移近患者耳部，直至患者听到声音为止，测量距离。用同样方法检测另一耳听力。

步骤十四 口

检查从外向内按口唇、口腔黏膜、牙齿及牙龈、舌、咽及扁桃体顺序进行。

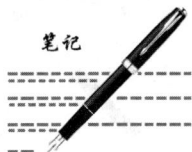

步骤十五　口唇

视诊患者口唇颜色，有无疱疹、口角糜烂、口角歪斜。

步骤十六　口腔

（1）嘱患者张口，检查者用压舌板检查其口腔黏膜、牙齿、牙龈和舌，观察有无出血点、血疱、溃疡和真菌感染，牙龈有无色素沉着、红肿、出血、溢脓，有无龋齿、义齿、残根。

（2）嘱患者口张大发"啊"音，检查者持压舌板轻压患者舌前 2/3 与后 1/3 交界处，观察口底和口咽部，包括软腭、腭垂、扁桃体、咽后壁等。

一般状况及头颈部检查实训报告见表 6-1。

表 6-1　一般状况及头颈部检查实训报告

体温_____℃　脉搏_____次/分　呼吸_____次/分　血压_____mmHg
一般情况:发育_____　营养_____
神志_____　表情_____
面容_____　体位_____　步态_____
皮肤:色泽_____　弹性_____　温度_____
湿度_____　皮疹_____　出血_____
水肿_____　蜘蛛痣_____
溃疡及瘢痕_____　毛发分布_____
淋巴结:全身淋巴结有无肿大_____
有下列淋巴结肿大
头部
头颅:形状_____　大小_____　压痛_____
肿块_____　头皮_____　其他_____
头发:发量_____　颜色_____　光泽_____　其他_____
眼:眉毛_____　睫毛_____　眼睑_____
结膜_____　角膜_____　巩膜_____
耳:耳郭_____　对光反射_____　调节反射_____
鼻:外形_____　鼻翼扇动_____　分泌物_____　鼻旁窦压痛_____
口腔:气味_____　流涎_____
唇:色_____　义齿_____　龋齿_____　其他_____
齿龈:色_____　出血_____　齿槽溢脓_____
舌:偏斜_____　震颤_____　舌苔_____　舌乳头萎缩_____
口腔黏膜:颜色_____　溃疡_____　出血点_____　色素沉着_____　斑疹_____
咽:充血
扁桃体:大小_____　颜色_____　渗出物_____
颈部:强直_____　对称_____　动脉搏动_____　静脉充盈_____
气管:位置_____
甲状腺:大小_____　硬度_____　对称_____
签名:_____　日期:_____

（四）颈部检查

步骤一　颈部血管

患者取立位或坐位，检查者视诊其颈静脉，如见到颈静脉即为颈静脉怒张；嘱患者平卧，头枕低枕使其颈部与床面呈 35°~40°，观察颈静脉，如见到颈静脉充盈超过锁骨上缘至下颌角距离的下 1/3，即为颈静脉怒张。

步骤二　甲状腺

患者取坐位或仰卧位，检查者先用拇指以滑动触诊法检查其峡部，再检查两叶。检查者站在患者后面，用两手示指置于左右两叶甲状腺部位，结合吞咽动作反复触摸，比较甲状腺的大小、形状、质地、表面光滑度。

步骤三　气管

检查者以示指、环指分别置于患者两侧胸锁关节，中指置于其气管上，观察中指是否在示指和环指中间。

【实训作业】

（1）一般状态检查的重点内容有哪些？如何做好这些检查？

（2）互相评估同学的一般状态、浅表淋巴结、头颈面部情况后填写实训报告。

（3）病例分析：某患者因咳嗽、头痛就诊。查体可触及两侧颌下淋巴结及腹股沟淋巴结，直径均不超过 0.5 cm，表现光滑，质软而无压痛，可活动，与周围组织无粘连。你认为该患者的淋巴结是否正常？

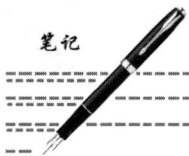

实训三 胸部及肺部检查

【实训目标】

（1）学会识别胸部的体表标志及测量胸廓的前后径与横径。

（2）学会胸廓视诊，以及肺部视、触诊的操作方法。

（3）熟悉肺部叩、听诊方法及辨别各种叩诊音。

【实训准备】

心肺模拟听诊仪、硬尺、笔、听诊器。

【实训内容】

1. 胸部检查

（1）胸部骨性标志。

（2）人工划线与分区。

（3）指出自然凹陷，如胸骨上窝、锁骨上窝。

2. 肺部检查（先前胸、侧胸，后背部）

（1）视诊。观察患者呼吸运动的类型、呼吸频率、呼吸节律，以及两侧胸廓呼吸运动是否对称。

（2）触诊。如胸廓扩张度、触觉语颤、胸膜摩擦感。

3. 叩诊

（1）分辨正常胸部清音、浊音、实音和鼓音 4 种叩诊音及其分布。

（2）直接叩诊和间接叩诊的方法（先左后右，先直接后间接，自上而下，由外向内，双侧对比），间接叩诊在后胸部的不同手法。

4. 听诊

（1）分辨 3 种正常呼吸音的特点和分布。

（2）肺部听诊检查的方法。

（3）听觉语音的检查方法（先左后右，自上而下，由外向内，双侧对比）。

【实训步骤】

（一）胸部检查

步骤一 充分暴露患者胸部

步骤二 胸部骨性标志

人体胸部骨性标志有胸骨角、肩胛下角、第 7 颈椎棘突。在患者前胸及后背计数肋骨。

步骤三 指出人工划线与分区

人工划线与分区包括前正中线、锁骨中线、腋前线、腋中线、腋后线、肩胛上区、肩胛间区、肩胛下区（图6-1）。

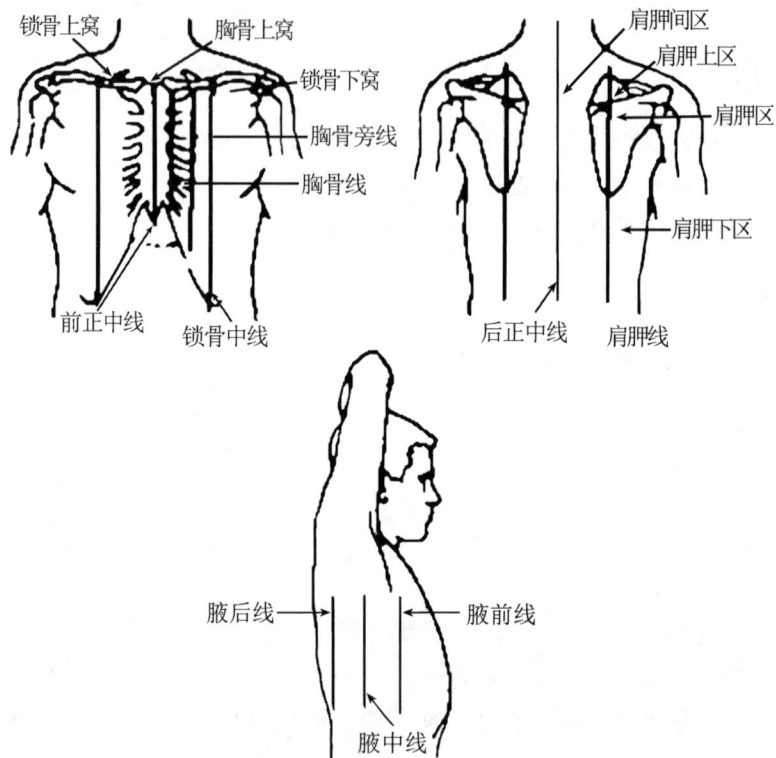

图6-1 胸部体表标志

步骤四 指出自然陷窝

人体自然陷窝有胸骨上窝和锁骨上窝。

（二）肺部

步骤一 视诊

检查者站于患者右侧，观察患者的呼吸运动类型、呼吸频率、呼吸节律，以及两侧胸廓呼吸运动是否对称。

步骤二 触诊：胸廓扩张度

检查者双手平置于患者前侧胸廓下部，左右拇指沿其两侧肋缘指向剑突，拇指间在前正中线两侧对称部位，两手手掌和手指伸展，嘱患者做深呼吸，两手随之移动，观察两手拇指分开的距离和动度是否相等。检查后胸部时，检查者两手平置于患者背部，手掌腕关节处置于第10肋骨处，拇指与后正中线平行。

步骤三 语音震颤

检查者将左右手掌或手指掌面轻放于患者两侧胸壁对称部位，嘱患者重复发长

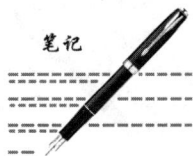

"一"音，自上而下，从外向内，比较两侧相应部位语颤。

步骤四　叩诊

步骤五　直接叩诊

叩诊患者双侧前胸时，检查者用右手指腹或手掌面直接拍击被检查部位，先左后右，自上而下，直至肋弓下缘。叩诊双侧后胸时，检查者用右手指腹或手掌面直接拍击患者肩胛间区和肩胛下区。在叩诊过程中应先左后右，自上而下，注意进行左右、上下、内外比较。

步骤六　间接叩诊

检查患者前胸时，检查者以左手中指与肋骨平行，紧贴于被叩诊部位，其他手指微微抬起，右手手指自然弯曲，以右手中指指端叩击板指，叩击方向与叩击部位的体表垂直，用腕关节和掌指关节做弹跳式短促叩击，肘肩关节不参与运动。叩诊顺序从患者前胸第2肋间开始，自上而下，由外向内，逐一肋间叩击。坐位检查时，检查者左手板指与患者肋骨相垂直，叩击肩胛下区时板指与肋骨平行。

步骤七　肺下界叩诊

当患者平静呼吸时，沿其肩胛线从上向下逐一肋间叩击，自清音变为浊音时，即为肺下界。

步骤八　肺下界移动度

嘱患者深吸气后屏气，从正常肺下界处向下叩诊，自清音变为浊音时，画一标记，此即深吸气末肺下界；嘱患者深呼气后屏气，自上而下重新叩诊自清音变为浊音时，再画一记号，两者之间的距离即为肺下界移动范围。

步骤九　听诊

患者取坐位或卧位，微张口均匀呼吸，必要时可做深呼吸或咳嗽。检查者听诊由肺尖开始，自上而下，从前胸至侧胸，每一点至少听诊2~3个呼吸周期。注意进行左右对比。

步骤十　语音共振

嘱患者重复发"1-2-3"音，以听诊器听取语音，先前胸，后侧胸，再背部。比较左右、上下、内外语音变化。

步骤十一　异常肺部听诊

在心肺模拟听诊仪上听取各种异常呼吸音，包括肺泡呼吸音、支气管呼吸音、支气管肺泡呼吸音、啰音（干性、湿性）、支气管语音（增强、减弱）、胸膜摩擦音。

【实训作业】

（1）病例分析。患者，男性，28岁。因醉酒后淋雨导致发热、咳嗽、咳白色痰入院。患者自诉右侧胸痛。查体：T 39.3 ℃，R 24 次/分，P 110 次/分，BP 130/86 mmHg。视诊患者胸部对称，右侧呼吸运动减弱；触诊气管居中，右下胸部语颤增强；叩诊浊音；听诊右下胸部有支气管呼吸音及湿啰音。结合病例列出该患者护理评估要点。

（2）胸廓及肺部检查实训报告。见表 6-2。

表 6-2　胸廓及肺部检查实训报告

胸部
胸部形状:_____　　胸壁压痛(有无压痛及部位)_____
肺部
视诊:呼吸动度_____　　胸壁静脉_____
触诊:胸廓扩张度_____　　语音震颤_____　　摩擦感_____
叩诊:肺部叩诊音_____
肺下界:左侧锁骨中线_____　　腋中线_____　　肩胛线_____
右侧锁骨中线_____　　腋中线_____　　肩胛线_____
肺下界移动度_____
听诊:呼吸音_____　　啰音_____　　语音共振_____　　摩擦音_____
签名:_____　　日期:_____

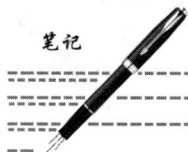

实训四　心脏及血管检查

【实训目标】

（1）掌握心脏的视诊、触诊操作要点。
（2）熟悉心脏听诊部位、顺序、内容。
（3）操作中关心患者，动作轻柔，认真仔细。

【实训准备】

心肺模拟听诊仪、硬尺、笔、听诊器。

【实训内容】

（1）视诊。观察患者心前区有无隆起，心尖搏动位置、范围和强弱。
（2）触诊。采用两步法触诊心尖搏动的位置、范围、节律，触诊心前区有无异常搏动、震颤。
（3）听诊。熟悉心脏5个瓣膜听诊区的位置、听诊顺序，比较各瓣膜区第一与第二心音的区别，听诊心率、心律、心音（心音强弱，有无额外心音）及杂音。

【实训步骤】

（一）心脏检查

步骤一　视诊

检查者取切线方向观察患者心前区有无异常隆起或凹陷，以及心尖搏动的位置、范围和强弱，有无心前区异常搏动。

步骤二　触诊

采用两步法触诊心尖搏动的位置、范围、强弱和节律（先用右手手掌或手掌尺侧缘，再用并拢的示指和中指指腹），触诊心前区有无搏动、震颤、心包摩擦感。

步骤三　叩诊

采用间接叩诊法（指指叩诊法）叩诊心脏相对浊音界。方法：患者取坐位时，检查者板指与其肋间垂直，患者取平卧位时，检查者板指与其肋间平行。叩左界时，从心尖搏动外2～3 cm处开始逐个向上叩击，直至第2肋间，分别做标记。叩右界时，先叩出肝上界，从肝浊音界上一肋间开始，由外向内逐个肋间向上叩诊，直至第2肋间。先左后右、自下而上，从外向内叩出心界，用硬尺准确测量心界大小，并按规定格式予以记录。

步骤四　听诊

步骤五 瓣膜听诊区

检查者依次听诊患者二尖瓣、肺动脉瓣、主动脉瓣、主动脉瓣第二听诊区和三尖瓣听诊区。

步骤六 心率和心律

步骤七 心音的听诊要点

心音的听诊要点包括第一和第二心音的特点、心音强度改变、心音性质、心音分裂、三音律。

步骤八 杂音的听诊要点

杂音的听诊要点包括部位、时期、性质、强度、传导和影响。

（二）血管检查

步骤一 触诊

触诊脉搏，如脉率、脉律、紧张度、强度的改变。

步骤二 听诊

听诊血管杂音。

【实训作业】

（1）按瓣膜听诊顺序相互练习听诊 5 位同学的心脏，在心肺模拟听诊仪上抽查病理性心脏听诊内容。

（2）病例分析。患者，男性，54 岁。患者 4 年来时有劳累后胸骨后疼痛发作，干活或走路累时均可发作，为压榨性疼痛。休息 1~2 分钟后可缓解，一般疼痛发作持续时间 3~5 分钟，患者未介意，因此未曾就诊。此次患者于 1 天前晨起发病，表现为胸骨后中、上段疼痛，比以往疼痛剧烈且持续时间较长，2 小时后才自行缓解。当晚 9：00 又发生疼痛，持续 3 小时不缓解，并伴有恶心、呕吐 1 次。于凌晨 1：00 由急诊入院。

查体：T 36.7 ℃，P 56 次/分，BP 112/82 mmHg。神志清楚，痛苦表情，强迫体位，呼吸平稳。双肺无异常，心界不大，心音低钝，心尖部可闻及 3/6 级收缩期吹风样杂音，心律齐。全腹软，无压痛，肝、脾未触及，双下肢无水肿。

辅助检查：血常规示 WBC $12.0×10^9$/L，N 0.70，L 0.30。心电图：第 1 份为入院当时（凌晨 1：00）描记，显示 V_3 导联 ST 段下降 0.1 mV，余无异常；第 2 份为凌晨 2：40 描记，显示与第 1 份描记相同；第 3 份为早晨 6：40 描记，显示 V_3 导联 ST 段增高，余无异常；第 4 份为早晨 7：10 描记，显示典型急性下壁心肌梗死图形，即 Ⅱ、Ⅲ、aVF 导联出现病理性 Q 波及 ST 段抬高。

临床诊断：急性下壁心肌梗死。

【思考题】

（1）该患者的护理评估要点有哪些？

（2）该患者病史中的心脏杂音是否正常？有何临床意义？

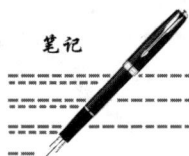

实训五　腹部检查

【实训目标】

（1）掌握腹部视、触、叩、听诊的操作，重点掌握腹部各脏器的视、触、叩、听诊操作方法。

（2）了解腹部体表标志与九区法、四区法分区。

（3）操作中关心患者，动作轻柔，认真仔细。

【实训准备】

听诊器、软尺。

【实训内容】

（1）指出体表标志。略。

（2）腹部九区法与四区法。略。

（3）视诊。腹部外形、腹壁皮肤、腹壁静脉、腹式呼吸运动、有无胃肠型及蠕动波。

（4）听诊。肠鸣音。

（5）叩诊。肝区叩击痛，移动性浊音叩诊方法，肋脊角叩击痛检查方法。

（6）触诊。腹壁紧张度、麦氏点、胆囊点、Murphy征检查，有无腹部包块，肝、胆囊的触诊。

【实训步骤】

（一）操作流程

步骤一　充分暴露腹部

步骤二　腹部体表标志

腹部体表标志包括肋弓、剑突、腹直肌外缘、胆囊点、脊肋点、麦氏点、髂前上棘、肋脊角。

步骤三　指出人工划线与分区触诊

（1）四区法。通过患者脐部做一水平线和一垂直线，将患者腹部分为4个区。

（2）九区法。通过两条水平线（两侧肋弓下缘连线和两侧髂前上棘连线），以及两条垂直线（分别为通过左右髂前上棘至腹中线连线的中点所做的垂直线），将患者腹部分为9个区。

步骤四 全腹触诊

患者取仰卧位，两手置于躯干两侧。检查者自患者左下腹开始以逆时针方向触诊全腹，先浅后深。触诊时检查者手指并拢，以轻柔动作感受患者腹肌紧张度，有无肿块，询问患者有无压痛。

步骤五 肝脏触诊

单手法触诊肝脏时，检查者将右手平置于患者右锁骨中线髂前上棘水平，并以检查者左手的示指与中指指端指向肋缘，嘱患者缓慢、自然地进行腹式深呼吸。患者呼气时，检查者指端轻轻压向深部；患者吸气时，检查者指端向上迎触下移的肝下缘。如此反复，逐渐移向肋缘。

步骤六 脾脏触诊

双手法触诊脾脏时，从患者髂前上棘水平开始，随着患者腹式深呼吸，自上而下移向左肋弓。

步骤七 墨菲（Murphy）征检查

检查者左手手掌放于患者右季肋部，拇指指腹以中等力度勾压于胆囊点，然后嘱患者缓慢深吸气。患者有胆囊炎症时可引起疼痛，或因剧烈疼痛而中止吸气，为 Murphy 征阳性。

步骤八 阑尾点压痛与反跳痛

检查者将右手并拢的 2~3 根手指置于患者脐与髂前上棘连线中、外 1/3 交界处，由浅入深地触压患者腹部，有疼痛者即为阳性，为阑尾病变的标志。检查者的手指在触诊压痛处稍停片刻，使压痛感觉趋于稳定，然后将手指迅速抬起，若患者感觉疼痛骤然加剧，即反跳痛阳性。

步骤九 叩诊

步骤十 肝脏叩击痛

检查者将左手手掌置于患者右肋弓缘，右手握拳，以轻至中等力量叩击左手手背，询问患者有无疼痛。

步骤十一 膀胱叩诊

膀胱叩诊主要用于评估膀胱的充盈度。叩诊在耻骨联合上方进行，沿腹中线由上向下。膀胱空虚者，可叩不出膀胱轮廓。膀胱有尿液潴留者，耻骨联合上方叩诊呈圆形浊音区。

步骤十二 肋角叩击痛

嘱患者取坐位，检查者将左手手掌平置于患者肋脊角处，右手握拳，以轻至中等力量叩击左手手背，询问患者有无疼痛。

步骤十三　移动性浊音叩诊

患者取仰卧位，检查者自脐水平向左叩至浊音时，固定板指，嘱患者右侧卧位，再叩，听取音调的改变。若浊音区随患者体位的改变而变化，即为移动性浊音阳性。

步骤十四　听诊肠鸣音

检查者将听诊器体件置于患者脐部附近的腹壁上，听诊肠鸣音至少1分钟。听诊内容包括肠鸣音的次数、音调和音响。

（二）触诊方法

1. 浅部触诊法　检查者将右手（亦可双手重叠）轻放于患者腹壁上，利用掌指关节及腕关节的弹力，柔和地依次进行滑动触摸。开始触诊时常采用此法，本法适用于检查腹壁的紧张度、压痛、反跳痛、腹部肿块等（图6-2）。

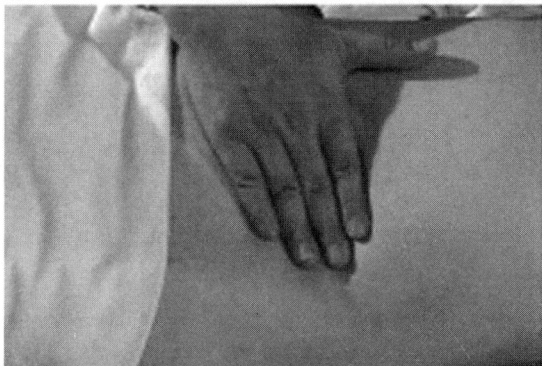

图6-2　浅部触诊法

2. 深部触诊法

（1）深部滑行触诊法。嘱患者张口平静呼吸，操作者以并拢的第2、3、4指末端逐渐压向腹后壁脏器或包块，在被触及的脏器或包块上做上下左右的滑动触摸，如为肠管或索条状包块，则应做与长轴相垂直的滑动触诊。此法有利于检查腹腔深部脏器和胃肠病变的检查（图6-3）。

（2）深压触诊法。用1个或2个、3个手指逐渐按压，以明确压痛的部位，如阑尾压痛点、胆囊压痛点等。

（3）双手触诊法。检查者用双手进行触诊，右手按滑行触诊法进行，而左手将被检查的部位或脏器托起推向右手，以便能清楚地触及检查的脏器。必要时可嘱患者取侧卧位。此法常用于检查肾、脾及肝（主要用于轻度肝、脾大的患者）。

（4）冲击触诊法。此法仅适用于大量腹腔积液，肝脾大或肿块难于触及时采用。方法：将右手第3、4指并拢，取几乎垂直的角度，置于患者腹壁上相应的部位，做数次急速而较有力的冲击动作，在冲击时即会触及腹腔内脏器或肿块在指端沉浮。注意此法应避免用力过猛而造成患者不适。

【实训作业】

（1）每人课后练习正常腹部检查5次，并按实训报告记录结果（表6-3）。

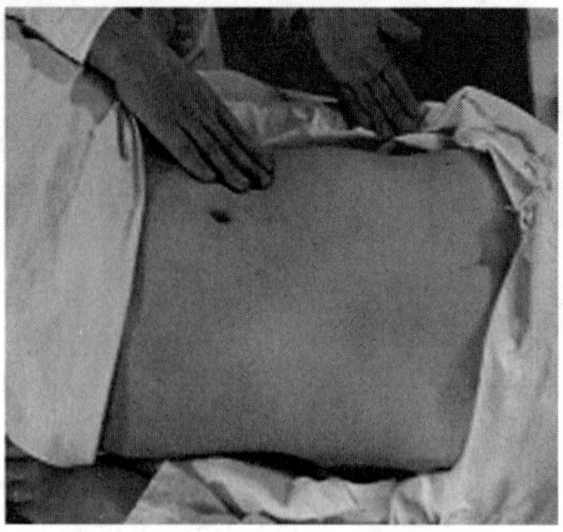

图6-3 深部滑行触诊法

表6-3 腹部检查实训报告

腹围测量(有腹腔积液时)_____ cm	
视诊:对称_____ 形状_____ 膨胀_____ 胃肠蠕动波_____	
腹壁静脉血流方向_____ 呼吸运动_____ 瘢痕_____	
疝_____ 腹部隆起_____	
触诊:软或硬度_____ 压痛_____ 肌肉紧张度_____ 反跳痛_____	
肝大小_____ 硬度_____ 表面性状_____ 压痛_____ 边缘_____	
脾大小_____ 硬度_____ 压痛_____ 切迹_____ 肿块_____	
膀胱膨胀_____ 振水音_____ 腹腔积液波动感_____	
叩诊:性质_____ 移动性浊音_____ 肾叩击痛 左_____ 右_____	
听诊:肠鸣音亢进_____ 减弱_____ 消失_____ 频率_____	
签名:_____ 日期:_____	

(2) 病例分析。患者,男性,45岁。近10天来出现腹胀,且逐渐加重,食欲明显下降,全身水肿,尿少。患者既往有肝硬化病史5年。查体:肝脏无肿大,颈静脉怒张,肝颈静脉回流征阴性。蛙腹,脐周腹壁静脉曲张,血流方向是脐以上向上,脐以下向下。颈部胸锁乳突肌处有似蜘蛛状的小红点,压之褪色,触诊有液波感,叩诊有移动性浊音。

【思考题】

(1) 该患者视、触、叩诊的特点及其临床意义有哪些?

(2) 形成腹腔积液的原因是什么?该患者至少有多少毫升腹腔积液?

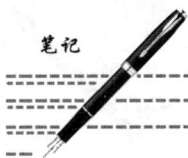

实训六　脊柱、四肢及神经系统检查

【实训目标】

（1）熟知脊柱、四肢及神经反射检查的内容及注意事项。

（2）能进行神经系统浅反射、深反射各项检查。

（3）操作过程中认真仔细，关心、体贴患者。

【实训准备】

叩诊锤、棉签。

【实训内容】

1. 脊柱及四肢检查

（1）脊柱弯曲度、压痛和叩击痛的检查方法。

（2）检查四肢关节有无畸形及四肢活动范围。

2. 神经系统检查

（1）感觉功能。

（2）运动功能。

（3）神经反射。

（4）病理反射。

（5）脑膜刺激征。

【实训步骤】

（一）脊柱及四肢检查

1. 脊柱检查

步骤一　脊柱外形

嘱患者站立，从侧面观察其脊柱有无前后凸出畸形，从背面观察脊柱有无侧凸畸形，或让患者上半身前倾15°，检查者用拇指自颈椎沿棘突依次向下压划，根据充血痕迹判断脊柱有无侧弯。

步骤二　脊柱活动度

嘱患者做腰部前屈、后伸、左右侧弯及旋转等动作，观察其脊柱活动度。

步骤三　脊柱压痛

检查者自患者颈椎向下，逐个按压脊柱棘突，确认有无压痛。

步骤四 脊柱叩击痛

直接叩诊时,检查者以叩诊锤直接叩诊患者各脊柱棘突,观察有无疼痛。间接叩诊时,检查者将左手手掌置于患者头部,右手握拳,用小鱼际肌叩击左手手背,观察有无疼痛。

2. 四肢检查

步骤一 上肢形态

观察患者双上肢形态、皮肤与指甲颜色、有无皮疹出血点。

步骤二 上肢关节运动

(1) 指关节运动。嘱患者做手指展开、握拳、拇指对掌运动。
(2) 腕关节运动。嘱患者做手腕背伸、掌曲运动。
(3) 肘关节。嘱患者做屈肘、伸肘运动。
(4) 肩关节运动。嘱患者尽可能地用左右上肢触及对侧耳朵。

步骤三 下肢形态

观察患者双下肢外形、皮肤,有无静脉曲张、杵状指等。

步骤四 下肢关节运动

(1) 踝关节运动。嘱患者做背伸、跖屈、内翻、外翻动作。
(2) 髋、膝关节运动。患者取仰卧位,双下肢伸直平放,检查者一手置于患者膝关节,另一手置于踝关节,做髋、膝关节屈曲、内旋、外旋动作。

(二) 神经系统检查

1. 运动功能检查

步骤一 上肢肌张力

嘱患者肢体放松,触诊上肢肌肉硬度及做上肢被动运动,根据触诊肌肉的硬度及关节被动运动时的阻力判断上肢的肌张力。

步骤二 上肢肌力

嘱患者用力做屈肘和伸肘动作,检查者分别从相反的方向测试患者对阻力的克服力量。注意两侧肢体的对比。

步骤三 下肢肌张力

嘱患者肢体放松,触诊下肢肌肉硬度及做下肢被动运动,根据触诊肌肉的硬度及关节被动运动时的阻力判断下肢的肌张力。

步骤四 下肢肌力

嘱患者用力做膝关节伸屈运动,检查者分别从相反的方向测试患者对阻力的克服力

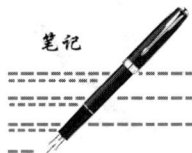

量。注意两侧肢体的对比。

2. 感觉功能检查

（1）痛觉检查。用针尖轻刺患者皮肤，让其陈述感受。注意两侧肢体的对比。

（2）触觉检查。用棉签轻触患者的躯干及四肢皮肤，让患者回答有无轻痒的感觉。

3. 生理反射

| 步骤一 | 浅反射

| 步骤二 | 角膜反射

嘱患者向内上方注视，检查者自消毒棉签捻出一条纤维，用其尖端从患者外侧移近并触及其角膜，观察眼睑闭合情况。如不引起瞬目反射，表明患者角膜感觉减退。

| 步骤三 | 腹壁反射

患者取仰卧位，下肢稍屈以使腹壁放松。检查者以棉签杆在肋下缘、脐水平、腹股沟上3个部位由外向内轻划患者腹壁皮肤。正常可见腹壁肌肉收缩。

| 步骤四 | 深反射

| 步骤五 | 肱二头肌反射

嘱患者肢体放松，前臂屈曲呈90°。检查者以左手拇指置于患者肘部肱二头肌肌腱处，右手持叩诊锤叩击左手拇指指甲，可使患者肱二头肌收缩而引出屈肘动作。

| 步骤六 | 肱三头肌反射

嘱患者肢体放松，前臂外展，半屈曲呈90°。检查者以左手托起患者肘部内侧，右手持叩诊锤叩击其鹰嘴上方肱三头肌肌腱。正常可见前臂伸展。

| 步骤七 | 膝腱反射

嘱患者肢体放松，检查者以左手托起患者膝关节，使之自然弯曲120°，右手持叩诊锤叩击髌骨下方股四头肌肌腱。正常可引出小腿伸展。

| 步骤八 | 跟腱反射

嘱患者肢体放松，下肢髋及膝稍弯曲外展。检查者以左手将患者足部背曲呈90°，右手以叩诊锤叩击其跟腱处。正常可见腓肠肌收缩，足向跖面屈曲。

4. 病理反射

| 步骤一 | 巴宾斯基（Babinski）征

检查者用棉签杆沿患者足底外侧缘由后向前划至小趾根部，再转向外侧。阳性反应为踇趾背伸，其余4趾呈扇形展开。

| 步骤二 | 奥本海姆（Oppenheim）征

检查者用拇指和示指沿患者胫骨前缘用力下推，阳性表现同巴宾斯基征。

步骤三 霍夫曼（Hoffmann）征

检查者用左手握住患者前臂近腕关节处，右手示指和中指夹住患者中指，并向前上方提拉，再用拇指的指甲急速弹刮患者中指的指甲。如患者有拇指屈曲内收，其余手指末节有屈曲动作，即为阳性反应。

5. 脑膜刺激征

步骤一 颈项强直

嘱患者去枕平卧，双下肢伸直。检查者右手置于患者胸部，左手托其枕部，做被动屈颈动作，测试其颈部抵抗力。

步骤二 克尼格（Kernig）征

患者取仰卧位，检查者抬起患者一侧下肢，使其屈髋屈膝呈近乎90°状态时，左手按住其膝关节，右手将患者小腿抬高。正常人膝关节可伸达135°以上。

步骤三 布鲁津斯基（Brudzinski）征

患者仰卧位，双下肢伸直，检查者右手按于患者胸前，左手托起患者颈部，做头部前屈动作。观察患者是否出现膝、髋关节屈曲。

【实训作业】

（1）每人课后练习正常腹部检查5次，并按实训报告记录结果（表6-4）。

表6-4 脊柱、四肢及神经反射检查实训报告

脊柱:畸形＿＿＿＿＿＿＿＿＿＿＿＿＿＿ 压痛＿＿＿＿＿＿＿＿＿＿＿＿＿＿＿＿

四肢:畸形＿＿＿＿＿＿＿＿＿＿＿＿＿＿ 强直或瘫痪＿＿＿＿＿＿＿＿＿＿＿＿＿

肌肉萎缩＿＿＿＿＿＿ 骨折＿＿＿＿＿ 杵状指＿＿＿＿＿ 静脉曲张＿＿＿＿＿＿＿＿

关节:＿＿＿＿＿＿＿＿＿＿＿＿＿＿＿＿＿＿＿＿＿＿＿＿＿＿＿＿＿＿＿＿＿＿＿＿

神经检查

反射	肱二头肌	肱三头肌	腹壁	膝腱	跟腱
左					
右					

签名:＿＿＿＿＿＿＿ 日期:＿＿＿＿＿＿＿

（2）名词解释。

1）巴宾斯基征。

2）克尼格征。

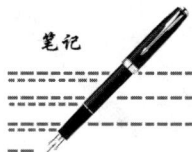

实训七 全身体格检查

【实训目标】

（1）掌握全身体格检查的方法及检查程序。

（2）操作中关心、体贴患者，动作轻柔，认真仔细。

【实训准备】

体温计、血压表、压舌板、手电筒、听诊器、笔、硬尺、叩诊锤、棉签。

【实训内容】

（一）检查前准备

（1）准备和清点物品。

（2）洗手，自我介绍。

（二）一般状态检查

（1）观察患者发育、营养、面容、表情、体位和意识状态。

（2）测量体温（腋温，至少10分钟）。

（3）触诊桡动脉至少30秒。

（4）视诊呼吸类型和频率至少30秒。

（5）测量右上肢血压。

（三）头颈部检查

（1）观察头部外形、毛发分布、异常运动等；触诊头部。

（2）视诊双眼及眉；分别检测左右眼近视力；检查下睑结膜、球结膜和巩膜；翻转上睑，检查上睑结膜、球结膜和巩膜；观察双侧瞳孔大小；检查瞳孔对光反射；检查双眼角膜反射。

（3）视诊双侧外耳及耳后区；触诊双侧外耳及耳后区；摩擦手指或用表检查双耳听力。

（4）视诊外鼻；观察鼻前庭、鼻中隔；分别检查左右鼻道通畅情况；检查双侧上颌窦、额窦、筛窦压痛点。

（5）观察口唇；借助压舌板检查颊黏膜、牙齿、牙龈、舌、软腭、腭垂、口咽部及扁桃体。

（6）暴露颈部；触诊双侧耳前、耳后、枕后、颌下、颏下、颈前、颈后、锁骨上淋巴结；触诊颈静脉；触诊左右颈动脉；配合吞咽动作，视、触诊甲状腺叶；触诊气管位置。

（四）前、侧胸部检查

（1）暴露胸部；观察胸部外形、对称性、皮肤和呼吸运动；视诊乳房；触诊左右乳房（4个象限及乳头）。

（2）触诊双侧腋窝淋巴结（5个群）。

（3）检查双侧胸廓扩张度。

（4）触诊双侧肺部语音震颤（上、中、下双侧对比）；检查有无胸膜摩擦感。

（5）直接叩诊双侧前胸和侧胸（上、中、下双侧对比）；间接叩诊双侧前胸和侧胸（自上而下，由外下向内、双侧对比）。

（6）听诊双侧前胸和侧胸（自上而下，由外下向内、双侧对比）；听诊双侧语音共振（上、中、下双侧对比）。

（7）切线方向视诊心尖、心前区搏动；触诊心尖搏动。

（8）叩诊左侧心脏相对浊音界；叩诊右侧心脏相对浊音界。

（9）听诊二尖瓣区（频率、节律、心音、杂音、摩擦音）；听诊主动脉瓣区、主动脉瓣第二听诊区、肺动脉瓣区、三尖瓣区（心音、杂音、摩擦音）。

（五）背部检查

（1）嘱患者坐起，充分暴露背部；视诊脊柱外形、胸廓及呼吸运动；检查骶尾部有无水肿、压疮。

（2）检查胸廓扩张度及对称性；触诊双侧肺部语音震颤（肩胛间区、肩胛下区），触诊脊柱有无畸形、压痛。

（3）嘱患者双上肢交叉，直接叩诊双侧后胸部；间接叩诊双侧后胸部；肩胛线上叩诊双侧肺下界及肺下界移动度；直接叩诊法检查脊柱叩击痛；检查双侧脊肋角有无压痛及叩击痛。

（4）听诊双侧后胸部；听诊双侧语音共振。

（六）腹部检查

（1）正确暴露腹部，嘱患者屈膝，双上肢置于身体两侧，平静呼吸；视诊腹部外形、对称性、皮肤及腹式呼吸等。

（2）自左下腹开始，逆时针自脐部浅触诊全腹；再深触诊全腹；在右锁骨中线上用单手法触诊肝脏，在前正中线上用双手法触诊肝脏；检查肝颈静脉回流征；检查胆囊点有无压痛；双手法触诊脾脏；触诊腹股沟淋巴结，有无肿块、疝等。

（3）检查肝脏、肾脏有无叩击痛；沿脐水平面先左后右叩诊移动性浊音。

（4）听诊肠鸣音至少1分钟。

（七）上肢检查

（1）正确暴露上肢，视诊上肢皮肤、关节、指甲等。

（2）检查指关节、腕关节、肘关节、肩关节运动；检查上肢肌张力；检查屈肘、伸肘肌力。

（3）检查肱二头肌、肱三头肌反射。

（八）下肢检查

（1）正确暴露下肢，检查双下肢外形、皮肤、趾甲；检查下肢有无水肿。

（2）检查踝关节、膝关节、髋关节运动；检查下肢肌张力；检查屈膝、伸膝肌力。

（3）触诊双侧足背动脉。

（4）检查膝腱反射、跟腱反射；检查巴宾斯基征、奥本海姆征、克尼格征、布鲁辛斯基征。

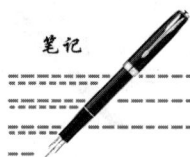

（九）步态与腰椎运动检查

（1）观察患者步态。

（2）检查患者腰椎屈、伸、左右侧弯及旋转运动。

（十）结束

（1）整理用物。

（2）感谢患者的配合。

【实训作业】

每人课后练习全身体格检查 5 次，并按实训报告记录结果。

体格检查实训报告

体温:_____℃　脉搏:_____次/分　呼吸:_____次/分

血压:_____mmHg　身高:_____cm　体重:_____kg

全身状况

　意识状态:清晰　嗜睡　意识模糊　昏睡　浅昏迷　深昏迷　谵妄

　营养:良好　中等　不良　肥胖　消瘦　恶病质

　面容:正常　病容(类型:_____)

　体位:自动体位　被动体位　强迫体位(类型_____)

　步态:正常　异常(类型_____)

皮肤黏膜

　颜色:正常　发红　苍白　发绀　黄染　色素沉着　色素脱失

　湿度:正常　潮湿　干燥

　温度:正常　热　冷

　弹性:正常　减退

　完整性:完整　皮疹　皮下出血(部位及分布_____)

　压疮:无　有(描述_____)

　水肿:无　有(描述_____)

　瘙痒:无　有(描述_____)

　淋巴结:正常　肿大(描述_____)

头部

　眼睑:正常　水肿

　结膜:正常　水肿　出血

　巩膜:正常　黄染

　瞳孔:正常　异常(描述_____)

　口唇:红润　发绀　苍白　疱疹　歪斜

　口腔黏膜:正常　出血点　溃疡　其他(_____)

　牙齿:完好　缺失(_____)　义齿(_____)

颈部

　颈项强直:无　有

　颈静脉:正常　充盈

　气管:居中　偏斜

　肝颈静脉回流征:阴性　阳性

胸部

    呼吸方式:自主呼吸　机械呼吸　简易呼吸器辅助呼吸

    呼吸节律:规则　　不规则(描述_____)

    呼吸困难:无　轻度　中度　重度　极重度

    呼吸音:正常　异常(描述_____)

    啰音:无　　有(描述_____)

    心率:_____次/分　心律:齐　不齐(描述_____)

    杂音:无　有(描述_____)

腹部

    外形:正常　膨隆　凹陷　胃型　肠型

    腹肌紧张:无　有(描述_____)

    压痛:　　无　　有(描述_____)

    反跳痛:　无　　有(描述_____)

    肝大:　无　　有(描述_____)

    脾大:　无　　有(描述_____)

    移动性浊音:阴性　阳性

    肠鸣音:正常　亢进　减弱　消失

    肛门、直肠:未查　正常　异常(描述_____)

    生殖器:未查　正常　异常(描述_____)

脊柱、四肢

    脊柱:正常　畸形(描述_____)活动:正常_____受限

    四肢:正常　畸形(描述_____)活动:正常_____受限

神经系统

    肌张力:正常　增强　减弱

    肢体瘫痪:无　有(描述_____)肌力:_____级

    巴宾斯基征:阴性　阳性

    奥本海姆征:阴性　阳性

    克尼格征:阴性　阳性

    布鲁津斯基征:阴性　阳性

签名:_____　日期:_____

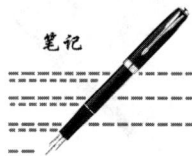

实训八　临床常见病体征检查

【实训目标】

（1）通过临床见习能识别呼吸、循环、消化系统常见病的阳性体征。

（2）通过与患者及其家属接触，提高沟通能力。

（3）在临床护理实践中，培养尊重、关爱患者的良好医德，认真、严谨的工作作风和团结、协作的合作精神。

【实训准备】

听诊器、直尺。

【实训方法】

（1）带教老师在呼吸、循环、消化内科病房选择适合见习的常见病患者若干名。

（2）由6~10名学生组成一个实训小组，每组有1名带教老师负责临床见习全过程。进入病区前学生应衣帽整洁，充分体现当代护生应有的精神面貌和端庄仪表。

（3）先让学生参阅患者的病例资料，然后了解患者的基本情况，最后确定交谈的目的和方式。

（4）临床带教老师把学生带到患者床边或安排合适的环境，介绍并引导学生观察和识别常见的阳性体征。

（5）询问结束后，应向患者及其家属致谢、道别，充分体现护患双方之间的友好合作关系。

（6）带教老师做临床见习小结。

【实训步骤】

（一）呼吸系统常见病的阳性体征

1. 异常胸廓　如桶状胸等。

2. 视诊　呼吸运动增强或减弱，三凹征，呼吸节律改变如潮式呼吸、间停呼吸等。

3. 触诊　触觉语颤增强、减弱或消失。

4. 叩诊　病理性叩诊音，包括在正常肺部清音区出现的浊音、实音、鼓音或过清音。

5. 听诊　病理性肺泡呼吸音，包括肺泡呼吸音增强、减弱或消失，呼气延长；啰音包括干啰音（鼾音、哮鸣音）和湿啰音（大、中、小水泡音等）。

6. 见习病种及体征　见表6-5。

表6-5 临床常见病病种及体征

病种	视诊		触诊		叩诊	听诊		
	胸廓	呼吸运动	气管	语颤	音响	呼吸音	啰音	语音共振
肺实变	对称	病侧减弱	正中	病侧增强	浊音或实音	支气管呼吸音	湿啰音	病侧增强
肺气肿	桶状	减弱	正中	减弱或消失	过清音	减弱	多无	减弱
肺不张	病侧凹陷	病侧减弱	移向病侧	—	浊音	消失	无	减弱或消失
胸腔积液	病侧饱满	病侧减弱或消失	移向健侧	减弱或消失	实音	减弱或消失	无	减弱或消失
胸膜增厚	病侧凹陷	病侧减弱	移向病侧	减弱或消失	浊音	减弱	无	减弱
气胸	病侧饱满	病侧减弱或消失	移向健侧	减弱或消失	鼓音	消失	无	消失

（二）循环系统常见病的阳性体征

1. 见习病种　风湿性心瓣膜病、心功能不全、心脏扩大、先天性心脏病等。
2. 视诊　心前区隆起、心尖搏动弥散、二尖瓣面容、端坐呼吸、颈静脉怒张。
3. 触诊　心尖抬举样搏动、心前区震颤、水冲脉、奇脉、细脉、肝颈静脉回流征。
4. 听诊　心房颤动、期前收缩、收缩期及舒张期杂音。

（三）消化系统常见病的体征

1. 见习病种　肝硬化、腹腔积液、腹膜炎、不完全性幽门梗阻、肠梗阻等。
2. 视诊　腹部隆起、蛙状腹、舟状腹、脐疝、腹壁静脉曲张等。
3. 触诊　溃疡病压痛点、胆囊炎压痛点、腹部包块触诊、肝脏触诊。
4. 叩诊　移动性浊音。
5. 听诊　肠鸣音活跃、亢进或减弱。

【实训作业】

各小组整理患者资料，讨论收获及存在的问题，每位学生写一份见习体会。

笔记

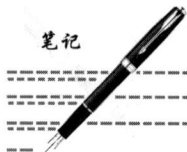

实训九 实验室检查

【实训目标】

(1) 掌握"三大常规"检验结果的正常值。

(2) 熟悉临床上各种常见检验标本的采集与送检。

(3) 了解临床上各种常见检验报告单的书写规格与形式。

(4) 通过分析临床上常见各项检验报告单，能说出各项结果的临床意义。

【实训用物】

尿比重计、量杯，各种临床常见检验报告单，三大常规及全项生化检验电教片。

【实训步骤】

1. 观看电教片 血、尿、粪便三大常规及全项生化检验。

2. 尿比重测定

(1) 取清水、尿液各一量杯，将比重计放入，分别读出尿液、清水的比重，并记录。

(2) 读数时注意双眼平视刻度线，读数要准确。

3. 各种常见检验报告单分析

(1) 血常规检验报告单分析。

(2) 尿十项检验报告单分析。

(3) 粪便常规检验报告单分析。

(4) 全项生化检验报告单分析。

(5) "乙肝两对半"检验报告单分析。

4. 病例分析

病例一：患者，男性，38岁。因乏力、纳差、厌油、恶心就诊。实验室检查：血清蛋白总量 60 g/L，白蛋白 40 g/L，球蛋白 20 g/L，总胆红素 170 μmol/L，血清结合胆红素 80 μmol/L，血清谷-丙转氨酶 800 U/L，血清 γ-谷氨酰转肽酶 40 U/L。

【思考题】

(1) 该患者上述哪些指标异常？你考虑该患者可能的诊断是什么？

(2) 该患者的主要护理诊断有哪些？

病例二：患者，男性，35岁。血常规检查：红细胞计数 2.8×10^{12}/L，血红蛋白 75 g/L，白细胞计数 10×10^{9}/L，中性粒细胞 70%，嗜酸性粒细胞 4%，淋巴细胞 26%。

【思考题】

该患者最主要的健康问题是什么？

【实训作业】

结合具体病例，掌握各项实验室检查标本的采集方法及临床意义。

实训十 心电图机操作及心电图分析

【实训目标】

(1) 掌握常用心电图导联的连接方法，学生初步具有独自操作心电图机的能力。

(2) 熟悉心电图的分析步骤及各波段的测量和正常值。

(3) 了解心电图的描记方法和心电图报告的书写格式。

【实训准备】

心电图机 4~6 台，心电图纸若干，75%乙醇或生理盐水棉球数个。

【实训步骤】

(一) 操作流程

步骤一 患者准备

核对患者姓名，嘱患者休息片刻后四肢平放、肌肉放松。

步骤二 皮肤处理

操作者于患者两侧手腕屈侧腕关节上方约 3 cm 处及两侧内踝上部约 7 cm 处，涂抹导电胶或生理盐水，也可用 75%乙醇棉球拭净电极下患者皮肤上的油脂，以减少皮肤的摩擦和降低误差。

步骤三 电极安置

1. 长导线连接肢体导联 右上肢为红色；左上肢为黄色；左下肢为绿色；右下肢为黑色。

2. 短导线连接胸导联 导线末端连接电极处有颜色标记：V_1，胸骨右缘第 4 肋间（红色）；V_2，胸骨左缘第 4 肋间（黄色）；V_3，V_2 与 V_4 连线中点（绿色）；V_4，左锁骨中线平第 5 肋间（褐色）；V_5，左腋前线与 V_4 同一水平（黑色）。

步骤四 描记心电图

(1) 接通电源和地线。

(2) 选择走纸速度（25 mm/s）及定准电压（1 mV）。

步骤五 导联切换

依次记录 Ⅰ、Ⅱ、Ⅲ、aVR、aVL、aVF、V_1~V_6 导联，一般各导联记录 3~5 个心室波即可。若有下壁心肌梗死，可加做 V_3R~V_5R_0 及 V_7~V_9 导联。

步骤六　记录

在心电图纸前部注明患者姓名、性别、年龄、记录时间（年、月、日、小时、分钟）、病区及床号，同时标记各导联。

（二）分析心电图

1. 描记心电图　按 Ⅰ、Ⅱ、Ⅲ、aVR、aVL、aVF、$V_1 \sim V_6$ 的顺序进行描记。

2. 检查操作过程　包括检查操作过程有无技术误差，导联有无接错，电压标准是否正确，有无电压减半。

3. 检查每个心动周期　检查每个心动周期是否有 P 波（P 波明显导联为 Ⅱ、aVR、$V_3 \sim V_6$），并辨认 P 波与 QRS 波群的关系，以确定心脏的节律是正常还是异常。

（1）心率的测量。心率（HR）测量的计算方法有以下 3 种。

1）心律规则：HR（次/分）＝60 秒/P-P 间期或 R-R 间期（秒）。

2）心律不规则：测量 5 个心动周期的 R-R 或 P-P 间期，算出平均值，后代入上述公式求出心率。

3）目测法：HR（次/分）＝6 秒内的 P 波数或 R 波数×10（10 秒内的 P 波数或 R 波数×6）。

（2）各波波幅的测量。测量正向波（如 R 波）高度时，应从基线上缘垂直量至波形顶端的水平距离；测量负向波（如 S 波或 Q 波）深度时，应从基线下缘垂直量至波形最低处（波谷顶点）的水平距离。

（3）各波段时间的测量。

1）P-R 间期：P 波起点至 QRS 波群起点间的距离。

2）室壁激动时间（VAT）：QRS 波群起点与 R 波顶端垂直线的间距。

3）Q-T 间期：QRS 波群起点至 T 波终点的距离。

4）波宽测量：各波时间应自波形起点的内缘测至波形终点的内缘。

（4）ST 段移位的测量。ST 段是指 J 点（为 QRS 波群的终末与 ST 段起始的交接点）至 T 波起点之间的线段。测量时取 T-P 段为对照基线，而现在多主张以 QRS 波群的起点为对照点。

1）ST 段下移：测量下移的 ST 段下缘至 J 点对照基线下缘的垂直距离。

2）ST 段抬高：测量抬高的 ST 段上缘至 J 点对照基线上缘的垂直距离。

（5）V_1 导联 P 波终末电势（$PtfV_1$）测定。分别测出双向 P 波的负向波电压（mm）和负向波时间（秒），两者的乘积称为 $PtfV_1$。

（6）心电轴测量。根据 Ⅰ 和 Ⅲ 导联的 QRS 波群的高度和深度，来估测平均心电图轴。

目测法：①正常心电轴，Ⅰ、Ⅲ 导联 QRS 波群的主波方向均向上。②心电轴左偏，Ⅰ 导联主波方向向上，Ⅲ 导联主波方向向下。③心电轴右偏：Ⅰ 导联主波方向向下，Ⅲ 导联主波方向向上。

口诀：Ⅰ 导左，Ⅲ 导右，哪边向上哪边偏。

（7）心电轴偏移分类与临床意义。

1）正常心电轴：$0° \sim +90°$，见于正常人。

2）心电轴左偏：$<0°$，见于心脏横位、左心室肥大。

3) 心电轴右偏：+90°~+180°，见于右心室肥大。

（三）正常心电图的波形特点与正常值

1. P 波　代表左、右心房除极的电位变化。

（1）形态。P 波呈钝圆形，光滑，偶有轻度切迹或双峰，但峰距小于 0.04 秒。

（2）方向。P 波在 Ⅰ、Ⅲ、aVF，$V_4 \sim V_6$ 导联均直立，aVR 导联倒置，其余导联可呈直立、双向、倒置或低平。

（3）时间。正常人 P 波时间小于 0.11 秒。

（4）振幅。P 波振幅在肢体导联小于 0.25 mV，胸导联小于 0.2 mV。

2. P-R 间期　是指从 P 波起点至 QRS 波群的起点，代表心房开始除极至心室开始除极所需的时间。心率在正常范围时，成人的 P-R 间期为 0.12~0.20 秒。

3. QRS 综合波（波群）　代表心室肌除极的电位变化。第 1 个向上的波称为 R 波；R 波之间向下的波称为 Q 波；R 波之后向下的波称为 S 波；S 波后再出现向上的波称为 R'波；R'波后再出现向下的波称为 S'波。

（1）时间。正常为 0.06~0.10 秒，最宽不超过 0.11 秒。

（2）波形和振幅。正常人 V_1、V_2 导联多呈 rS 型，V_1 导联的 R 波小于 1.0 mV。V_5、V_6 可呈 qR、qRs、Rs 或 R 型，R 波振幅小于 2.5 mV。V_3、V_4 导联的 R 波和 S 波的振幅大体相等。正常人的胸导联 R 波自 $V_1 \sim V_6$ 逐渐增高，S 波逐渐变小，V_1 的 R/S 小于 1，V_5 的 R/S 大于 1。AVR 导联的 QRS 主波向下，可呈 QS、rS、rSr'、Qr 型，aVR 的 R 波小于 0.5 mV。aVL 与 aVF 的 QRS 波群可呈 qR、Rs 或 R 型，也可呈 rS 型。AVL 的 R 波小于 1.2 mV，aVF 的 R 波小于 2.0 mV，Ⅰ 导联的 R 波小于 1.5 mV。Ⅰ、Ⅱ、Ⅲ 导联的 QRS 波群在没有电轴偏移的情况下，其主波一般向上。

$Rv_5 + Sv_1$ 小于 4.0 mV（男性）或小于 3.5 mV（女性），$Rv_1 + Sv_5$ 小于 1.2 mV。

肢体导联的 QRS 波群振幅（正向波与负向波振幅的绝对值相加）一般不应小于 0.8 mV。

（3）Q 波。除 aVR 导联外，正常 Q 波的深度应小于同导联 1/4 R，时间小于 0.04 秒。V_1、V_2 导联不应有 Q 波，但可呈 QS 型。

4. J 点　是指 QRS 波群的终点（J 点）至 T 波起点间的线段，代表心室缓慢复极过程。

5. ST 段　是指自 QRS 波群的终点（J 点）至 T 波起点间的线段，代表心室缓慢复极过程。正常的 ST 段为一等电位线，有时亦可有轻微的偏移。但在任一导联，ST 段下移不应超过 0.05 mV，ST 段上抬在 $V_1 \sim V_2$ 导联不超过 0.3 mV，V_3 不超过 0.5 mV，$V_4 \sim V_6$ 与肢体导联不超过 0.1 mV。

6. T 波　能反映左右心室快速复极过程的电位变化，为心室复极波。

（1）形态。T 波形态圆钝、低而宽，两支不对称，前支长、后支短，常无切迹。

（2）方向。正常 T 波常与 QRS 主波方向一致，Ⅰ、Ⅱ $V_4 \sim V_6$ 导联直立，aVR 导联倒置，其余不定。

（3）振幅。正常情况下，在 R 波为主的导联中，T 波不应低于同导联 R 波的 1/10。

7. Q-T 间期　是指从 QRS 波的起点至 T 波终点，代表心室除极与复极的总时间。心率正常时，Q-T 间期的正常范围为 0.32~0.44 秒。

8. U 波　是指 T 波后 0.02~0.04 秒出现的振幅很小的波，代表心室后继电位。产生机制尚不清楚，方向大体与T波方向相一致。在V_3导联较为明显，U波明显增高，常见于低钾血症。

（四）心电图的分析步骤与心电图报告

（1）大致浏览。将各导联心电图按顺序摆好，全面检查，注意各导联有无连接或标记错误，判断和排除各种误差与干扰，定标电压是否准确，个别导联有无减半电压等。

（2）找出P波。根据P波在各导联的形态，确定主导心律。测量P-P间距或R-R间距计算出心房或心室率。如心律不规则，应连续测量10个R-R间距，求出平均值，计算出平均心率。

（3）观察I和II导联的主波方向，大致确定心电轴的方向，必要时用振幅法或查表法算出心电图度数，判断有无心电轴偏移。

（4）观察并测量各导联P波与QRS波群的形态、方向、电压，测量P-R间期、Q-T间期、QRS时限，必要时测量V_1、V_5室壁激动时间。

【实训作业】

按心电图报告内容和格式书写心电图报告。

心电图报告

姓名_____　　性别_____　　年龄_____　　检查日期_____			
科别_____　　门诊_____　　病案_____　　报告日期_____			
临床诊断　　　　　　　用药情况			
节律特征			
心率　　　　心房率　　　　心室率　　　　P-R间期　　　秒			
P　　　　　　QRS时间　　　　秒			
QRS波型　　　　aVR　　　　aVL　　　　aVF　　　　心电轴			
V_1　　　　V_3　　　　V_5　　　　转位：____时针旋转			
ST段			
T波			
U波			
心电图诊断			
心电图号_____			
报告者_____　　日期_____			

实训十一　影像学检查

【实训目标】

（1）掌握 X 线检查前的护理、健康宣教。

（2）学生能简述 X 线检查的方法及临床应用，并能指导和协助患者做好 X 线检查前的准备。

（3）掌握正常及常见的病理 X 线片的阅片，以及 B 超机的基本使用方法。

（4）熟悉 X 线及超声检查的类型。

（5）了解 X 线及超声检查的原理。

【实训准备】

X 线片、阅片机、B 超机、耦合剂。

【实训步骤】

（一）X 线检查方法

1. 透视　在呼吸系统 X 线诊断中的重要性，以及在胃肠造影检查中的配合作用。

2. X 线片　正位及侧位的应用价值。肺部基本病变包括渗出、增殖、纤维化、钙化、空洞、肿块及积液等。

3. 造影检查　支气管造影适应证及方法；胃肠造影检查的适应证及方法；胆囊造影检查的适应证及方法；静脉肾盂造影检查的适应证及方法。

4. CT（计算机体层摄影）、MRI 磁共振成像检查　在内科疾病诊断中的应用。

（二）X 线检查前准备

（1）向患者说明进行 X 线检查的目的，并就有关方法和要求做出解释，以使患者放松身心并配合做好检查。

（2）指导患者进行透视检查，除去检查部位一切外物，如发夹、金属饰物、膏药、敷料等，并脱除厚层衣服；指导行摄片检查的患者充分裸露检查部位，并练习屏气 1~2次。对行胃肠摄片患者，消除肠道气体及粪便。

（3）造影检查前了解患者的病史、碘过敏史（过敏者不宜进行造影），并备齐各类急救用物和药物。

1）为接受碘剂造影患者做碘过敏试验。方法：将 35% 碘造影剂滴入患者眼结膜，15分钟后观察有无充血反应；或用同剂型造影剂 1 ml 做缓慢静脉注射，于 15 分钟内观察有无胸闷、心悸、恶心、呕吐、呼吸急促、头晕、头痛等，以及有无荨麻疹、血管水肿、支气管痉挛及低血压等不良反应。出现不良反应者可给予肾上腺素、糖皮质激素、抗组胺药，严重反应者给予立即抢救。

2）行支气管碘酒造影者，于造影前 3 天每日口服祛痰药，并做体位引流，以尽可能

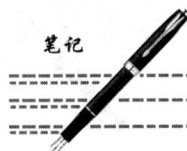

将痰液排出；造影前 1 天做碘剂和普鲁卡因过敏试验；造影者禁食 3 小时，造影前 1 小时给予口服地西泮 5 mg，造影前 30 分钟给予皮下注射阿托品 0.5 mg。

3）行心血管造影者，于造影前 1 天做碘剂、普鲁卡因和青霉素过敏试验，穿刺部位备皮；造影前禁食 3 小时，造影前 30 分钟给予口服苯巴比妥 0.1 g；造影前连接心电图导联及示波器，需要时给予氧气吸入。

4）行胃肠钡餐和钡剂灌肠检查者，于胃肠钡餐前 3 天禁服影响胃肠功能的药物和含铋、镁、钙等重金属药物；禁食 10 小时以上；幽门梗阻者应先抽出胃内容物，并洗胃；钡剂灌肠前 1 天给予少渣半流质饮食，下午到晚间饮水 1000 ml 左右（行气钡双重造影者，于检查前 1 日晚间服用番泻叶导泻），检查日早餐禁食，检查前 2 小时给予彻底清洁灌肠。

5）行静脉肾盂造影，造影前 3 天禁服含重金属药物；造影前 1 天做碘过敏试验，给予少量无渣、少胀气食物；造影前 1 日晚间服用番泻叶导泻；造影前限制饮水 6 小时；术前施行清洁灌肠；对碘过敏，有严重肝、肾损害，心力衰竭患者为禁忌。

6）行脑血管造影者，于造影前 1 天做碘剂和普鲁卡因过敏试验，造影前检查出凝血时间；造影前禁食 4~6 小时；造影前 30 分钟给予口服苯巴比妥 0.1 g，并皮下注射阿托品 0.5 mg。

（三）X 线片的成像原理

高密度成白色，中等密度成灰色，低密度成黑色。

（四）阅片方法

（1）分析影像学检查的技术条件；了解图像与照片的质量，能否达到诊断的要求。
（2）按部就班，系统观察，不留遗漏，不受干扰。
（3）发现异常；认识正常是辨别异常的基础；熟悉相关的正常解剖结构。
（4）异常征象的观察。
1）病变的位置和分布，如结核、骨肉瘤、骨巨细胞瘤等。
2）病变的数目，如多发、多转移。
3）病变的形状，如斑片影、结节影或块状影。
4）病变的边缘形态，如锐利、光滑。
5）病变的密度，如骨密度。
6）邻近器官和组织的改变，以及诊断和治疗。
7）注意器官功能的变化。

（五）示范操作

教师简单示范 B 超机的操作，并讲解 B 超检查前的患者准备。

【实训作业】

（1）影像学检查的护理配合及检查前的各项准备。
（2）B 超检查前的各项准备。

实训十二 功能性健康型态评估

【实训目标】

(1) 掌握自我概念的评估方法和内容。

(2) 熟悉心理评估的方法。

【实训准备】

Rosenberg 自尊量表、焦虑自评量表、抑郁自评量表。

【实训方法】

(1) 学生分组练习操作,教师巡视指导。

(2) 学生回示,师生共同总结。

(3) 教师带领学生到医院问诊,同时发放量表进行评估及分析。

【实训步骤】

(一) Rosenberg 自尊量表

见表 6-6。

表 6-6 **Rosenberg 自尊量表**

项目	请圈上最适合的情况			
(1)总的来说,我对自己满意	SA	A	D*	SD*
(2)有时我觉得自己一点都不好	SA*	A*	D	SD
(3)我觉得我有不少优点	SA	A	D*	SD*
(4)我和绝大多数人一样能干	SA	A	D*	SD*
(5)我觉得我没什么值得骄傲的	SA*	A*	D	SD
(6)有时我真觉得自己很没用	SA*	A*	D	SD
(7)我觉得我是一个有价值的人	SA	A	D*	SD*
(8)我觉得我能多一点自尊心就好了	SA*	A*	D	SD
(9)无论如何我都觉得自己是一个失败者	SA*	A*	D	SD
(10)我总以积极的态度看待自己	SA	A	D*	SD*

注:该量表含有 10 个测量自尊的项目,回答方式为非常同意(SA)、同意(A)、不同意(D)、很不同意(SD)。凡标有 * 的参考答案表示自尊低下。

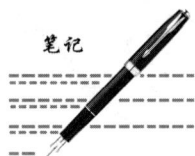

（二）焦虑自评量表

见表 6-7。

表 6-7　焦虑自评量表

项目	没有或很少时间有	少部分时间有	相当多时间有	绝大部分或全部时间有
(1)我觉得自己比平时容易紧张和着急	□	□	□	□
(2)我会无缘无故地感到害怕	□	□	□	□
(3)我很容易心烦意乱或感到恐慌	□	□	□	□
(4)我觉得自己可能发疯了	□	□	□	□
*(5)我觉得一切都很好,也不会发生什么不幸的事情	□	□	□	□
(6)我手脚颤抖	□	□	□	□
(7)我因头痛、颈痛和背痛而苦恼	□	□	□	□
(8)我感觉自己容易衰弱和疲乏	□	□	□	□
*(9)我觉得心平气和,并且容易安静地坐着	□	□	□	□
(10)我觉得心跳得很快	□	□	□	□
(11)我因为一阵阵头昏而苦恼	□	□	□	□
(12)我有晕倒发作或就要晕倒的感觉	□	□	□	□
*(13)我感到呼气、吸气都很容易	□	□	□	□
(14)我手脚麻木和刺痛	□	□	□	□
(15)我因为胃痛和消化不良而苦恼	□	□	□	□
(16)我常常想要小便	□	□	□	□
*(17)我的手常常是干燥、温暖的	□	□	□	□
(18)我感觉脸红、发热	□	□	□	□
*(19)我容易入睡,并且一夜都睡得很好	□	□	□	□
(20)我常常做噩梦	□	□	□	□

注：*为反向提问项目。

使用指南：每一项目按 1~4 级评分，1 表示没有或很少时间有；2 表示少部分时间有；3 表示相当多时间有；4 表示绝大多数时间或全部时间有；如为反向提问项目，则按 4~1 级评分，评分完成后将 20 项评分相加得出总分，然后乘以 1.25，取其整数部分，即得到标准总分；正常分值为 50 分以下，50~59 分为轻度焦虑；60~69 分为中度焦虑；70~79 分为重度焦虑。

（三）抑郁自评量表

见表 6-8。

表6-8 抑郁自评量表

项 目	没有或很少时间有	少部分时间有	相当多时间有	绝大部分或全部时间有
(1)我觉得闷闷不乐	☐	☐	☐	☐
*(2)我觉得一天中早晨最好	☐	☐	☐	☐
(3)我有一阵阵哭出来或想哭的感觉	☐	☐	☐	☐
(4)我晚上睡眠不好	☐	☐	☐	☐
(5)我吃得跟平常一样多	☐	☐	☐	☐
*(6)我与异性密切接触时和以往一样感到愉快	☐	☐	☐	☐
(7)我发觉自己的体重在下降	☐	☐	☐	☐
(8)我有便秘的苦恼	☐	☐	☐	☐
(9)我心跳得比平时快	☐	☐	☐	☐
(10)我会无缘无故地感到疲乏	☐	☐	☐	☐
*(11)我的头脑和平时一样清楚	☐	☐	☐	☐
*(12)我觉得经常做的事情并不困难	☐	☐	☐	☐
(13)我觉得不安而安静不下来	☐	☐	☐	☐
*(14)我对未来抱有希望	☐	☐	☐	☐
(15)我比平时容易生气	☐	☐	☐	☐
*(16)我觉得做出决定是容易的	☐	☐	☐	☐
*(17)我觉得自己是一个有用的人	☐	☐	☐	☐
*(18)我的生活过得很有意思	☐	☐	☐	☐
(19)我认为如果我死了,别人会生活得更好	☐	☐	☐	☐
*(20)平常感兴趣的事我仍然感兴趣	☐	☐	☐	☐

注：＊为反向提问项目。

使用方法：同焦虑状态自评量表。正常分值为50分以下；50~59分为轻度抑郁；60~69分为中度抑郁；70~79分为重度抑郁。

【实训作业】

对采集的量表进行初步的统计学分析。

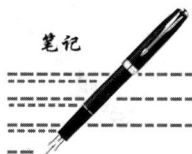

实训十三 健康评估记录

【实训目标】

（1）掌握护理病历的格式与内容。
（2）学会护理病历书写。
（3）了解护理病历的基本要求。

【实训准备】

典型病历资料、入院护理评估表。

【实训方法】

（1）示教护理病历的格式和内容，并讲解内容。
（2）分组讨论典型病历，根据病历填写入院护理评估单并上交。

【实训步骤】

病例一：患儿，男，13 岁。因咳嗽、喘息 2 天，经氨茶碱治疗无效入院。查体：T 38.5 ℃，R 30 次/分，P 118 次/分。端坐体位，张口喘息，皮肤弹性差，大汗淋漓，唇发绀。两肺叩诊呈过清音，呼气明显延长，伴有满肺哮鸣音。心律齐，心音遥远，未闻及杂音。腹部无异常发现，下肢不肿。既往有类似发作 2 次，口服氨茶碱可缓解，未引起注意。患儿自疾病发作以来，精神极度紧张；睡眠差，进食量少，大便未解，小便量少。医疗诊断为重症支气管哮喘。

病例二：患者，男性，34 岁。因支气管扩张，反复咳脓痰、咯血 5 年入院。患者今晨起突然咯血 500 ml 左右，随之出现胸闷、气急、发绀、呼吸音减弱。

病例三：患者，女性，70 岁。因慢性咳嗽 20 年，高血压病 13 年入院。患者近 1 日来无明显诱因突感左胸持续性疼痛，伴有气促。查体：BP 158/90 mmHg，R 24 次/分。左胸呼吸音减低，未闻及干湿啰音，心音遥远，心律齐。

病例四：患者，男性，35 岁。因大叶性肺炎入院。查体：T 40.5 ℃，有时高低不一，日温差在 1 ℃左右，持续 5 日不退，P 96 次/分，脉搏细弱，BP 90/60 mmHg，R 25 次/分。口腔黏膜干燥，左颊黏膜有一 0.2 cm×0.2 cm 大小溃疡面，基底潮红。

病例五：患者，男性，38 岁。因呕吐、腹胀 4 小时，伴有明显腹痛入院。既往有消化性溃疡病史。查体：上腹压痛，腹肌紧张，BP 90/70 mmHg，P 108 次/分，血淀粉酶 250 Somogyi，血钙 1.7 mmol/L。初步诊断：急性胰腺炎出血坏死型。

病例六：患者，女性，45 岁。因尿频、尿急、尿痛反复发作 20 余年入院。患者 3 年前出现颜面水肿，周身乏力，夜尿增多。近 1 年时有头晕、血压增高，间断服用降压药近 1 个月，近日水肿加重，伴有腹腔积液、恶心、呕吐。患者食欲差，周身皮肤瘙痒。医疗诊断：慢性肾盂肾炎（肾衰竭）。

病例七：患者，男性，24 岁。1 小时前于劳动中突然出现剧烈头痛，并呕吐 3 次，呕吐物均为胃内容物。继之出现意识不清摔倒，在送医院途中意识恢复，但仍觉头痛。无抽搐及二便失禁。既往健康，否认高血压及外伤手术史。查体：T 37.0 ℃，P 70 次/分，BP 130/90 mmHg。呼吸平稳，神清能配合检查。右上眼睑轻度下垂，右眼球外展位，右侧瞳孔散大，直径 5 mm，对光反射迟钝；左侧瞳孔直径 3 mm，对光反射灵敏。四肢运动、感觉反射均未见明显异常。颈项强直，克尼格征（+）。医疗诊断：蛛网膜下腔出血。

【实训作业】

填写入院护理评估表。

入院护理评估表

科别_____ 病区_____ 床号_____ 入院号_____

一般资料
姓名：   性别：   年龄：   职业：   民族：
籍贯：   文化程度：   医疗费用支付方式：
住址：   联系电话：
入院时间：   入院诊断：
资料收集时间：   资料来源：   资料可靠程度：
入院类型:门诊□   急诊□   转入□(转出医院或科室   )
入院方式:步行□   扶走□   轮椅□   平车□   其他□
入院处置:沐浴□   更衣□   未处置□
入院介绍:住院须知□   对症宣教□   饮食□   作息制度□   探陪制度□   其他□
护理病史
主诉：
现病史：

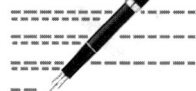

（续表）

健康观念/健康管理型态	自觉健康状况:良好□　一般□　较差□　差□	
	既往病史:无□　有:	
	家族史:无□　有:	
	过敏史:药物:无□　不详□　有: 　　　　食物:无□　不详□　有:	
	吸烟:无□　有:　年,平均　支/日。戒烟:未□　有:已　年	
	饮酒:无□　有:　年,平均　毫升/日。戒酒:未□　有:已　年	
	药物依赖/药瘾/吸毒:无□　有:　名称　,剂量　/日,　年	
	环境中危险因素:无□　有:	
	遵从医护计划/健康指导:完全遵从□　部分遵从□　不遵从:(原因　　　　)	
	寻求促进健康的行为:无□　有:	
	对疾病的认识:完全认识□　部分认识□　不认识□	
营养/代谢型态	膳食种类:普通膳食□　软食□　半流食□　流食□　禁食□　治疗膳食:	
	饮食习惯:偏食:　　　　忌食:　　　　其他:	
	食欲:正常□　亢进(　天)　减退(　天)	
	进食方式:正常□　亢进□　鼻饲□　空肠造瘘□　全静脉营养□　其他□	
	饮水:正常□　多饮(　ml/d)　限制饮水(　ml/d)	
	近6个月内体重变化:无□　增加(　kg)　减少(　kg)	
	咀嚼困难:无□　有(原因　　　　　　)	
	吞咽困难:无□　有(原因　　　　　　)	
排泄型态	排便:　次/日　颜色:　　性状:	
	便秘(　次/日)　腹泻(　次/日)　失禁(　次/日)	
	造瘘(类型:　　能否自理:能□　否□　)	
	应用泻剂:无□　有:	
	排尿:　次/日　颜色:　性状:　量:　ml/次	
	尿失禁□　尿潴留□　排尿困难□　尿路刺激征□　留置导尿□　膀胱造瘘□	
	引流:无□　有(类型:　　性状:　　量:　ml)	

(续表)

活动/运动型态	生活自理能力:					
	项目	0	1	2	3	4	0=能够完成;
	进食/饮水						1=需借助辅助用具才能完成;
	沐浴						2=需有他人帮助才能完成;
	穿衣/洗漱						3=需有他人帮助,并借助用具才能完成;
	如厕						4=自己不能完成,完全依赖他人帮助
	床上活动						
	转位						
	走动						
	上下楼梯						
	购物						
	烹饪						
	理家						

活动/运动型态	辅助用具:手杖□ 拐杖□ 轮椅□ 助行器□ 义肢□ 其他□
	活动耐力:正常□ 容易疲劳□ 呼吸困难□ 吸氧□

休息/睡眠型态	睡眠:正常□ 入睡困难□ 多梦□ 早醒□ 失眠□
	午睡:无□ 有(约 小时)
	休息后精力是否充沛:是□ 否(原因)
	辅助睡眠:无□ 有( )

认知/感知型态	疼痛:无□ 有(部位: 性质: 程度:)
	持续时间( )
	视力:正常□ 近视□ 远视□ 失明(左眼□ 右眼□)
	听力:正常□ 耳鸣□ 减退(左耳□ 右耳□) 耳聋(左耳□ 右耳□) 助听器□
	味觉:正常□ 减退□ 缺失□ 其他:
	记忆力:良好□ 减退(短时记忆□ 长时记忆□) 丧失□
	注意力:正常□ 分散□
	语言能力:正常□ 失语□ 构音障碍□
	定向力:正常□ 障碍□

自我概念型态	对自我的看法:满意□ 不满意□ 其他:
	情绪:焦虑□ 恐惧□ 绝望□ 抑郁□ 其他:

（续表）

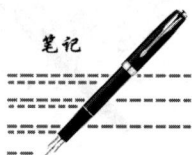

角色关系型态	就业情况：	
	家庭结构：　　　　　　家庭关系:和谐□　紧张□	
	社会交往情况:正常□　较少□　回避□	
	角色适应:良好□　角色冲突□　角色缺如□　角色强化□　角色消退□	
	经济状况:良好□　一般□　较差□	
性/生殖型态	性生活:正常□　障碍□	
	月经:正常□　紊乱□　痛经□　绝经□	
	经量:正常□　一般□　多:持续时间	
	生育史：　　　孕次：　　　产次：	
压力应对型态	对疾病和住院的反应:否认□　适应□　依赖□	
	过去1年内的重要生活事件:无□　有(　　　)	
	支持系统：　　　照顾者:胜任□　勉强□　不胜任□	
	家庭应对:忽视□　能满足□　过于关心□	
价值/信念型态	宗教信仰:无□　佛教□　基督教□　天主教□　其他：	

体格检查

体温:_____℃　脉搏:_____次/分　呼吸:_____次分　血压:_____mmHg

身高:_____cm　体重:_____kg

全身状况

　　意识状态:清晰　嗜睡　意识模糊　昏睡　浅昏迷　深昏迷　谵妄

　　营养:良好　中等　不良　肥胖　消瘦　恶病质

　　面容:正常　病容(类型:_____)

　　体位:自动体位　被动体位　强迫体位　(类型_____)

　　步态:正常　异常　(类型_____)

皮肤黏膜

　　颜色:正常　发红　苍白　发绀　黄染　色素沉着　色素脱失

　　湿度:正常　潮湿　干燥

　　温度:正常　热　冷

　　弹性:正常　减退

　　完整性:完整　皮疹　皮下出血(部位及分布_____)

　　压疮:无　有(描述_____)

　　水肿:无　有(描述_____)

　　瘙痒:无　有(描述_____)

淋巴结:正常　肿大(描述_____)

（续表）

头部

    眼睑：正常　水肿

    结膜：正常　水肿　出血

    巩膜：正常　黄染

    瞳孔：正常　异常（描述＿＿＿＿＿＿＿＿＿）

    口唇：红润　发绀　苍白　疱疹　歪斜

    口腔黏膜：正常　出血点　溃疡　其他（＿＿＿＿＿＿）

    牙齿：完好　缺失（＿＿＿＿＿＿）义齿（＿＿＿＿＿＿）

颈部

    颈项强直：无　有

    颈静脉：正常　充盈

    气管：居中　偏斜

    肝颈静脉回流征：阴性　阳性

胸部

    呼吸方式：自主呼吸　机械呼吸　简易呼吸器辅助呼吸

    呼吸节律：规则　　不规则（描述＿＿＿＿＿＿＿＿＿＿）

    呼吸困难：无　轻度　中度　重度　极重度

    呼吸音：正常　异常（描述＿＿＿＿＿＿＿＿＿）

    啰音：无　　有（描述＿＿＿＿＿＿＿＿＿）

    心率：＿＿＿＿＿次/分　心律：齐　不齐（描述＿＿＿＿＿＿＿＿＿）

    杂音：无　有（描述＿＿＿＿＿＿＿＿＿）

腹部

    外形：正常　膨隆　凹陷　胃型　肠型

    腹肌紧张：无　有（描述＿＿＿＿＿＿＿＿＿）

    压痛：无　　有（描述＿＿＿＿＿＿＿＿＿）

    反跳痛：无　　有（描述＿＿＿＿＿＿＿＿＿）

    肝大：无　　有（描述＿＿＿＿＿＿＿＿＿）

    脾大：无　　有（描述＿＿＿＿＿＿＿＿＿）

    移动性浊音：阴性　阳性

    肠鸣音：正常　亢进　减弱　消失

    肛门、直肠：未查　正常　异常（描述＿＿＿＿＿＿＿＿＿＿）

    生殖器：未查　正常　异常（描述＿＿＿＿＿＿＿＿＿＿）

脊柱、四肢

    脊柱：正常　畸形（描述＿＿＿＿＿＿＿＿＿＿）活动：正常　受限

    四肢：正常　畸形（描述＿＿＿＿＿＿＿＿＿＿）活动：正常　受限

神经系统

    肌张力：正常　增强　减弱

    肢体瘫痪：无　有（描述＿＿＿＿＿＿＿＿＿）肌力：＿＿＿＿＿级

    巴宾斯基征：阴性　阳性

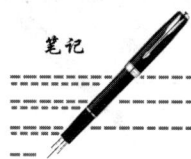

（续表）

实验室及辅助检查
初步护理诊断
护士签名：　　　　日期：

（续表）

实验室及辅助检查

附：评估标准

健康评估技能考核一：瞳孔对光反射检查

班级＿＿＿＿＿　学号＿＿＿＿＿　姓名＿＿＿＿＿　操作时间＿＿＿＿＿　成绩＿＿＿＿＿

项目	内容	分值	扣分原因	扣分
准备质量标准（15分）	（1）仪表端庄，态度和蔼	5	不合格扣5分	
	（2）准备好手电筒	5	未准备好物品扣5分	
	（3）向受检者或家属做简单说明，以取得其配合	5	未说明扣5分	
操作流程质量标准（75分）	（1）进行瞳孔对光反射检查 1）检查直接对光反射：检查者站（坐）位得当，用手电光源从侧方划向前方照射受检者瞳孔，观察其动态反应；说出该受检者瞳孔直接对光反射情况：灵敏、迟钝、消失	20	每错一项扣相应分	
	2）检查间接对光反射：检查者或助手用手隔挡于受检者两眼之间，用手电光照射一侧瞳孔时观察对侧瞳孔缩小情况；说出该受检者瞳孔间接对光反射情况：灵敏、迟钝、消失	20		
	（2）描述正常瞳孔对光反射情况 1）直接对光反射：遇光照后，瞳孔立即缩小，移开光源后，瞳孔迅速复位	5	每错一项扣相应分	
	2）间接对光反射：左（或右）一侧眼遇光后右（或左）眼瞳孔立即缩小	5		
	（3）说出瞳孔对光反射迟钝或消失的临床意义 1）见于昏迷患者	5	叙述错误扣相应分	
	2）直接对光反射消失见于：视网膜感光障碍、视神经（传入）障碍或对侧动眼神经损伤	10		
	3）间接对光反射消失见于：光照侧视网膜病损、光感传入障碍或对侧动眼神经功能损伤	10		
终末质量标准（10分）	（1）操作规范	4		
	（2）所需时间10分钟	2	每超1分钟扣1分	
	（3）语言流利	2		
	（4）工作态度认真	2		

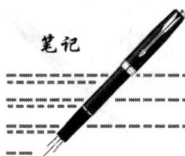

健康评估技能考核二：气管移位检查

班级_____ 学号_____ 姓名_____ 操作时间_____ 成绩_____

项目	内容	分值	扣分原因	扣分
准备质量标准（10分）	(1)仪表端庄,态度和蔼	5	不合格扣5分	
	(2)做好解释工作,以取得合作	5	未解释扣5分	
操作流程质量标准（75分）	(1)检查气管有无移位 1)嘱受检者取端坐位或仰卧位,两上肢下伸,使颈部处于自然状态	10	每错一项扣相应分	
	2)检查者站其前(或右)侧,将示指或环指指端分别固定于两侧胸锁关节上,手掌与受检者胸骨相应,中指远端在胸骨上窝处上下左右触摸气管后,指端置于气管正中处	10		
	3)观察中指与示指、环指指端之间距离	10		
	(2)说出检查结果,联系临床常见疾病 1)气管居中依据:中指触在气管前正中线上,中指距示指、环指指端之间的距离相等	10	每错一项扣相应分	
	2)气管移位依据:中指触在气管前正中线上,中指距示指、环指指端之间的距离不相等,气管移位侧距离小	10		
	(3)气管移位健侧见于:一侧大量积液(5分);一侧胸腔积气(5分);纵隔肿瘤(5分)	15		
	(4)气管移位患侧见于:肺不张(5分);广泛胸膜粘连、肥厚(5分)	10		
终末质量标准（15分）	(1)操作规范	4		
	(2)所需时间15分钟	4	每超1分钟扣1分	
	(3)语言流利	4		
	(4)工作态度认真	3		

健康评估技能考核三：肺和胸膜触诊检查

班级_____ 学号_____ 姓名_____ 操作时间_____ 成绩_____

项目	内容	分值	扣分原因	扣分
准备质量标准（10分）	（1）仪表端庄,态度和蔼	5	不合格扣5分	
	（2）做好解释工作,嘱受检者取坐位,暴露胸背部	5	不合格扣5分	
操作流程质量标准（75分）	（1）说出肺和胸膜触诊的检查内容 1）呼吸动度	5	每错一项扣相应分	
	2）语音震颤	5		
	3）胸膜摩擦感	5		
	（2）边说边进行触诊 1）胸廓扩张度:检查者面对受检者,将两手手掌平放在受检者两侧胸廓的对称部位上或在其深呼气末,展开两手轻贴于受检者胸壁对称部位。两拇指指端对位于前正中线处,嘱其深呼吸,仔细感觉和观察两手掌或拇指动度是否相等	20	两手放置不正确扣10分;观察方法不正确扣10分	
	2）语音震颤:将两手手掌或手掌尺侧缘,轻轻平放在受检者胸廓两侧对称部位上,让受检者拉长音重复说"一",仔细感觉手下颤动是否相等,有无增强或减弱,并在原部位双手交叉对比	20	方法不正确扣20分	
	3）胸膜摩擦感:将手掌平放在受检者胸廓上,嘱其深呼吸,仔细感觉有无似皮革摩擦样感觉(侧胸第5~7肋间)	20	方法不正确扣20分	
终末质量标准（15分）	（1）操作规范、正确	4		
	（2）所需时间20分钟	4	每超1分钟扣1分	
	（3）回答问题流利、快捷	4		
	（4）工作态度认真	3		

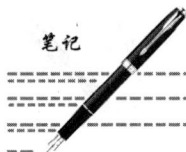

健康评估技能考核四：肺部正常呼吸音听诊检查

班级＿＿＿＿＿　学号＿＿＿＿＿　姓名＿＿＿＿＿　操作时间＿＿＿＿＿　成绩＿＿＿＿＿

项目	内容	分值	扣分原因	扣分
准备质量标准（15分）	（1）仪表端庄,态度和蔼	5	不合格扣5分	
	（2）做好解释工作,以取得合作	5	未解释扣5分	
	（3）准备好听诊器	5	未准备好物品扣5分	
操作流程质量标准（70分）	（1）进行正常呼吸音听诊 1）听诊环境安静	2	每错一项扣相应分	
	2）嘱受检者取坐位,解开上衣暴露胸背部	3		
	3）嘱受检者稍张口做均匀呼吸,必要时进行深呼吸	3		
	4）正确使用听诊器	2		
	5）听诊顺序从肺尖开始沿肋间:自上而下（3分）;前胸（3分）;侧胸（3分）;背部（3分）	12		
	左右对称部位对比	6		
	（2）指出正常呼吸音在体表的部位,描述正常呼吸音的种类、特点 1）支气管呼吸音分布在喉部,胸骨上窝,背部第6、7颈椎及第1、2胸椎附近	8	分布叙述错误一项扣2分 特点叙述错误一项扣3分	
	2）特点:呼气时间长、音强、调高,声音似将舌抬高,张口呼吸时发出的"哈——"音	6		
	（3）肺泡呼吸音 1）分布在除支气管呼吸音和支气管肺泡呼吸音以外的肺泡部位	4		
	2）特点:吸气时间长,音强、调高,声音似上齿咬下唇吸气时发出的"呋——"音	6		
	（4）支气管肺泡呼吸音 1）分布在胸骨角附近及肩胛间区第3、4胸椎水平	6	分布叙述错误一项扣2分 特点叙述错误一项扣3分	
	2）特点:吸气音似肺泡呼吸音的吸气音略强,调略高;呼气音似支气管呼吸音的呼气音,但音略弱,调略低,吸气和呼气的时间、响度、音调大致相等	12		
终末质量标准（15分）	（1）操作规范、准确	4		
	（2）所需时间20分钟	4	每超1分钟扣1分	
	（3）语言流利	4		
	（4）工作态度认真	3		

健康评估技能考核五：心脏浊音界叩诊检查

班级_____ 学号_____ 姓名_____ 操作时间_____ 成绩_____

项目	内容	分值	扣分原因	扣分
准备质量标准（15分）	(1)仪表端庄，态度和蔼	5	不合格扣5分	
	(2)做好解释工作，以取得合作	5	未解释扣5分	
	(3)准备笔和测量尺	5	未准备扣5分	
操作流程质量标准（75分）	(1)叩诊心浊音界 1)嘱受检者取坐位(或卧位)	5	每错一项扣相应分	
	2)嘱受检者解开上衣，暴露心前区	5		
	3)检查者与受检者相对而坐(或站其右侧)，采用间接叩诊法	5		
	4)叩诊右心界，从右锁骨中线肝浊音界的上一肋间开始，由外向内，依次按肋间上移至第2肋间	10		
	5)叩诊心左界，从左侧第2肋间开始，由外向内依次扣至第5、6肋间	10		
	6)板指方向：与肋骨垂直或平行	5		
	7)仔细辨别每一肋间叩诊音的变化，当清音变成浊音时，用笔做标记	5		
	8)用测量尺按顺序准确测量每一肋间所做标记至前正中线的厘米数	5		
	(2)判断该受检者心界是否正常及依据 1)心浊音界正常或不正常	5	每错一项扣相应分	
	2)依据：说出正常的心脏相对浊音界(cm)	20		
终末质量标准（10分）	(1)操作程序规范	3		
	(2)完成时间15分钟	2	每超1分钟扣1分	
	(3)语言流利	3		
	(4)工作态度认真	2		

依据表格：

右	肋间	左
2~3	2	2~3
2~3	3	3.5~4.5
3~4	4	5~6
5	7~9	

正常情况下左锁骨中线至前正中线的距离为8~10 cm

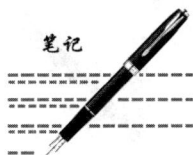

健康评估技能考核六：双手触诊法肝脏检查

班级_____　学号_____　姓名_____　操作时间_____　成绩_____

项目	内容	分值	扣分原因	扣分
准备质量标准（5分）	（1）仪表端庄,准备直尺	2	一项不合格扣1分	
	（2）做好解释工作,以取得合作	1	未解释扣1分	
	（3）温度适宜,环境采光好	2	环境准备不好扣1分	
操作流程质量标准（80分）	（1）受检者取仰卧位,头枕低枕,暴露腹部,膝、髋关节屈曲,下肢自然分开立于检查床上,检查者站其右侧	5	受检者未做准备扣3分	
	（2）检查者用左手掌面平托于受检者右后胸壁第11~12肋部位,拇指置于季肋部按压右下胸壁,以限制其吸气时胸壁扩张。将右手手掌平放于受检者右下腹腹直肌外缘的腹壁上,腕关节自然伸直,第2~5指并拢,示指与中指指端或指端桡侧缘对向右季肋缘	15	每错一项扣5分	
	（3）嘱受检者张口做慢而深的腹式呼吸,随着腹壁起伏,于呼气时,将右手轻柔地压向腹深部;吸气时,右手在继续施压中随着腹壁抬起向前上迎触肝下缘。若未触,可于再次呼吸时逐渐向上方滑动触诊,直至季肋缘下方	15	触诊法错误扣10分	
	（4）按此方法沿正中线自中腹部向剑突下触探肝左叶	5	方法不正确扣5分	
	（5）触及肝时应按下述内容辨别是否正常 1）大小:在受检者平静呼吸状态下进行测量。以右锁骨中线和前正中线上肝下缘为准,肝下缘距右肋下缘小于0.5 cm,距剑突下小于3 cm者为大小正常	10	判断错误扣5分	
	2）质地:分为3种程度。Ⅰ,质柔软如触口唇;Ⅱ,质韧如触鼻尖;Ⅲ,质硬如触前额。正常肝质柔软	10	每错一项扣3分	
	3）表面形态和边缘:正常肝表面光滑无结节,边缘薄而整齐,厚度一致	10	表面、边缘辨别不清各扣5分	
	4）压痛:正常肝无压痛	5	判断错误扣5分	
	5）搏动:正常肝触不到搏动	5	判断错误扣5分	
终末质量标准（15分）	（1）操作规范	4		
	（2）所需时间15分钟	4	每超1分钟扣1分	
	（3）操作熟练	4		
	（4）工作态度认真	3		

笔记

健康评估技能考核七：胆囊触诊检查

班级_____ 学号_____ 姓名_____ 操作时间_____ 成绩_____

项目	内容	分值	扣分原因	扣分
准备质量标准（10分）	（1）仪表端庄,态度和蔼	4	一项不合格扣2分	
	（2）做好解释工作,以取得合作	2	未解释扣2分	
	（3）温度适宜,采光好	4	不符合要求扣4分	
操作流程质量标准（75分）	（1）嘱受检者取仰卧位,下肢屈曲(膝、髋关节屈曲下肢自然分立),检查者立于受检者右侧	10	未做好准备扣3分	
	（2）以单手滑行触诊法,触诊要领同肝触诊,自受检者右下腹部沿腹直肌外缘触向右肋缘胆区。若胆囊肿大,此处可触及卵圆形或梨形包块	25	未掌握要领扣10分	
	（3）墨菲征检查要领 1）受检者取仰卧位,检查者站其右侧	10		
	2）检查者左手拇指指腹端放于受检者胆囊点(右肋缘与腹直肌右缘交点),用力按压。第2~5指平放于右肋缘上方处	10		
	3）嘱受检者深吸气	10		
	4）观察受检者在吸气过程中,是否因拇指按压处疼痛而突然屏气,有此现象者为阳性,见于急性胆囊炎	10		
终末质量标准（15分）	（1）操作规范	4		
	（2）所需时间10分钟	4	每超1分钟扣1分	
	（3）操作熟练	4		
	（4）工作态度认真	3		

笔记

健康评估技能考核八：脾脏触诊检查

班级_____　学号_____　姓名_____　操作时间_____　成绩_____

项目	内容	分值	扣分原因	扣分
准备质量标准（15分）	（1）仪表端庄,态度和蔼	6	一项不合格扣3分	
	（2）做好解释工作,以取得合作	3	未解释扣3分	
	（3）准备好圆珠笔、直尺、纸等,放置有序	6	缺一项扣相应分	
操作流程质量标准（70分）	（1）叙述:仰卧位-单手触脾法:对可疑重度脾大者用单手触脾法。受检者取仰卧位,下肢屈曲,检查者站其右侧。右手用浅部触诊法自左下腹部—下腹部—右下腹部—脐部—左侧腹部依次向上方触探。若有脾大,可触及肿块边缘,并应触清轮廓。若未触及肿块,又怀疑中度脾大者,采取仰卧位-双手触脾法	5	每错一项扣相应分	
	（2）仰卧位-双手触脾法（操作）:受检者取仰卧位,下肢屈曲,张口平静呼吸或深呼吸。检查者站其右侧,左手绕过其胸前托于左侧、后胸壁第7~10肋（第8~11肋）处,右手手掌平放于其下腹壁,示指、中指指端桡侧缘对向左肋缘。随受检者呼吸时腹壁浮起,从脐部和左侧腹部逐渐触及至左肋缘处（手法与触肝法相同）	10	每错一项扣相应分	
	（3）叙述:若未触及肿大的脾,但又怀疑轻度脾大者,采取右侧卧位-双手触脾法触诊:受检者取右侧卧位,右下肢伸直,左下肢屈曲,张口腹式呼吸。检查者面向受检者,躬身或稍下蹲位检查。左手托于其左侧后胸壁第7~10肋（或第8~11肋）间,右手平置于脐部,示指、中指指端桡侧缘对向左肋缘。随受检者呼吸时腹壁伏起,逐次触向左肋弓缘内下（手法与触肝法相同）。脾稍有肿大时,此法极易触及	5	每错一项扣相应分	
	（4）叙述:认定触及的肿块是脾。触及肿块后应触清其周边的界限和形态。中至重度肿大的脾有3个特征:①肿块右缘多能触及1~2个切迹;②手指难以从肿块表面和左肋缘下插入其间;③结合叩诊发现肿块浊音界与脾浊音界相延续	5	每错一项扣相应分	
	（5）叙述或实际操作:在平静呼吸状态下触及中至重度脾大,采用三线测量法按厘米（cm）计量脾的大小	5	每错一项扣相应分	
	1）1线:左锁骨中线上肋弓缘至脾下缘距离	10		
	2）2线:左锁骨中线与左肋弓缘交点至脾尖最远处的距离	10		
	3）3线:脾右缘极点至前正中线距离。若在正中线以右用"+"号表示;若在正中线左侧,以"-"号表示。说出轻度脾大者只测量1线	10		
	4）对受检者测量后绘图,并记录于病历内（在备用纸上绘图）	10	做法错误扣10分	
终末质量标准（15分）	（1）操作规范	4		
	（2）所需时间10分钟	4	每超1分钟扣1分	
	（3）操作熟练	3		
	（4）工作态度认真	4		

健康评估技能考核九：腹部移动性浊音检查

班级_____ 学号_____ 姓名_____ 操作时间_____ 成绩_____

项目	内容	分值	扣分原因	扣分
准备质量标准（15分）	（1）仪表端庄，态度和蔼	5	不合格扣5分	
	（2）做好解释工作，以取得合作	5	未解释扣5分	
	（3）温度适宜，光线好	5	不符合要求扣5分	
操作流程质量标准（70分）	（1）嘱受检者取仰卧位，下肢伸直，检查者站其右侧	10	操作错误扣10分	
	（2）先叩诊确定腹中部及两侧的音响（中鼓侧浊）区域	20	操作错误扣20分	
	（3）变换体位（左侧或右侧卧位）叩诊，注意辨别浊音和鼓音区域是否随体位变化而变动。若呈上鼓下浊的变化，即为移动性浊音	20	操作错误扣20分	
	（4）临床意义：腹部叩出移动性浊音，可判定腹腔有腹腔积液存在，量在1000 ml以上	20	操作错误扣20分	
终末质量标准（15分）	（1）操作规范	4		
	（2）所需时间15分钟	4	每超1分钟扣1分	
	（3）操作熟练	4		
	（4）工作态度认真	3		

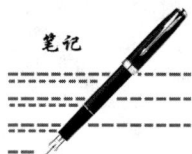

健康评估技能考核十：正常心脏瓣膜听诊区听诊检查

班级_____ 学号_____ 姓名_____ 操作时间_____ 成绩_____

项目	内容	分值	扣分原因	扣分
准备 质量 标准 （15分）	（1）仪表端庄，态度和蔼	5	不合格扣5分	
	（2）做好解释工作，以取得合作	5	不合格扣5分	
	（3）备好听诊器	5	未备好听诊器扣5分	
操作 流程 质量 标准 （70分）	（1）在体表指出心瓣膜听诊区 1）二尖瓣听诊区：心尖部，即左锁骨中线内侧第5肋间	6	每错一项扣相应分	
	2）三尖瓣听诊区：胸骨体下端近剑突处稍偏左或稍偏右	6		
	3）主动脉瓣第一听诊区：胸骨右缘第2肋间	6		
	4）主动脉瓣第二听诊区：胸骨左缘第3、4肋间	6		
	5）肺动脉瓣听诊区：胸骨左缘第2肋间	6		
	（2）按顺序听诊 1）二尖瓣区、主动脉瓣区、主动脉瓣第二听诊区、肺动脉瓣区、三尖瓣区	5	每错一项扣相应分	
	2）二尖瓣区、肺动脉瓣区、主动脉瓣区、主动脉瓣第二听诊区、三尖瓣区	5		
	（3）辨别第一心音和第二心音，说出其特点 项目　　　　第一心音　　　　第二心音 出现时期　　标志收缩期开始　标志舒张期开始 音调　　　　低　　　　　　　高 时间　　　　长　　　　　　　短 最响部位　　心尖部　　　　　心底部 距下一心音间隔　短　　　　　长 与心尖搏动关系　同时出现　　在心尖搏动之后出现	5 5 5 5 5 5	每错一项扣相应分	
终末 质量 标准 （15分）	（1）操作规范	4		
	（2）所需时间15分钟	4	每超1分钟扣1分	
	（3）操作熟练	4		
	（4）工作态度认真	3		

健康评估技能考核十一：角膜反射和腹壁反射检查

班级_____ 学号_____ 姓名_____ 操作时间_____ 成绩_____

项目	内容	分值	扣分原因	扣分
准备质量标准（10分）	（1）仪表端庄,态度和蔼	2	一项不合格扣1分	
	（2）做好解释工作,以取得合作	4	未解释扣3分	
	（3）准备好湿棉球（絮）、钝头竹签	4	缺一项物品扣2分	
操作流程质量标准（80分）	（1）角膜反射检查 1）受检者仰卧位或坐位,自然睁眼,检查者站其右侧或相对而坐。对于昏迷者用拇指拨开其上眼睑	5	操作不正确扣5分	
	2）检查者左（右）手持湿棉絮,从侧方轻触受检者同侧角膜外缘,观察其眼睑闭合情况	10	检查方法不正确扣10分	
	①直接反射:棉絮刺激后,该侧眼睑迅速闭合 ②间接反射:棉絮刺激后,对侧眼睑迅速闭合	10	判断直接、间接反射每错一项扣5分	
	3）反射中枢:位于脑桥	5	判断错误扣5分	
	4）临床意义（刺激受检者一眼,同时观察对侧眼） ①对光直接反射消失,间接反射存在,见于同侧面神经麻痹	5	叙述临床意义错误一项扣5分	
	②直接反射和间接反射均消失,见于同侧三叉神经病变	5		
	③深昏迷者两侧角膜反射均消失	5		
	（2）腹壁反射检查 1）受检者取仰卧位,双腿屈曲 2）用钝头竹签或叩诊锤柄尖端,按顺序在受检者肋缘下腹壁、平脐腹壁、腹股沟内上方腹壁上迅速地由外向内划触皮肤,左右两侧分别进行	10	体位错误扣5分 检查方法不正确扣10分	
	3）观察腹壁反应 ①正常时,受检者受刺激部位的腹壁肌肉收缩	5	叙述错误每项扣3分	
	②中枢位于胸髓:上7~8节段,中9~10节段,下11~12节段	10		
	4）临床意义 ①双侧上、中、下腹壁反射均消失,见于昏迷或急腹症患者	5	临床意义叙述错误一项扣5分	
	②一侧反射消失,见于锥体束病损患者	5		
终末质量标准（10分）	（1）操作规范	3		
	（2）所需时间20分钟	2	每超1分钟扣1分	
	（3）理论熟练	2		
	（4）工作态度认真	3		

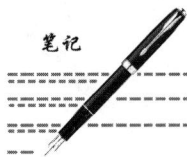

健康评估技能考核十二：膝腱反射和跟腱反射检查

班级_____　学号_____　姓名_____　操作时间_____　成绩_____

项目	内容	分值	扣分原因	扣分
准备质量标准（10分）	（1）仪表端庄,态度和蔼	2	一项不合格扣1分	
	（2）做好解释工作,以取得合作	4	未解释扣4分	
	（3）准备好叩诊锤	4	未准备好物品扣4分	
操作流程质量标准（80分）	（1）膝腱反射检查 1）方法:受检者取坐位或仰卧位,髋膝关节屈曲,放松小腿,自然撑立或悬垂。检查者站其右侧(对卧位者检查者左手自腘窝处轻托其下肢),右手持叩诊锤适当用力叩击受检者髌骨下方股四头肌肌腱	10	每错一项扣相应分	
	2）观察:受检者小腿前伸的速度与幅度	10		
	3）中枢:位于腰髓第2~4节段	10		
	（2）跟腱反射检查 1）方法:受检者取仰卧位,屈髋屈膝,下肢外展外旋。检查者站其右侧,左手扶推足跖部使其足部稍背曲,右手持叩诊锤叩击跟腱	10	每错一项扣相应分	
	2）观察:受检者腓肠肌收缩使其足部向跖面屈曲的速度与幅度	10		
	3）中枢:位于骶髓第1~2节段	10		
	（3）临床意义:上述反射均为深反射 1）深反射减弱或消失,见于神经根炎、脊髓前角灰质炎、骨关节肌肉疾病、脑脊髓的急性损伤初期 2）深反射亢进,见于锥体束损害	20	每错一项扣相应分	
终末质量标准（10分）	（1）操作规范	2		
	（2）所需时间20分钟	2	每超1分钟扣1分	
	（3）操作熟练	3		
	（4）工作态度认真	3		

健康评估技能考核十三：脑膜刺激征检查

班级_____ 学号_____ 姓名_____ 操作时间_____ 成绩_____

项目	内容	分值	扣分原因	扣分
准备质量标准（10分）	（1）仪表端庄,态度和蔼	5	不合格扣5分	
	（2）做好解释工作,以取得合作	5	未解释扣5分	
操作流程质量标准（75分）	（1）颈项强直 1）检查方法:受检者取去枕仰卧位,两腿伸直。检查者站其右侧,左手托扶受检者枕后,右手平放其胸骨上部,适当用力托头屈颈使其下颏向胸骨柄方向抵触	10	每错一项扣相应分	
	2）阳性表现:受检者有抵触感或不能前屈,并伴有痛苦表情	5		
	3）临床意义:见于脑膜炎、蛛网膜下腔出血或颅内高压	5		
	（2）克尼格（Kernig）征 1）检查方法:受检者取仰卧位,伸直下肢。检查者站其右侧,用双手分别扶托受检者膝关节上前方和踝后,抬肢屈其膝、髋关节呈90°后,双手反向用力抬高小腿,尽量使其膝关节伸直	10	每错一项扣相应分	
	2）阳性表现:被动伸膝关节过程中,以135°内出现抵抗或沿坐骨神经发生疼痛为阳性表现	5		
	3）临床意义:同颈项强直	5		
	（3）布鲁津斯基（Brudzinski）征 1）检查方法有以下3种 ①颈征:受检者取仰卧位,双下肢伸直。检查者站其右侧,左手托受检者枕部,右手按压其胸前,适当反向用力使其头部前屈。阳性表现:双侧膝、髋关节反射性屈曲	10	每错一项扣相应分	
	②腿征:体位同上,将受检者一侧下肢屈曲推向腹部。阳性表现:对侧下肢也自动屈曲	10		
	③耻骨征:体位同上,按压或叩击受检者耻骨联合。阳性表现:双下肢屈曲	10		
	2）临床意义:同颈项强直	5		
终末质量标准（15分）	（1）程序规范	4		
	（2）所需时间15分钟	4	每超1分钟扣1分	
	（3）操作熟练	3		
	（4）工作态度认真	4		

第七篇 康复护理学实训指导

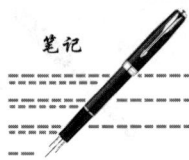

实训一 运动疗法常用器械认知

【实训目标】

（1）掌握运动疗法常用器械的名称、适应证、使用方法。

（2）熟悉运动疗法常用器械的使用原则和注意事项。

【实训准备】

减重步态训练器、电动起立床、助行器、训练用扶梯、平衡踩踏车、肋木、组合软垫、复式墙拉力器、滑轮吊环训练器、平行杠及附件、股四头肌训练椅等。

【实训步骤】

（1）教师讲解运动疗法常用器械的名称及使用方法，并进行操作示教。

（2）指导同学分组练习。

（3）总结运动疗法常用器械的使用原则和注意事项。

【实训内容】

1. 减重步态训练器

（1）适应证。骨科患者；膝、髋、踝关节受损患者的康复；急、慢性背痛症；运动损伤；行走训练；平衡康复；心血管疾病；过度肥胖的患者；呼吸系统疾病；脑卒中患者；截瘫患者；神经科患者；运动超速和耐力训练；垂直跳跃训练等。

（2）使用方法

1）用电机将重量从患者的腿部移走，使患者在安全的康复环境下进行行走训练，也可训练患者由坐位至站位，并在动态的减重环境下配合行走或平衡训练。

2）将所有吊带正确地穿在患者身上，减负前一定要检查，并再次将所有吊带收紧。

3）在减负过程中，一定要慢速进行。当减负患者达到目标重量后，将速度调至 0.2 KM/M 挡位上和坡度调在"0"状态，并由医护人员对患者进行步态纠正。

（3）注意事项

1）减负步态训练器的充电电源开始 3 次的充电时间为 10 小时，以后充电时间为 2~3 小时。

2）训练结束后一定要关闭所有设备的电源。

2. 电动起立床

（1）适应证。任何需要克服直立性低血压患者的体位训练，以及下肢瘫痪患者的站立训练。

（2）使用方法。

1）患者取平卧位，将固定带于胸前交叉，髋、膝部位固定在床上。根据需要可插入上肢活动插桌板，调节高度，然后打开电源，按直立上升启动键。起立床将由电机驱动缓慢直立，需要 1~2 分钟达到直立位。

2）脚踏板的调节可用于踝关节的矫正，于患者直立位状态下进行调节。

（3）注意事项

1）对于长时间卧床的患者初次站立要注意预防患者出现直立性低血压，必要时缓慢起立，根据患者反应监测血压。

2）患者在床上的训练时间一般控制在 30 分钟左右，治疗师也可根据患者实际情况进行设定。

3. 助行器

（1）适应证。支撑作用强，主要适用于下肢主要肌群肌力很弱（小于Ⅲ级），患肢独立支撑力小于 50%体重或需要无负重步行的患者；或双下肢主要肌群肌力弱（小于Ⅲ级）需使用下肢长腿支具的患者。患者两上肢肌力和活动必须正常。

（2）使用方法。

1）先通过 4 个支撑杆来调节助行器使用患者所需的高度。

2）使用时患肢向前、健肢在后支撑体重，然后用手握住助行器支撑患者部分或全部体重，接着再让健肢前行。

（3）注意事项：训练时间以 20 分钟为宜，切勿过度劳累。如患者有不适感须立即终止步态训练。

4. 训练用扶梯

（1）适应证。适用于各种患者的步态训练和身体耐力训练。主要优点是台阶的高度有两种级别，以适应不同活动能力的患者。

（2）使用方法。

1）确定患者可以完成的阶梯高度后，选择合适的高度进行训练。

2）脑卒中或脑外伤后偏瘫患者训练时，应使用健侧上肢扶住扶手，治疗师可站在患侧辅助患者训练。

3）开始训练上梯时为健侧下肢先上，然后患侧下肢跟上至同一台阶；下梯时患侧下肢先下，然后健侧下肢跟下至同一台阶。当患者功能提高达到可以使用患肢承受 100%的体重时，可以采用相反的训练顺序。最后采用交互步态上下楼梯。

（3）注意事项。骨关节疾病及关节置换手术后的患者训练时，往往要求患肢不负重或减少负重。因此，可以采用患肢先上一级台阶，用健侧下肢支撑体重，然后两手握住上级台阶相应的扶手位置，两手支撑扶手将身体移上台阶，同时健肢跟上。下台阶时依然为健肢支撑体重，两手支撑扶手将身体移下台阶，同时健肢跟上。

5. 肋木

（1）适应证。适用于上下肢关节活动范围受限及肌力减退协调功能障碍的患者。

（2）使用方法。可用手抓住肋木，借助于自身重量进行上肢关节牵伸；也可进行由坐位到站位的协调训练；或可进行攀登，以改善上下肢关节活动范围、肌力和协调性。

（3）注意事项

1）训练牵引时，应尽量在最高点坚持数秒，然后再放松，如此反复多次。

2）训练时，患部可有轻度酸痛，但不应是剧烈疼痛。如有不适，应立即停止使用。

3）训练前后一定要检查器械运行情况，注意安全。

4）运动时间以 15 分钟为宜，切勿逞强导致力竭或过度劳累。

6. 组合软垫

（1）适应证。适用于各种垫上运动，包括关节活动度训练、各种转移训练、坐位平衡训练、卧位医疗体操及卧位下肌力训练。

（2）注意事项。

1）训练时，组合软垫周围严禁堆放其他棱角物品，防止运动训练过程中发生碰伤。

2）训练时可用多块组合软垫拼合起来使用。

3）训练用的软垫套子尽管是防水抗污型的，但也应经常清洗，注意卫生。

7. 复式墙拉力器

（1）适应证。适用于四肢大肌群的肌力训练。

（2）使用方法。训练时应确定训练肢体的运动方向及重量，用插杆插入相应的重块。

（3）注意事项。

1）训练过程中用手握住手柄时，身体应保持直立姿势，防止因身体倾斜导致绳子突然断裂，发生倾倒危险。

2）训练时重块调节应适量，由小到大逐渐加量，防止一次加量过大而引起肌肉拉伤。

3）训练时间为 10 分钟，严禁超时、超阻力训练，以防引起肌肉及神经疲劳受损。

8. 滑轮吊环训练器

（1）适应证。适用于关节活动度障碍及肌力减退患者，有助于改善患者肩关节活动范围；增强肌力训练可用于关节活动度训练，也可用于肌力训练。

（2）使用方法。

1）患者用两手握住手柄，用健手来牵动患肢肩关节进行各轴向的活动。

2）训练时可借助沙袋或重锤进行持续性关节牵引或颈椎牵引。

（3）注意事项。

1）活动时要尽可能达到最大关节活动范围，且要缓慢进行。

2）训练时，患部可有轻度酸痛，但不应是剧烈疼痛。如有不适，应立即停止使用。

3）适量的运动时间以 15 分钟为宜，切勿逞强导致力竭或过度劳累。

9. 平行杠及附件

（1）适应证。适用于各种患者的步态训练，主要优点是扶手高度可调节，可附加矫正板等，以提高步态训练效果。

（2）使用方法。

1）确定患者可以完成的平行杠扶手高度后，选择合适的高度进行训练，防止因高度调节过高，扶手不够牢固而发生倾倒。

2）对于刚开始站立位平衡训练和在平衡杠内进行动态平衡练习的患者，要注意保护好患者，防止患者重心不稳而倾斜摔倒。

（3）注意事项。

1）脑卒中或脑外伤后的偏瘫患者训练时，应使用健侧上肢扶住扶手，治疗师可选用保护腰带站在患侧辅助患者训练。

2）起始训练需适当应用矫正板进行训练，直至患者有稳定的步态后方可结合矫正板常规进行步态矫正训练。

3）训练时间不宜过度，以 15 分钟为宜。患者如有不适感，应立即停止训练。

10. 股四头肌训练椅

（1）适应证。适用于股四头肌肌力减弱（肌力 Ⅲ~Ⅳ 级）患者的肌力训练及膝关节

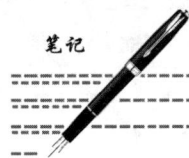

屈曲功能障碍患者的关节活动范围训练。

（2）使用方法。股四头肌肌力训练方法：患者坐于股四头肌训练椅上，腘窝贴在椅子的边缘。将内侧阻力杆的加压置于小腿下 1/3 外（高度可调节），在外侧阻力杆上加适当的重量，然后用力伸膝至最大限度（向心性收缩），再缓慢放下（离心性收缩），如此反复进行肌力训练。

（3）注意事项。

1）增加阻力有两种方式：①增加重量块；②可调节增加阻力的力臂。

2）注意膝关节活动范围：对于膝关节屈曲功能障碍患者可以采用伸膝与屈膝训练，增加阻力后不要求患者用力伸膝，而是要求患者尽量放松，用所施加的阻力对膝关节进行牵引，以达到增加关节活动范围的目的。

3）适量的训练时间以 20 分钟为宜，切勿逞强导致肌肉拉伤或过度劳累。

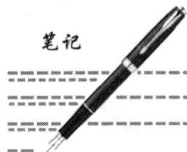

实训二　作业疗法常用器械认知

【实训目标】

（1）掌握作业疗法常用器械的名称、使用方法。
（2）熟悉作业疗法常用器械的使用原则和注意事项。

【实训准备】

滚筒、木钉盘、螺丝、螺母等。

【实训步骤】

（1）教师讲解作业疗法常用器械的名称及使用方法，并进行操作示教。
（2）指导同学分组练习。
（3）总结作业疗法常用器械的使用原则和注意事项。

【实训内容】

1. 滚筒
（1）对运动失调的患者进行平衡、协调训练。
（2）抑制患侧上肢屈肌痉挛。
（3）诱导患侧上肢分离运动的出现。
（4）改善患者上肢各关节活动度。

2. 木钉板
（1）提高患者手指的精细动作（包括伸手、握放、旋前、旋后的综合训练）。
（2）改善患者肩关节活动范围。
（3）训练躯干旋转，缓解躯干痉挛。
（4）训练患者手眼协调功能。

3. 肩抬举训练器
（1）训练上肢抬举功能，诱发分离运动。
（2）通过在抬举器两端负重，还可以做抗阻运动，以增强上肢的肌力和耐力。
（3）改善患者肩关节的活动度。

4. 磨砂板
（1）增强患者上肢的运动控制能力。
（2）改善患者上肢肌力协调活动能力。
（3）改善患者关节活动度的作业训练。

5. 抛接球
（1）改善患者上肢活动范围。
（2）提高患者肢体协调控制能力。

（3）提高平衡能力。

6. 滑轮吊环训练器

（1）用健肢带动患肢进行关节牵引、肌力训练。

（2）改善患者关节活动范围。

7. 上肢协调功能训练器

（1）训练患者上肢的稳定性。

（2）训练患者上肢的协调性。

（3）提高患者上肢的活动能力。

8. 腕关节屈伸运动器

（1）改善患者腕关节的活动范围。

（2）进行抗阻训练，增强患者腕关节活动的力量。

9. 肩推举训练器

（1）增强患者上肢的肌力及耐力。

（2）改善患者上肢的运动控制能力。

（3）改善患者的肩关节活动度。

10. 重锤式手指训练桌

（1）手指屈伸抗阻肌力训练。

（2）改善患者指关节活动范围。

（3）进行上肢抗阻屈伸训练。

11. 作业训练器（上螺母、上螺丝、日常生活能力训练板、夹子）

（1）改善患者手指功能。

（2）提高患者手的协调性、灵活性。

（3）进行手的感觉功能训练。

12. 几何、动物图形插板

（1）训练患者的感知能力。

（2）训练患者大脑对图形的识别能力。

13. 分指板

（1）防止和矫正手指挛缩畸形。

（2）抑制手的屈肌痉挛。

14. 前臂旋转运动器

（1）增加前臂旋转的关节活动度。

（2）调节阻力大小，使患者做不同阻力下的抗阻主动运动，以及训练相关肌肉的肌力和耐力。

15. 套圈

（1）训练患者的手眼协调能力。

（2）训练患者的立位平衡能力。

16. 手动功率车

（1）训练患者上肢各关节的活动度。

（2）增强患者上肢的肌力和耐力。

（3）提高患者上肢的协调能力。

（4）增加患者心肺功能。

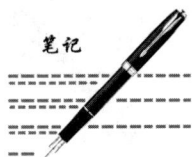

17. 体操棒　用于上肢训练，可改善患者上肢的关节活动范围，增强上肢肌力和耐力，提高上肢的运动控制能力。患者也可持棒做体操运动，以训练身体柔韧性等。

18. 姿势矫正镜　作业的过程中，患者可以通过镜子视觉反馈对身体异常姿势进行矫正。

19. 训练球　又称巴氏球。可用于患者上肢及躯干控制训练，也可用于平衡训练等。

20. 肩关节旋转运动器

（1）训练患者的肩关节活动度。

（2）增强患者上肢相关肌肉的肌力和耐力。

21. 哑铃、沙袋　用于肌力增强训练。

22. 感觉运动技能训练器械

（1）手的精细活动及上肢活动训练器械，如计算机、打字机、七巧板、插孔板、套圈和套圈用架子、结扣及解扣练习器、手指抓握练习器、手指屈伸牵拉重量练习器、磨砂板、加重的画笔、编织机、悬吊带、臂托、上肢支撑架等。

（2）改善关节活动范围的用具，如滑板、落地型织布机、磨砂机、乒乓球板。

（3）位置保持用具，如桌、椅、板凳、垫子、吊床。

（4）用于感觉整合和运动的用具，如障碍物、巴氏球、滑冰鞋、平衡晃板、晃椅、电动玩具、吊环等。

23. 日常生活活动训练器械　一般生活设施，如餐具、厨具、家用电器、梳子、毛巾、模拟厕所、浴室、厨房设备等，以及改造后的餐具、化妆用具和穿衣用具等。

24. 工艺治疗用器材　如黏土及陶器制作用具，纺织、刺绣、竹编或藤编工艺用具（编织机、编织框、绣花针等），以及绘画用的笔和颜料。

25. 交通用具　如驾驶助具、改装的车辆、行走助具、自行车助具、供上下车使用的升降台、改装后的三轮车、轮椅及其配件等。

26. 职业技能训练器材　如打字机、缝纫机、电子元件组装器械、简易织机、针织机（编织机、编织框）、刺绣用器材（线绷子、绣花针）、木工及木刻基本用具（台钻、电动丝锯、曲线锯、刨子、雕刻刀等）、皮革用具（图案模子、划线刀、图案模板、压滚、橡胶垫块、木槌等）、工艺及器械维修基本用具、纸盒加工器材等。

27. 高级脑功能训练用具　用于认知功能训练的用具有计算机游戏、训练用计算机程序、计算机模拟程序等。

28. 防压力用具　预防压疮形成的用具有聚氨酯泡沫塑料制成外包棉布套的塑料海绵垫；高弹力棉纺压疮垫，柔软、易滑移，有一定的透气和散温性；气囊式坐垫有排列整齐的小气囊构成，有相当好的均压性、透热性，适用于制作各种防压垫的表面层。

29. 日常生活训练器具　日常生活训练用具有两端带环的毛巾，长柄、粗柄和（或）弯柄梳子，牙刷、调羹、粗柄笔、穿袜器、纽扣钩等。

实训三　良肢位摆放法

【实训目标】

（1）掌握脑卒中患者急性期良肢位摆放中的患侧卧位、健侧卧位、仰卧位。

（2）熟悉床上体位与肢体位置摆放的原则和注意事项。

【实训准备】

PT 训练床、PT 训练垫、软枕。

【实训步骤】

（1）教师讲解脑卒中患者急性期良肢位摆放中的患侧卧位、健侧卧位、仰卧位，并进行示教。

（2）指导学生分组练习。

（3）总结床上体位与肢体位置摆放的原则和注意事项。

【实训内容】

1. 床上体位与肢体位置摆放

（1）患侧卧位（图7-1）。鼓励患者采用此体位。

1）头部：上颈段屈曲。

2）躯干：稍向后转，后背用枕头稳固支持。

3）患侧上肢：肩部前伸，肩前屈不小于90°；肘部伸直，前臂旋后；手腕背伸，手指伸直。

4）下肢：健腿前、患腿后呈迈步状；健腿屈髋、膝，下部垫枕；患腿伸髋，膝微屈。

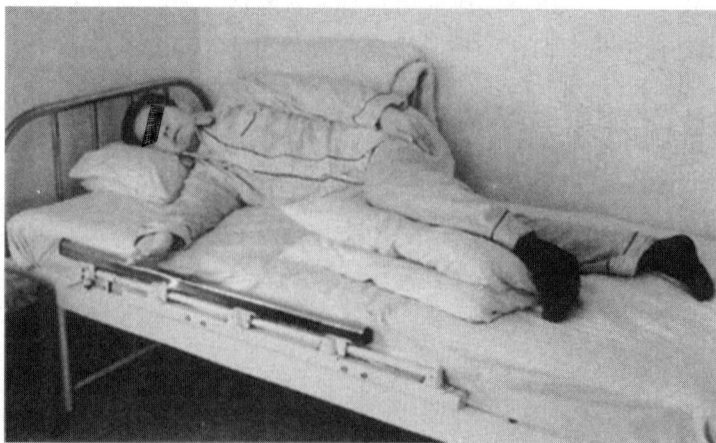

图 7-1　患侧卧位

（2）健侧卧位（图7-2）。

1）躯干：与床面呈90°。

2）患侧上肢：前屈100°，余同患侧卧位。

3）健侧上肢：任何舒适的位置。

4）患侧下肢：向前屈髋、膝，下部垫枕支持。

5）健侧下肢：平放在床上，轻度伸髋，稍屈膝。

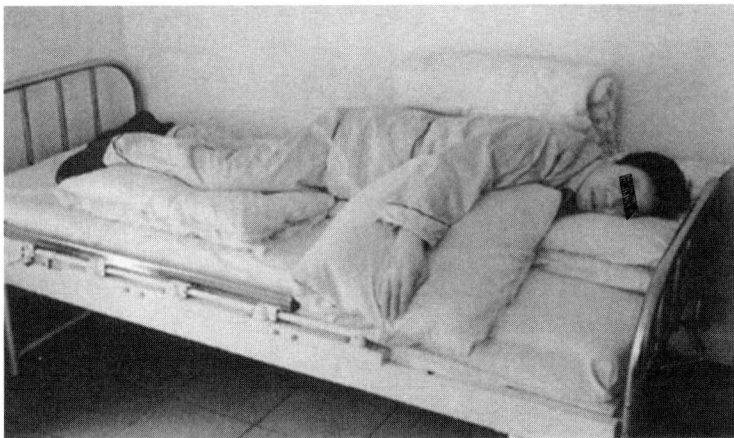

图7-2　健侧卧位

（3）仰卧位（图7-3）。尽量少采用。

1）头部：以枕头支持，胸椎不屈曲。

2）患侧上肢：肩胛下垫枕，伸肘、腕、指。

3）骨盆：患侧臀部、大腿下垫枕，防髋外旋。

4）患侧下肢：下肢伸直，避免膝下或小腿处垫枕。

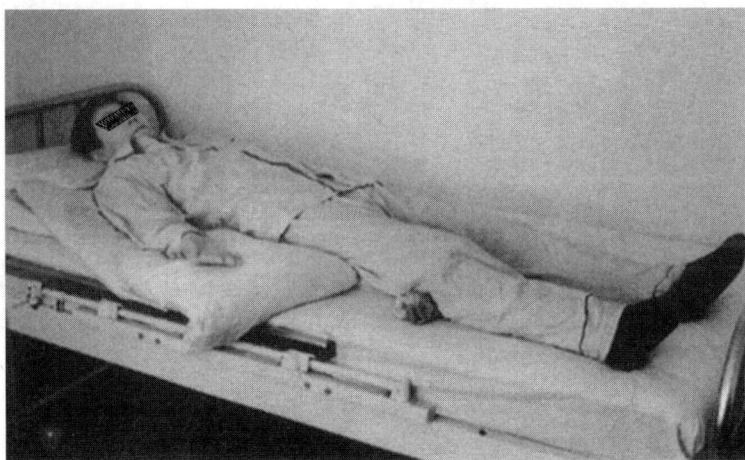

图7-3　仰卧位

（4）床上长坐位（图7-4）。髋部屈曲90°，双上肢对称伸直，放置于前方桌上，背部伸展，膝下垫小薄枕。

2. 原则　在脑卒中患者发病后的急性期，一旦患者生命体征稳定，病情不再进一步发展，康复措施宜及早开始。这一时期的治疗主要以预防并发症及防止继发性障碍发生为主，并为今后的康复训练做准备。护士及其他专业人员应做好体位的变换及保持良好

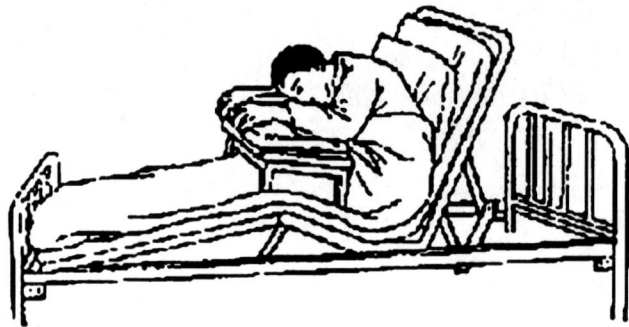

图 7-4　床上长坐位

的卧位姿势和肢体位置。原则上要求每 2 小时更换 1 次体位，但需要根据患者年龄、营养状况等情况给予适当调整。

【注意事项】

体位摆放时的注意事项如下。

（1）患者体位需经常更换，保持体位正确。

（2）有效预防并发症及继发性障碍的发生。

（3）患者采取的姿势和肢位以利于日后的功能恢复为宜。

（4）患者平卧位时，床应放平，床头不得抬高。

（5）患者手中不应放置任何物品，以免使手处于抗重力体位。

（6）患者卧床时使身体与床平行。

（7）枕头的大小和硬度应合适，以用于支持患者身体的不同部位。

（8）为防止患者足下垂，可将表面柔软的木制框架置于床尾患者足部上方，使患者小腿关节保持中立位。

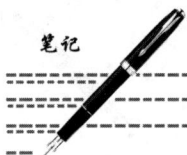

实训四　电疗法操作训练

【实训目标】

（1）掌握中低频脉冲电疗法的操作方法及注意事项。
（2）掌握高频电疗法的操作方法及注意事项。

【禁忌证】

活动性肺结核、急性化脓性疾病、出血倾向、皮肤感觉障碍及高热患者；体内有金属植入物及置入心脏起搏器患者；心血管系统代偿功能不全的孕妇；恶性肿瘤或肿瘤术后等。

【实训准备】

中低频脉冲电疗仪、短波电疗仪、超短波治疗仪、脉冲短波治疗仪等。

【实训步骤】

（1）教师讲解各种电疗法的操作方法，并进行示教。
（2）指导同学分组练习。
（3）总结各种电疗法的操作方法和注意事项。

【实训内容】

1. 中低频脉冲电治疗
（1）电极放置方法有并置法、对置法、水槽法等。按患者病情需要进行选择。
（2）按医嘱选好电极。铅板电极应压平，微加热。
（3）治疗时金属极板与患者皮肤贴紧。利用绷带、沙袋或患者自身重量固定好。在导线夹与极板连接处垫以橡胶布或塑料布绝缘物。
（4）如患者皮肤粗糙、干燥或在凹凸不平的部位治疗时，可在金属极板下加用10%氯化钠溶液衬垫。
（5）将电流选择旋钮拨至零位。接通电源后预热2~3分钟，再旋至"治疗"位置。根据医嘱及患者感觉，缓慢调节输出旋钮至所需电流强度。
（6）治疗中需经常观察患者的反应，正常时应有舒适的温热感。如患者主诉过热，应减少输出电流；如电极下有烧灼痛时，应立即切断电源，检查患者皮肤及电极情况，妥善处理后再进行治疗。
（7）治疗剂量成人为 $3 \sim 8\ mA/cm^2$，儿童为 $2 \sim 4\ mA/cm^2$。每次治疗15~20分钟，每日或隔日1次，10~15次为1个疗程。

2. 短波电治疗
（1）选择合适的电极及放置方法，电极与皮肤间距离为 $1 \sim 3\ cm$。常用的放置方法如下。

1）电缆电极法：在治疗肢体上绕2~3圈（每圈间距至少2 cm），或按需要盘成不同形状，置于患部。

2）鼓状电极法：用支臂将电极固定于治疗部位。

3）电容电极法：①对置法，2个电极相对，治疗部位处于2个电极之间；②并置法，将2个电极放在患者肢体的同侧；③单极，将1个电极置于治疗部位，另1个电极置于治疗区域较远处。

（2）接通电源，待灯丝加热3~5分钟后再旋至"治疗"位置，调节调谐钮达到谐振状态。

（3）按医嘱及患者的感觉增减输出剂量，可调节输出控制旋钮。治疗剂量一般分为以下4级。

1）无热量：患者无温热感，氖管亮度极弱。

2）微热量：患者稍有温热感，氖管微亮。

3）温热量：患者有舒适的温热感，氖管明亮。

4）热量：患者有显著热感，但能耐受，氖管甚亮。

（4）每次治疗时间一般为15~20分钟，每日或隔日1次，10~20次为1个疗程。

3. 超短波电治疗

（1）按患者需要选好电极，电极种类及治疗方法与短波电治疗相同。电极与皮肤距离（间隙）一般为1~3 cm，可根据需要调节。两极间距以大于电极半径为宜。

1）双极法：分为对置法（电场作用于较深部位）和并置法（电场作用于较浅部位）。

2）单极法：治疗较浅的病灶，单极置于治疗部位。

（2）检查治疗机各旋钮是否在零位，接通电源，灯丝加热3~5分钟后，再调至"治疗"挡，调节调谐旋钮达到谐振状态。

（3）治疗剂量同短波电疗法，如需减量可调节输出旋钮。不得用失谐来调节剂量大小。

（4）治疗中应经常询问及观察患者的反应，如患者主诉过热或有头晕、心悸等不适时，应立即停止治疗，进行必要的检查与处理。

（5）每次治疗时间为15~20分钟，每日或隔日1次，10~20次为1个疗程。

4. 脉冲超短波　操作方法基本同超短波电疗法。

【注意事项】

1. 防电击伤　治疗时用木制床椅，最好用木地板等与地绝缘。治疗中患者不可接触金属物品，如水管及暖气管道等。他人也不可触及患者或电极。

2. 防烧伤

（1）电极板的边缘和转角要圆钝。

（2）电极板与皮肤直接接触治疗时要密贴均匀，不可过紧或过松。

（3）对骨骼突出部位进行治疗时，最好用电容电极，并适当增加皮肤与电极的间距。

（4）患者不得随意移动体位，如感到过热、烧灼痛，应立即关闭输出，切断电源，妥善处理后再继续治疗或停止治疗。

（5）治疗前需取下患者所佩戴的金属物品，如手表、钥匙扣等。体内有较大金属异

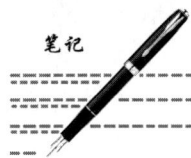

物者，不宜进行此项治疗。

3. 防损坏仪器

（1）仪器需充分预热后方可启动高压输出。谐振要调至良好状态，不得以调谐状态来降低输出。大功率治疗机少用单极法。

（2）并置法或对置法治疗时，两电极不得触碰，以防发生短路损坏机器。

（3）治疗中避免导线交叉、互碰或触碰患者。

（4）微波治疗机内的吹风机如发生故障，应停止使用。未接上辐射器时不得开机，以免损坏磁控管。

（5）电极与辐射器及电缆需紧密接触，电缆应避免潮湿或弯折。

4. 注意安全

（1）患者治疗部位有汗水或敷料上分泌物较多时，应擦干或更换敷料后再进行治疗。

（2）小儿头部慎用对置法。

（3）头面部微波电治疗时应戴防护眼罩。

（4）局部感觉迟钝或血液循环障碍者慎用。

（5）工作人员及非工作人员勿停留在高频电场区域内。

第八篇　中医护理学实训指导

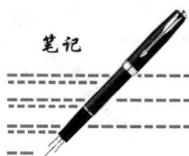

实训一 常用腧穴取穴法

【实训目标】

（1）熟悉腧穴取穴法。

（2）掌握临床常用腧穴的定位、功效、主治。

【实训准备】

准备暂空床（软床）、各种规格的软垫或大小不等的枕头，必要时准备屏风等。

【实训步骤】

（一）头部常用腧穴定位

1. 太阳

穴位描述：在颞部，当眉梢与目外眦之间，向后约一横指的凹陷处。

临床取穴：正坐或仰卧，额骨的眉弓外侧端旁开可按取凹陷，凹陷正中即是。

2. 水沟

穴位描述：在面部，当人中沟的上 1/3 与中 1/3 交点处。

临床取穴：仰靠或仰卧，人中沟的上 1/3 与中 1/3 交点处。

3. 百会

穴位描述：在头部，当后发际正中直上 7 寸，或当头部正中线与两耳尖连线的交叉处。

临床取穴：①两耳尖直上连线中点处；②在后正中线上，前、后发际之间的中点前 1 寸。

4. 颊车

穴位描述：在面颊部，下颌角前上方约一横指（中指），按之凹陷处，咀嚼时咬肌隆起最高点处。

临床取穴：正坐或侧卧，下颌角前上方一横指处，咬合时肌肉隆起处。

5. 下关

穴位描述：在耳屏前，下颌骨髁状突前方，颧弓与下颌切迹所形成的凹陷中。合口有孔，张口即闭，宜闭口取穴。

临床取穴：正坐或侧卧，闭口，耳屏前约一横指，颧弓下的凹陷处。

6. 阳白

穴位描述：目正视，瞳孔直上，眉上 1 寸。

临床取穴：正坐或仰靠，直视前方，瞳孔直上，过眉 1 寸。

7. 完骨

穴位描述：在头部，当耳后乳突的后下方凹陷处。

临床取穴：正坐或侧卧，颞骨乳突后下方凹陷处。

（二）颈部常用腧穴定位

1. 天突

穴位描述：在颈部，当前正中线上，胸骨上窝中央。

临床取穴：仰靠，胸骨上窝中点。

2. 大椎

穴位描述：在后正中线上，第 7 颈椎棘突下凹陷中。

临床取穴：俯伏或正坐低头，在后正中线上，颈后隆起的最高点为第 7 颈椎棘突，高点下凹陷处。

（三）胸部常用腧穴定位

1. 膻中

穴位描述：在胸部，当前正中线上，平第 4 肋间隙，两乳头连线的中点。

临床取穴：仰卧，在前正中线上，平第 4 肋间隙（男性约与乳头平齐）。

（四）腹部常用腧穴定位

1. 上脘

穴位描述：在上腹部，前正中线上，当脐中上 5 寸。

临床取穴：仰卧，在前正中线上，中脘上 1 寸。

2. 中脘

穴位描述：在上腹部，前正中线上，脐上 4 寸，或脐与胸剑联合连线的中点处。

临床取穴：仰卧，在前正中线上，脐与胸剑联合连线的中点处。

3. 神阙

穴位描述：在腹中部，脐中央。

临床取穴：仰卧，脐正中。

4. 气海

穴位描述：在下腹部，前正中线上，当脐中下 1.5 寸。

临床取穴：仰卧，脐中与关元穴连线的中点。

5. 关元

穴位描述：在下腹部，前正中线上，当脐中下 3 寸。

临床取穴：仰卧，在前正中线上，脐中与耻骨联合上缘中点（曲骨穴）的连线长度为 5 寸，曲骨穴上 2 寸。

6. 天枢

穴位描述：在腹中部，脐中旁开 2 寸。

临床取穴：仰卧，脐中旁开 2 寸。

（五）背部常用腧穴定位

1. 肺俞

穴位描述：在背部，当第 3 胸椎棘突下，旁开 1.5 寸。

临床取穴：俯卧，当第 3 胸椎棘突下，旁开 1.5 寸。

2. 膏肓

穴位描述：在背部，当第 4 胸椎棘突下，旁开 3 寸。

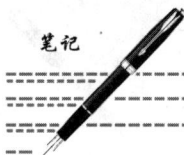

临床取穴：俯卧，当第 4 胸椎棘突下，旁开 3 寸。

3. 心俞

穴位描述：在背部，当第 5 胸椎棘突下，旁开 1.5 寸。

临床取穴：俯卧，当第 5 胸椎棘突下，旁开 1.5 寸。

4. 定喘

取穴描述：在背部，当第 7 颈椎棘突下，旁开 0.5 寸。

临床取穴：俯伏或俯卧，先在后正中线上定取第 7 颈椎棘突下的大椎穴，大椎穴旁开 0.5 寸。

5. 肝俞

穴位描述：在背部，当第 9 胸椎棘突下，旁开 1.5 寸。

临床取穴：俯卧，当第 9 胸椎棘突下，旁开 1.5 寸。

（六）腰部常用腧穴定位

1. 肾俞

穴位描述：在腰部，当第 2 腰椎棘突下，旁开 1.5 寸。

临床取穴：俯卧，当第 2 腰椎棘突下，旁开 1.5 寸。

2. 大肠俞

穴位描述：腰部，当第 4 腰椎棘突下，旁开 1.5 寸。

临床取穴：俯卧，当第 4 腰椎棘突下，旁开 1.5 寸。

（七）上肢部常用腧穴定位

1. 曲池

穴位描述：屈肘成直角，在肘横纹外侧端与肱骨外上髁连线中点。

临床取穴：①屈肘成直角，在肘横纹尽头处。②屈肘成直角，在肘横纹外侧端与肱骨外上髁连线中点处。

2. 内关

穴位描述：在前臂掌侧，腕横纹上 2 寸，掌长肌腱与桡侧腕屈肌腱之间。

临床取穴：向前伸臂仰掌，掌根第 1 腕横纹正中（大陵）直上 2 寸，掌长肌腱与桡侧腕屈肌腱之间（两筋之间）。

3. 肩髃

穴位描述：在肩部，三角肌上，臂外展或向前平伸时，当肩峰前下方凹陷处。

临床取穴：①上臂外展平举，肩关节出现 2 处凹陷，前面的凹陷处。②垂肩，锁骨肩峰端前缘直下约 2 寸，在骨缝之间。

（八）手部常用腧穴定位

1. 合谷

穴位描述：在手背，第 1、2 掌骨间，第 2 掌骨桡侧的中点处。

临床取穴：①拇指与示指两指张开，将另一手拇指的关节横放在虎口上，拇指尖点到之处。②拇指与示指两指并拢，在两指的肌肉最高点。③拇指与示指两指张开，在虎口与第 1、2 掌骨结合部连线的中点。

（九）下肢常用腧穴定位

1. 委中

穴位描述：在腘横纹中点，当股二头肌肌腱与半腱肌肌腱的中间。

临床取穴：俯卧，腘窝横纹中点。

2. 足三里

穴位描述：在小腿前外侧，犊鼻下 3 寸，距胫骨前缘一横指（中指）。

临床取穴：①正坐屈膝，外膝眼（犊鼻）直下 3 寸，胫骨前嵴外一横指处。②正坐屈膝，先找到胫骨粗隆，在胫骨粗隆外下缘直下 1 寸处。③正坐屈膝，患者用手掌自然遮住膝盖，示指按在胫骨上，中指指尖处即是。

3. 丰隆

穴位描述：在小腿前外侧，当外踝尖上 8 寸，条口穴 1 寸外，距胫骨前嵴外二横指（中指）。

临床取穴：正坐屈膝，外膝眼（犊鼻）与外踝尖连线中点，距离胫骨前嵴二横指处。

4. 阳陵泉

穴位描述：在小腿外侧，当腓骨头前下方凹陷处。

临床取穴：正坐，屈膝垂足，当腓骨头前下方凹陷处。

5. 居髎

穴位描述：在髋部，当髂前上棘与股骨大转子最高点连线的中点处。

临床取穴：侧卧，当髂前上棘与股骨大转子最高点连线的中点处。

6. 犊鼻

穴位描述：屈膝，在膝部，当髌骨与髌韧带外侧凹陷中，又称外膝眼。

临床取穴：正坐，屈膝，当髌骨与胫骨之间，髌韧带外侧凹陷中。

7. 三阴交

穴位描述：在小腿内侧，足内踝尖上 3 寸，胫骨内侧缘后方。

临床取穴：正坐或侧卧，当胫骨内侧面后缘，内踝尖直上 3 寸。

8. 阴陵泉

穴位描述：在小腿内侧，当胫骨内侧髁后下方凹陷处。

临床取穴：正坐或仰卧，当胫骨内侧髁下缘与胫骨粗隆平齐处。

9. 血海

穴位描述：屈膝，在大腿内侧，髌骨内上缘 2 寸，当股四头肌内侧头的隆起处。

临床取穴：①正坐屈膝，髌骨内上缘上 2 寸，股内侧肌突起中点处。②医者以对侧手掌掌心按于患侧髌骨上缘，第 2~5 指向上伸直，拇指约呈 45°斜置，拇指尖下即是此穴。

（十）足部常用腧穴定位

1. 涌泉

穴位描述：足趾跖屈时，约当足底（去趾）前 1/3 凹陷处。

临床取穴：仰卧，蜷足，足掌掌心前部正中凹陷处，约当足底前、中 1/3 交界，第 2、3 趾跖关节稍后处。

（十一）操作步骤

1. 操作者准备　如整理仪表、洗手。

2. 评估、解释　嘱受试者准备，如排空大小便，清洁局部皮肤等。

3. 操作

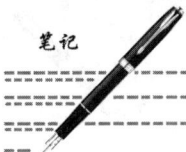

（1）松开患者衣被，选取合适的体位，垫软枕。保持患者平稳而持久的姿势，暴露选穴部位，保暖。

（2）选穴。采用腧穴的取穴法选穴。

（3）揣穴。根据处方，核定准确的经络路线，并用拇指在经络上揣摸相应的穴位。

（4）观察。观察患者的面色、表情、动作等。

（5）询问。询问患者的感觉。

（6）腧穴练习范围。包括十二经脉、奇经八脉上的常用穴位及奇穴。

（7）整理床单位，用具消毒，清洗物品，物归原处，洗手。

4. 评价、记录　同学之间相互评价、记录。

【注意事项】

（1）练习时，学生须仔细体会选穴准确的感觉。

（2）在进行人体操作练习时，应做好患者的隐私保护及防寒保暖。

实训二 毫针刺法

【实训目标】

（1）掌握毫针刺法的原理、用物、操作步骤。

（2）掌握毫针刺法的针刺手法。

【实训准备】

治疗盘、安尔碘、镊子、毫针盒（各种型号毫针）、清洁弯盘、棉签。

【实训步骤】

1. 持针法

（1）刺手与押手。毫针操作时，一般将医者持针的右手称为刺手，按压穴位的左手称为押手。押手的作用主要是固定穴位皮肤，使毫针能够准确地刺中腧穴，并使长毫针针身有所依靠，不致摇晃和弯曲。进针时，刺手与押手配合得当，动作协调，可以减轻患者痛感，保证行针顺利，并能调整和加强针感，以提高治疗效果。

（2）持针姿势。持针的姿势状如执持毛笔，故称为执毛笔式持针法。根据用指的多少，一般又分为二指持针法、三指持针法、四指持针法、五指持针法。

1）二指持针法：即用右手拇、示两指指腹挟持针柄，针身与拇指呈90°。一般用于针刺浅层腧穴的短毫针常用二指持针法。

2）多指持针法：即用右手拇指、示指、中指、环指指腹执持针柄，小指指尖抵于针旁皮肤，支持针身垂直。一般用于长针深刺的持针法。

2. 进针法 又称刺针法、下针法、入针法、内针法，是指毫针在刺手与押手的密切配合下，运用各种手法将针刺入至腧穴皮下的方法，是毫针刺法的首要操作技术。在进针时要注意指力与腕力的协调一致，要求做到无痛或微痛进针。毫针进针方法有很多，分别有以进针速度快慢分法、以刺手刺入术式分法、以刺押手姿势分法，以进针器具分法等。现代常用的进针法举例如下。

（1）以进针速度快慢分法。

1）速刺法：即将针尖抵于腧穴皮肤时，运用指力快速刺透表皮，针入皮下的手法。速刺法适用于四肢腧穴和耳穴。

2）缓刺法：即将针尖抵于腧穴皮肤时，运用指力缓缓刺透表皮，针入皮下的手法。缓刺法适用于头身腧穴和头穴。

（2）以刺手刺入术式分法。

1）插入法：即指针尖抵于腧穴皮肤时，运用指力不加捻转或其他术式，直接刺入皮下的手法。

2）捻入法：即指针尖抵于腧穴皮肤时，运用指力稍加捻动，将针尖刺入皮下的手法。

3）飞入法：即指针尖抵于腧穴皮肤时，运用指力以拇指、示指捻动针柄，拇指后退

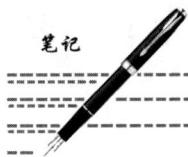

瞬即将针尖刺入，刺入皮下时五指放开做飞鸟状的手法。

4）弹入法：即指针尖抵于腧穴皮肤时，运用指力，并以中指弹动针柄时瞬即将针尖刺入皮下的手法。

（3）以刺押手姿势分法。

1）单手进针法：即用刺手的拇指、示指持针，中指指端紧靠穴位，中指指腹抵住针身下段，当拇指、示指向下用力按压时，中指随势屈曲将针刺入，直刺至所要求的深度。此法适用于短毫针进针。

2）双手进针法：即刺手与押手互相配合，协同进针。常用的有以下几种。①爪切法：又称指切法，临床最为常用。即以左手拇指或示指指甲掐切穴位上，右手持针将针紧靠左手指甲缘刺入皮下的手法。②夹持法：即左手拇指、示指两指用消毒干棉球捏住针身下段，露出针尖，右手拇指、示指执持针柄，将针尖对准穴位。当贴近皮肤时，双手配合动作，用插入法或捻入法将针刺入皮下，直至所要求的深度。此法多适用于长针进针。③舒张法：即左手五指平伸，示指、中指两指分开置于穴位上，右手持针，针尖从示指、中指两指间刺入皮下。行针时，左手示指、中指两指可挟持针身，以免弯曲，在长针深刺时常用此法。对于皮肤松弛或有皱纹的部位，可用押手的拇指、示指两指或示指、中指两指将腧穴部位皮肤向两侧撑开使之绷紧，以便进针。此法多适用于腹部腧穴的进针。④提捏法：即用左手拇指、示指两指将腧穴部位的皮肤捏起，右手持针从捏起部的上端刺入。此法主要适用于皮肉浅薄的穴位，特别是面部腧穴的进针。

（4）以进针器具分法。

1）针管针进针法：用金属、塑料、有机玻璃等制成长短不一的细管，代替押手。选用长短合适的平柄针或管柄针置于针管内，针的尾端露于管的上口，针管下口置于穴位上，用手指拍打或弹压针尾将针尖刺入腧穴皮下，然后将套管抽出。

2）进针器进针法：用特制的圆珠笔式或玩具手枪式进针器，将长短合适的平柄或管柄毫针装入进针器内，下口置于腧穴皮肤上。用手指拉扣弹簧，使针尖迅速弹入皮下，然后将进针器抽出。

在临床应用时，需根据腧穴所在部位的解剖特点、针刺深度、手法要求等具体情况，以便于进针、易于得气、避免痛感为目的，灵活选用相应的进针法。

3. 针刺的角度、方向、深度　是指毫针刺入皮下后的具体操作要求。在针刺操作过程中，掌握正确的针刺角度、方向和深度，是获得针感、施行补泻手法、发挥针刺效应、提高针治疗效、防止针刺意外发生的重要环节。取穴的正确性，不仅是指其皮肤表面的位置，还必须与正确的针刺角度、方向和深度结合起来，才能发挥腧穴的治疗作用。因此，不能简单地将腧穴看作是一个小点，而应有一个立体的腧穴概念。临床上针刺同一个腧穴，如果角度、方向和深度不同，那么刺达的组织结构、产生的针刺感应和治疗的效果都会有一定的差异。对于医者来说，针刺操作的熟练程度是与其能否恰当地掌握好针刺的角度、方向和深度密切相关的。临证时所取的针刺角度、方向和深度，主要根据施术部位、治疗需要、患者体质及体形等具体情况，灵活掌握。

（1）针刺角度。是指进针时针身与皮肤表面所构成的夹角，其角度的大小应根据腧穴部位、病性病位、手法要求等特点而定。针刺角度一般分为直刺、斜刺、平刺3类。

1）直刺：即针身与皮肤表面呈90°，垂直刺入腧穴。直刺法适用于针刺大部分腧穴，尤其是肌肉丰厚部的腧穴。

2）斜刺：即针身与皮肤表面呈45°左右，倾斜刺入腧穴。斜刺法适用于针刺皮肉较为浅薄处，或内有重要脏器，或不宜直刺深刺的腧穴和关节处的腧穴。在施用某种行气、调气手法时，亦常用斜刺法。

3）平刺：又称横刺、沿皮刺。即针身与皮肤表面呈 15°左右，横向刺入腧穴，平刺法适用于皮薄肉少处的腧穴，如头皮部、颜面部、胸骨部的腧穴。透穴刺法中的横透法和头皮针法、腕踝针法都采用平刺法。

（2）针刺方向。是指进针时和进针后针尖所指的方向，简称针向。针刺方向一般根据经脉循行方向、腧穴分布部位和所要求达到的组织结构等情况而定。针刺方向虽与针刺角度相关，如头面部腧穴多用平刺，颈项、咽喉部腧穴多用平刺，胸部正中线腧穴多用平刺，侧胸部腧穴多用斜刺，腹部腧穴多用直刺，腰背部腧穴多用斜刺或直刺，四肢部腧穴一般多用直刺等。但进针角度主要以穴位所在部位的特点为准，而针刺方向则是根据不同病症治疗的需要而定。仅以颊车穴为例，若用作治疗下颌疾病、颊痛、口噤不开等证时，针尖朝向颞部斜刺，使针感放射至整个颊部；当治疗面瘫、口眼歪斜时，针尖向口吻部横刺；而治疗痄腮时，针尖向腮腺部斜刺；治疗牙痛时则用直刺。

（3）针刺深度。是指针身刺入腧穴皮肉的深浅。掌握针刺的深度应以既要有针下气至的感觉，又不伤及组织器官为原则。每个腧穴的针刺深度，在临床实际操作时，还必须结合患者的年龄、体质、病情、腧穴部位、经脉循行深浅、季节时令、医者针法经验和得气的需要等诸多因素做综合考虑，灵活掌握。

4. 操作步骤

（1）核对患者信息，确认床号、姓名、诊断、医嘱开出的穴位。

（2）备齐物品，携物品至床旁，核对。

（3）松开衣被，保暖。按腧穴选取合适的体位，垫枕，保持平稳而持久的姿势，暴露针刺部位。

（4）定穴。先用拇（示）指循经按压腧穴，询问患者的感觉反应，以校对穴位。

（5）消毒皮肤。穴位皮肤用安尔碘消毒（直径大于 2 cm），术者消毒手指。

（6）选取合适毫针，并检查针柄、体、尖有否松动、弯曲带钩等情况。

（7）进针。左手拇（示）指端切按在腧穴旁边，右手拇指、示指、中指三指持针柄近针根处，对准腧穴快速刺入表皮后，缓慢进针。

（8）行针。通过提插使患者有酸、麻、胀、重的感觉，即为"得气"，用补泻手法调节针感，一般留针 10~20 分钟。

（9）观察。预防针刺以外事件的发生。

（10）起针。右手捻动针柄，左手拇示指按住针孔周围皮肤。将针退至皮下，迅速拔出，用干棉球轻压针孔片刻，以防出血。检查针数，防止遗漏。

（11）整理床单位，合理安置患者，用具消毒，清洗物品，物归原处。

（12）记录。

【注意事项】

（1）物品准备齐全，环境准备符合要求。

（2）操作者了解患者病情，准确估计和处理常见的护理问题。

（3）操作熟练、敏捷，防止过多暴露患者。

（4）练习时注意掌握刺激的强度，观察患者的面部表情，询问有无不良反应，防止滞针、晕针的发生。

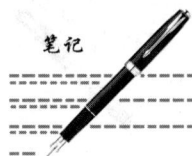

【评估标准】

项目	项目分数	操作要求	实际得分
评估	10	(1)核对医嘱、治疗卡、床号、姓名	
		(2)评估患者病情、体质、目前的主要症状、发病部位及既往病史、患者针刺部位的皮肤情况	
		(3)评估环境:环境清洁、舒适、安静,根据季节关好门窗,调节温度	
计划	20	(1)预期目标:进行治疗后,患者各种急、慢性疾病症状解除或缓解	
		(2)准备 1)护士自身准备:衣、帽、鞋穿戴整洁,修剪指甲,洗手 2)用物准备:治疗盘、无菌毫针、无菌棉球、无菌棉签、皮肤消毒剂、弯盘 3)患者准备:缓解患者紧张情绪,空腹者进食,排空大小便	
操作过程	50	(1)备齐用物携至床旁,核对医嘱、治疗卡、床头卡、床号、姓名,与患者解释交流	
		(2)协助患者松开衣被,注意保暖,根据针刺部位,取合适体位	
		(3)按医嘱选择正确的穴位,先用拇指按压穴位,并询问患者有无感觉	
		(4)消毒进针部位后,选取合适的毫针,消毒术者持针手指	
		(5)根据针刺部位,选择相应的进针方法,正确进针	
		(6)根据患者病情,选择正确的行针与补泻手法,患者局部产生酸、麻、重、胀等感觉,或向远处传导,即"得气"。得气后调节针感,一般留针10~20分钟	
		(7)在针刺及留针过程中,密切观察患者有无晕针、滞针等情况,认真询问患者感觉,消除紧张情绪。出现意外时,紧急处理	
		(8)出针:一般用左手拇指、示指持消毒棉球按住针孔周围皮肤,右手持针柄,边捻边退到皮下迅速拔针,随即用无菌干棉签轻轻按压针孔片刻,以防出血	
		(9)核对针数,防止遗漏	
		(10)操作完毕,协助患者整理衣物,安置舒适卧位,整理床单位。清理用物,洗手,做好记录	
评价	10	(1)患者体位合理,穴位准确,针刺时"得气"快,感觉舒适,症状改善	
		(2)针刺后患者安全,未发生针刺意外	
提问	10	(1)注意事项	
		(2)针刺意外的处理	
		(3)针刺的角度和深度等	
总计	100		

实训三　拔火罐疗法

【实训目标】

(1) 了解拔火罐疗法的原理，熟悉各种拔罐法的应用。
(2) 掌握拔火罐的操作流程和有效的评价。
(3) 体会拔火罐的治疗效应。
(4) 掌握拔火罐后可能出现的水疱、烫伤等的处理方法。

【实训准备】

(1) 治疗盘、玻璃火罐、止血钳、95%乙醇棉球、打火机、万花油、棉签、中浴巾。
(2) 关闭门窗，调节室温使其保持在26~28 ℃。

【实训步骤】

1. 火罐种类

(1) 玻璃火罐。系由耐热性好的玻璃制成，呈口小、腔大、罐口略外翻形状。选取时以无色透明、壁厚边宽，罐口光滑、没毛刺、手感好的火罐为佳。玻璃罐的优点是罐壁透明，可随时观察拔罐部位的皮肤变化，因此临床最为常用。又由于观察方便，特别适用于刺络拔罐。

(2) 陶瓷火罐。使用陶土做成口圆、肚大形状，再涂上黑釉或黄釉烧制而成，分为大、中、小和特小几种型号。陶瓷罐里外光滑，吸拔力大，经济实用，北方农村多喜用。

(3) 竹筒火罐。取坚实、成熟的竹筒，一头开口，一头留节作底，罐口直径分为3 cm、4 cm、5 cm3 种，长8~10 cm。口径大的，用于面积较大的腰、背部及臀部；口径小的，用于四肢、关节部位。由于日久不常用的竹火罐过于干燥，容易透进空气，临用前可用温水浸泡几分钟，使竹罐质地紧密不漏空气然后再用。南方产竹，故多用竹罐。

(4) 抽气罐。用青霉素、链霉素药瓶或类似的小药瓶，将瓶底切去磨平，切口须光洁，瓶口的橡皮塞须保留完整，便于抽气时应用。现也有用透明塑料制成的抽气罐，不易破碎，上置活塞，便于抽气。

2. 吸拔方法　拔火罐是指利用燃烧时的火焰热力排去空气，使罐内形成负压，将罐吸附在皮肤上。有下列几种方法。

(1) 投火法。将薄纸卷成纸卷，或裁成薄纸条，燃烧至1/3 时投入罐里，将火罐迅速扣在选定的部位上。投火时，不论使用纸卷还是纸条，都必须高出罐口1寸多，等燃烧至1寸左右后，纸卷和纸条都能斜立在罐里的一边，火焰不会烧着皮肤。初学投火法时，还可在被拔部位放一层湿纸，或涂点水，使其吸收热力，以保护皮肤。

(2) 闪火法。用7~8 号粗铁丝，一头缠绕石棉绳或线带，做成酒精棒。使用前，将酒精棒蘸95%乙醇，用打火机点燃。将带有火焰的酒精棒一头往罐底一闪，迅速撤出，马上将火罐扣在选定的部位上，此时罐内已成负压，即可吸住。

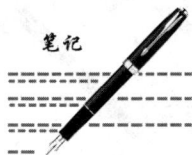

闪火法的优点：当闪动酒精棒时，火焰已离开火罐，罐内无火，可避免烫伤患者，优于投火法。

（3）滴酒法。向罐子内壁中部滴 1~2 滴乙醇，将罐子转动一周，使乙醇均匀地附着于罐子的内壁上（不要沾罐口），然后用火柴将乙醇燃着。将罐口朝下，迅速将罐子扣在选定的部位上。

（4）贴棉法。扯取大约 0.5 cm 见方的脱脂棉一小块，薄蘸乙醇，紧贴在罐壁中段，用打火机点燃后，马上将罐子扣在选定的部位上。

（5）架火法。准备一个不易燃烧及传热的块状物，直径为 2~3 cm，放在应拔罐的部位上。上置小块乙醇棉球。将棉球燃着后，马上将罐子倒扣吸附在皮肤上。

3. 火罐排序

（1）密排法。罐与罐之间的距离不超过 1 寸，适用于身体强壮且有疼痛症状的患者。具有镇静、止痛、消炎的功效，又称"刺激法"。

（2）疏排法。罐与罐之间的距离相隔 1~2 寸，适用于身体衰弱、肢体麻木、酸软无力者，又称"弱刺激法"。

4. 操作步骤

（1）核对患者信息。包括患者姓名、拔罐的穴位、玻璃罐的完整性、型号。

（2）摆放体位。取合适体位，暴露拔罐部位，注意保暖。

（3）点火。用止血钳夹紧 1 个 95% 乙醇棉球用打火机点燃。

（4）拔罐。将点燃的乙醇棉球伸入罐内中段绕 2 周后迅速退出，立即将罐扣在所选穴位，用同法拔另一火罐。拔好后将带火的棉球放入治疗碗中熄灭。动作要稳、准、快，用中浴巾盖在罐上，大罐吸力强，1 次可拔 5~10 分钟，小罐吸力弱，1 次可拔 10~15 分钟。此外，拔罐时间还应根据患者的年龄、体质、病情、病程及拔罐的施术部位而灵活掌握。拔罐次数每日或隔日 1 次，一般 10 次为 1 个疗程，中间休息 3~5 天。

（5）观察。火罐拔上后，应不断询问患者有何感觉（假如用玻璃罐，还要观察罐内皮肤反应情况），如果罐吸力过大，产生疼痛即应放入少量空气。方法：用左手拿住罐体稍倾斜，以右手手指按压对侧的皮肤，使之形成一微小的空隙，使空气徐徐进入，到一定程度时停止放气，重新扣好。拔罐后患者如感到吸附无力，可重新再拔一次。注意观察患者的反应和拔罐部位皮肤的颜色。

（6）起罐。一手挟住罐体，另一手的手指按压罐口皮肤，待空气进入罐内即可起罐。起罐后于局部皮肤涂抹红花油。

（7）整理。协助患者整理衣被，清理用物，物归原处。火罐常规消毒备用。

（8）洗手，记录。

5. 效果辨别

（1）罐印紫黑而黯。一般表示体内有血瘀，如经行不畅、痛经或心脏供血不足等患者。当然，如患处受寒较重，也会出现紫黑而黯的印迹。如印迹数日不退，则常表示病程已久，需要多治疗一段时间。如走罐出现大面积黑紫印迹时，则提示风寒所犯面积甚大，应对症处理以驱寒除邪。

（2）罐印发紫伴有斑块，一般提示有寒凝血瘀之证。

（3）罐印呈散紫点，深浅不一，一般提示为气滞血瘀之证。

（4）淡紫发青伴有斑块，一般以虚症为主，兼有血瘀。如在肾俞穴处呈现，则提示肾虚；如在脾俞部位，则系气虚血瘀，此点常伴有压痛。

（5）罐印鲜红而艳，一般提示阴虚、气阴两虚。阴虚火旺也可出现此印迹。

（6）罐印呈鲜红散点，通常在大面积走罐后出现，并不高出皮肤。如系在某穴及其附近集中，则预示该穴所在脏腑存在病邪（临床中也有以走罐寻找此类红点，来针刺以治疗疾病）。

（7）吸拔后没有罐印，或虽有罐印但起罐后立即消失并恢复常色者，则多提示病邪尚轻。当然，如取穴不准时也会无罐印。因此，不能以一次结果为准，应多拔几次确认是否有病症。

（8）罐印灰白，触之不温，多为虚寒和湿邪之证。

（9）罐印表面有纹络且微痒，表示有风邪和湿证。

（10）罐体内有水气表示该部位有湿气。

（11）罐印出现水疱说明患者体内湿气重，如果水疱内有血水，则是热湿毒的反映。

（12）拔罐区出现水疱，水肿水气过多者，揭示患气证。

（13）出现深红、紫黑或丹痧，或触之微痛兼见身体发热者，提示患热毒证；身体不发热者，则提示患瘀证。

（14）皮色不变，触之不温者，提示患虚证。

【注意事项】

（1）拔罐时要选择适当的体位和肌肉丰满的部位。患者体位不当、移动，骨骼凸凹不平及毛发较多的部位均不适用。

（2）拔罐时要根据所拔部位的面积大小而选择大小适宜的罐。操作时必须迅速，才能使罐拔紧，吸附有力。

（3）用火罐时应注意勿灼伤或烫伤皮肤。若烫伤或留罐时间太长而皮肤起水疱时，小的水疱无须处理，仅敷以消毒纱布，防止擦破即可；水疱较大时，用消毒针将水放出，局部涂以甲紫，或用消毒纱布包敷，以防感染。

（4）皮肤有过敏、溃疡、水肿及大血管分布的部位不宜拔罐，高热抽搐者及孕妇的腹部、腰骶部位也不宜拔罐。

（5）身体虚弱者不适合拔火罐。由于身体虚弱者体内阳气不足，如果再拔火罐会导致阳气更加不足，破坏自身的阴阳平衡。

（6）有肺部基础病的患者如慢性阻塞性肺疾病、肺结核、肺脓肿、支气管扩张等，不适合拔火罐。肺部有炎症时，经常会伴随肺泡的损伤或肺部有体液潴留。如果进行拔火罐治疗，会使患者胸腔内的压力发生急剧变化，导致肺表面肺大疱破裂，从而发生自发性气胸。

（7）拔火罐后不宜洗澡。因为拔火罐后，皮肤处于被伤害的状态，非常的脆弱，这个时候洗澡很容易导致皮肤破损、感染。如果是洗冷水澡的话，由于皮肤处于毛孔张开的状态，很容易受凉，因此拔火罐后不能马上洗澡。

（8）长时间拔火罐会导致皮肤感染。拔火罐根据火罐大小、材质、负压的力度各有不同。但是一般以从点火闪完到起罐不超过10分钟为宜，因为拔火罐的主要原理在于负压，而不在于时间。如果在负压很大的情况下拔罐时间过长，直至拔出水疱，这样的做法不但会损伤皮肤，还可能会引起皮肤感染。

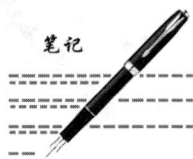

【评估标准】

项目	项目 分数	操作要求	实际 得分
评估	10	(1)核对医嘱、治疗卡、床号、姓名	
		(2)评估患者当前的主要症状、临床表现及既往史,患者体质及实施拔罐处的皮肤情况,对疼痛的耐受程度及心理状况等	
		(3)评估环境:环境清洁、舒适、安静,根据季节关好门窗,调节温度	
计划	20	(1)预期目标:进行治疗后,患者各种疾病症状解除或缓解	
		(2)准备 1)护士自身准备:衣、帽、鞋穿戴整洁,修剪指甲,洗手 2)用物准备:治疗盘、火罐(玻璃罐、竹罐、陶罐)、止血钳、95%乙醇棉球、打火机、小口瓶等 3)患者准备:缓解患者紧张情绪,空腹者进食,排空大、小便	
操作过程	50	(1)备齐物品,携至床边,核对医嘱,做好解释工作。交代操作过程中的注意事项	
		(2)患者取合适体位,松开衣被,暴露拔罐部位,注意保暖。遵医嘱选择拔罐部位	
		(3)拔罐:检查罐口有无缺陷裂痕。一手持火罐,另一手持止血钳夹95%乙醇棉球点燃,深入罐内中下端,绕1~2周后迅速抽出,使罐内形成负压后迅速扣至选定的拔罐部位上,保持不动。待吸牢后撒手,留罐10分钟,并告知患者留罐后不能改变体位。操作后再次核对	
		(4)观察:随时检查罐口吸附情况,患者局部皮肤以呈紫红色为度,其疗效最佳。疼痛、过紧时,应及时起罐	
		(5)起罐:一手挟持罐体,另一手拇指按压罐口处皮肤,使空气进入罐内,顺利起罐	
		(6)操作完毕,协助患者穿衣,整理床单位,安置舒适体位	
		(7)清理用物,根据医嘱详细记录患者实施拔罐后的情况,并签名	
评价	10	(1)患者:体位正确,无烫伤、烧伤等情况出现,症状改善	
		(2)护士:操作手法正确、熟练	
提问	10	目的、禁忌证及注意事项	
总计	100		

实训四　艾灸法

【实训目标】

（1）了解艾灸法的原理。
（2）掌握艾炷灸之直接灸的操作流程、有效的评价方法。
（3）体会艾炷灸的治疗效应。
（4）掌握艾条灸的3种操作方法和有效的评价方法。

【实训准备】

治疗盘、艾绒、艾条、打火机、凡士林、棉签、镊子、清洁弯盘、治疗碗（盛1/3水）。

【实训步骤】

1. 直接灸　是将大小适宜的艾炷直接放在患者皮肤上施灸。若施灸时需将皮肤烧伤化脓，愈后留有瘢痕者，称为瘢痕灸。若不使皮肤烧伤化脓，不留瘢痕者，称为无瘢痕灸。

（1）瘢痕灸。又称化脓灸。施灸时先将所灸腧穴部位涂以少量的大蒜汁，以增加黏附和刺激作用，然后将大小适宜的艾炷置于腧穴上，用火点燃艾炷施灸。每壮艾炷必须燃尽，除去灰烬后，方可易炷再灸，待规定壮数灸完为止。施灸时由于火烧灼皮肤可产生剧痛，此时可用手在施灸腧穴周围轻轻拍打，借以缓解疼痛。在正常情况下，灸后1周左右施灸部位化脓形成灸疮，5~6周灸疮自行痊愈，结痂脱落后留下瘢痕。临床上常用于治疗哮喘、肺结核、高血压、心脑血管病和瘰疬等慢性疾病。

（2）无瘢痕灸。施灸时先在所灸腧穴部位涂以少量的凡士林，以使艾炷便于黏附，然后将大小适宜的艾炷，置于腧穴上点燃施灸。当灸炷燃至剩2/5或1/4，而患者感到微有灼痛时，即可易炷再灸。若用麦粒大的艾炷施灸，当患者感到有灼痛时，医者可用镊子柄将艾炷熄灭，易炷再灸，按规定壮数灸完为止。一般应灸至局部皮肤红晕而不起水疱为度。因其对患者皮肤无灼伤，故灸后不化脓，不留瘢痕。一般虚寒性疾病均可采用此法。

2. 间接灸　是用药物将艾炷与施灸腧穴部位的皮肤隔开进行施灸的方法，如隔姜灸、隔盐灸等。

（1）隔姜灸。此法是用鲜姜切成直径为2~3 cm、厚0.2~0.3 cm的薄片，中间用针刺数孔，然后将姜片置于待灸的腧穴部位或患处，再将艾炷放在姜片上点燃施灸。当艾炷燃尽，再易炷施灸。灸完所规定的壮数，以皮肤红润而不起水疱为度。常用于因寒而致的呕吐、腹痛、腹泻及风寒痹痛等。

（2）隔蒜灸。用鲜大蒜头切成厚0.2~0.3 cm的薄片，中间用针刺数孔，然后置于应灸腧穴或患处，将艾炷放在蒜片上，点燃施灸。待艾炷燃尽，易炷再灸，直至灸完规

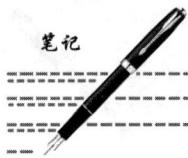

定的壮数。此法多用于治疗瘰疬、肺结核及初起的肿疡等症。

（3）隔盐灸。用纯净的食盐填敷于脐部，在盐上置一薄姜片，上置大艾炷施灸。多用于治疗伤寒阴证或吐泻并作及中风脱证等。

（4）隔附子饼灸。将附子研成粉末，用酒调和做成直径约 3 cm、厚约 0.8 cm 的附子饼，中间用针刺数孔，放在应灸腧穴或患处，上面再放艾炷施灸，直至灸完所规定壮数。此法多用于治疗命门火衰而致的阳痿、早泄或疮疡久溃不敛等症。

3. 艾卷灸 又称艾条灸。施灸的方法分为温和灸和雀啄灸。

（1）温和灸：施灸时将艾条的一端点燃，对准应灸的腧穴部位或患处，距皮肤 2~3 cm，进行熏烤。熏烤以患者局部有温热感而无灼痛为宜，一般每处灸 5~7 分钟，至皮肤出现红晕为度。对于昏厥、局部知觉迟钝的患者，医者可将中、示二指分开，置于施灸部位的两侧，这样可以通过医者手指的感觉来测知患者局部的受热程度，以便随时调节施灸的距离，防止烫伤。

（2）雀啄灸：施灸时，将艾条点燃的一端与施灸部位的皮肤不固定在一定距离，而是像鸟雀啄食一样，一上一下地活动施灸。

（3）回旋灸：可均匀地上下、左右移动或反复旋转施灸。

4. 温针灸 是针刺与艾灸结合应用的一种方法，适用于既需要留针而又适宜用艾灸的病症。操作时，将针刺入腧穴，得气后给予适当的补泻手法，然后留针，继将纯净细软的艾绒捏在针尾上，或用一段长约 2 cm 的艾条，插在针柄上，点燃施灸。待艾绒或艾条烧完后，除去灰烬，取出针。

5. 温灸器灸 是用金属特制的一种圆筒灸具，故又称温筒灸。其筒底有尖有平，筒内套有小筒，小筒四周有孔。施灸时，将艾绒或加掺的药物装入温灸器的小筒内，点燃后将温灸器盖扣好，即可置于腧穴或应灸部位进行熨灸，直至所灸部位的皮肤红润为度。本法有调和气血、温中散寒的作用。

6. 施灸壮数和疗程 每燃烧 1 个艾炷计为 1 壮，每灸 1 次少则 3~5 壮，多则数十壮、数百壮。至于施灸的时间长短原则是灸从久，必须长期施行方能见功，这是针对慢性病而言。一般前 3 天，每日灸 1 次，以后间隔 1 日灸 1 次，或间隔 2 日灸 1 次，可连续灸治 1 个月、2 个月、3 个月，甚至半年或 1 年以上。

【操作流程】

（1）查对患者姓名、穴位数、艾炷壮数，确认周围无易燃物品。

（2）核对患者信息，摆放体位（平卧或坐位），使患者体位舒适持久，正确选定合谷穴。

（3）直接灸。在穴位上涂少许凡士林，分别在合谷穴置艾炷 1 壮并点燃，火源放在治疗碗中。艾炷燃剩 2/5 时，用镊子取出放入治疗碗中，更换另一壮再灸，每穴连续灸 3 壮。整个操作结束后，另选择足三里进行艾条灸，分别运用温和灸、雀啄灸、回旋灸 3 种施灸方法。

（4）观察患者局部皮肤潮红而无水疱，自述局部有热胀感。

（5）施灸完毕，清洁局部皮肤，嘱患者稍作休息。

（6）清理用物，物归原处。

（7）洗手，记录。

【注意事项】

（1）穴位艾灸顺序。古人对于艾灸的顺序有着明确的论述，就阴阳而言，如《千金要方》曰："凡灸当先阳后阴。"《明堂灸经》也指出："有病先灸于上，后灸于下；先灸于少，后灸于多。"这是说艾灸的一般顺序是先灸背部，再灸胸腹部；先灸上部再灸下部，先灸头部再灸四肢；就壮数而言，先灸少而后灸多，即由少逐渐增多；就大小而言，先灸小者而后灸大者，每壮递增。

（2）临床上进行艾灸时，需结合患者病情，灵活应用，不能拘泥不变。同时艾灸两个或两个以上的穴位一般没有什么禁忌。

（3）艾灸后30分钟内不要用冷水洗手或洗澡。

（4）艾灸后要饮用较平常多的温开水（绝对不可饮冷水或冰水），有助于排出体内毒素。

（5）饭后1小时内不宜艾灸。患者脉搏超过90次/分以上时不要艾灸；过饥、过饱、酒醉禁灸；孕妇禁灸；身体感染部位禁灸。

（6）手术后在体内埋钢钉或者其他物品的患者，不要随便在做过手术的位置艾灸。

【评估标准】

项目	项目分数	操作要求	实际得分
评估	10	(1)核对医嘱、治疗卡、床号、姓名	
		(2)评估患者:体质及艾灸处的皮肤情况;既往病史,目前症状,发病部位及相关因素;心理状态和对治疗疾病的信心	
		(3)评估环境:环境整洁、舒适、安静,有条件的病房应调节室温至22~24℃,必要时用屏风遮挡	
计划	20	(1)预期目标:各种虚寒性病证,如胃脘痛、泄泻、风寒痹痛、疮疡久溃不敛,月经不调等临床症状解除或缓解;预防疾病,保健强身	
		(2)准备 1)护士自身准备:衣、帽、鞋穿戴整洁,修剪指甲,洗手 2)用物准备:治疗盘、艾条、火柴、弯盘、卫生纸、小口瓶,必要时准备浴巾、屏风 3)患者准备:缓解患者紧张情绪,适量进食,排空大小便	
操作过程	50	(1)备齐用物携至床旁,再次核对医嘱、床头卡、治疗卡、床号、姓名,做好解释	
		(2)患者取合适体位,暴露施灸部位,注意防寒和保护患者隐私	
		(3)取穴,做好标记	
		(4)撕开艾条的外包装,将艾条点燃:①温和灸,对准施灸部位的腧穴或患处,距离皮肤2~3 cm进行熏烤,以患者局部皮肤有温热感而无灼痛为宜,以出现红晕为度。一般每穴或患处施灸5~7分钟。②雀啄灸,对准施灸部位的皮肤,像鸟雀啄食一样,一上一下地施灸,给施灸的局部一个变量刺激,每处灸5分钟左右。③回旋灸,施灸时与施灸部位皮肤保持一定的距离,并向左右或上下方向反复旋转或移动施灸,可灸20~30分钟	
		(5)随时询问患者有无灼痛感,及时调整距离,防止烫伤	

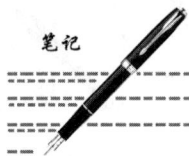

（续表）

项目	项目分数	操作要求	实际得分
		（6）及时将艾灰弹入弯盘中,防止烧伤患者皮肤及衣物	
		（7）施灸完毕,立即将艾条插入小口瓶熄灭艾火,清洁患者局部皮肤	
		（8）协助患者整理衣物,取舒适体位,整理床单位,酌情开窗通风	
		（9）清理用物,洗手,做好记录	
评价	10	（1）患者:体位合适,感觉舒适,皮肤无烫伤,衣物无烧损,症状改善	
		（2）护士:方法正确,部位准确,操作熟练	
提问	10	注意事项等	
总计	100		

实训五 常用推拿按摩手法

【实训目标】

（1）熟悉 滚法、抖法、弹拨法、摇法的动作要领。
（2）掌握揉法、摩法、擦法、推法、搓法、抹法、按法、点法、拿法、捻法的动作要领。

【实训准备】

准备暂空床（软床），高低不等的凳子，靠背椅，各种规格的软垫或大小不等的枕头、大毛巾等，按实际情况准备推拿介质（滑石粉、生姜水、冬青膏、冷水、万花油、鸡蛋清等）。

【实训步骤】

推拿手法技术的基本要求是持久、有力、均匀、柔和。"持久"是指手法能够持续运用一定时间，保持动作和力量的连贯性。"有力"是指手法必须具备一定的力量，并根据治疗对象、体质、病证虚实、施治部位和手法性质的不同而变化。"均匀"是指手法动作的节奏、频率、压力大小要稳定。"柔和"是指手法动作要轻柔灵活、力量缓和，不能用滞劲蛮力或突发暴力，要"轻而不浮，重而不滞"。以上要求是密切相关、相辅相成的，持久能使手法逐渐深透有力，均匀协调的动作可使手法更趋柔和，而力量与技巧相结合则使手法既有力又柔和，即所谓"刚柔相兼"。在手法的掌握中，力量是基础，手法技巧是关键，两者必须兼有。

（一）按法

用手指或手掌面着力于体表某一部位或穴位上，逐渐用力下压的手法，称为按法。在临床上有指按法和掌按法之分。按法也可与其他手法结合，如果与压法结合则为按压法。若与揉法结合，则为按揉法。

1. 指按法 是用拇指指面或以指端按压体表的一种手法。当单手指力不足时，可用另一手拇指重叠辅以按压。在临床上常与揉法结合使用。

（1）手法要领。

1）按压的方向要垂直向下。

2）用力要由轻到重，稳而持续，使刺激感觉充分到达机体深部组织。切忌用迅猛的暴力按压。

3）按法结束时，不宜突然放松，应逐渐递减按压的力量。

（2）适用部位。全身各部经穴。

（3）功效。解痉止痛，温经散寒。

（4）主治。疼痛、癃闭等症。

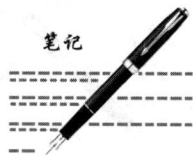

2. 掌按法　是用掌根或全掌着力按压体表的一种方法。掌按法可单掌也可双掌交叉重叠按压，同样也可与揉法相结合使用。

（1）手法要领。

1）按压后要稍做片刻停留，再做第二次重复按压。

2）为增加按压力量，在施术时可将双肘关节伸直，身体略前倾，借助部分体重向下按压。

（2）部位。适用于腰背部、腹部等体表面积大而又较为平坦的部位。

（3）功效。具有疏松筋脉、温中散寒、活血祛瘀等作用。

（4）主治。腰背疼痛、脊柱侧突、脘腹疼痛等症。

（二）点法

用屈曲的指间关节突起部分为着力点，按压于某一治疗点上的手法，称为点法。它由按法演化而成，可属于按法的范畴，具有力点集中、刺激性强等特点。有拇指端点法、屈拇指点法和屈示指点法三种手法。

1. 手法要领

（1）拇指端点法。以手握空拳，拇指伸直并紧贴于示指中节的桡侧面，以拇指端为力点压于治疗部位。

（2）屈拇指点法。以手握拳，拇指屈曲抵住示指中节的桡侧面，以拇指间关节桡侧为力点压于治疗部位。

（3）屈示指点法。以手握拳并突出示指，用示指近节指间关节为力点压于治疗部位。

2. 部位　适用于全身各部位，尤其是四肢远端小关节的压痛点。

功效、主治可参见指按法。

（三）压法

用拇指指面、掌面或肘部尺骨鹰嘴突为力点，按压体表治疗部位的手法，称为压法。在临床上有指压法、掌压法、肘压法之分，具有压力大、刺激强的特点。

压法的力量较按法要重，目前临床上常用肘压法。

1. 手法要领

（1）术者肘关节屈曲，以肘尖部（即尺骨鹰嘴突）为着力点，压在体表治疗部位。

（2）压力要平稳缓和，不可突发暴力。

（3）肘压力量以患者能忍受为原则。

2. 部位　仅适用于腰臀肌肉发达厚实的部位。

3. 功效　具有舒筋通络、解痉止痛的作用。

4. 主治　腰背部顽固性痹痛、腰肌强痛等。

5. 举例说明　腰肌强痛：肘压法施于两侧腰肌。

（四）摩法

用示、中、环指末节罗纹面或以手掌面附着在体表的一定部位上，做环形而有节律的抚摩，称为摩法。其中，用指面摩动的称为指摩法，用掌面摩动的称为掌摩法。古代还常辅以药膏，以加强手法治疗效果，称为"膏摩"。

摩法的动作与揉法有相似之处，但摩法用力更轻，仅在体表抚摩；而揉法用力略沉，要带动皮下组织。

1. 手法要领

（1）指摩法。手腕微屈，掌指及诸指间关节自然伸直，以示指、中指、无名（环）指末节罗纹面附着于治疗部位，用手腕和前臂的协调运动带动手指罗纹面在所需治疗部位做顺时针方向或逆时针方向的环旋摩动。

（2）掌摩法。腕关节微背伸，诸手指自然伸直，将全手掌平放于体表治疗部位上，以前臂和手腕的协调运动，带动手掌在所需治疗部位做顺时针方向或逆时针方向的环旋摩动。

（3）手法轻柔，压力均匀。指摩宜稍轻快，每分钟摩动约 120 次；掌摩宜稍重缓，每分钟摩动 80~100 次。

2. 部位　适用于全身各部位。以胸腹和胁肋部最为常用。

3. 功效　具有宽胸理气、健脾和胃、活血散瘀的作用。

4. 主治　咳嗽、胸闷、脘腹胀痛、外伤肿痛等。

5. 举例说明

（1）胸胁痛。指摩膻中、胁肋。

（2）消化不良。掌摩中脘。

（3）月经不调。掌摩少腹。

（五）揉法

用大鱼际、掌根或手指罗纹面吸附于一定的治疗部位，做轻柔缓和的环旋运动，并带动该部位的皮下组织的手法，称为揉法。以大鱼际为力点，称为鱼际揉法；以掌根为力点，称为掌根揉法；以手指罗纹面为力点，称为指揉法。

1. 鱼际揉法

（1）手法要领。

1）用大鱼际着力，稍用力下压；拇指略内收，指间关节微屈；手腕放松，以腕关节和前臂协调的摆动运动来带动大鱼际在治疗部位上做环旋状揉动。若以掌根着力，则称为掌根揉法。

2）动作要灵活，力量要轻柔。施法时既不可在体表造成摩擦，也不可故意在体表摁压。

3）动作要有节律性，其频率为每分钟 120~160 次。

（2）部位。适用于全身各部位。以头面、胸腹和四肢诸关节最为常用。

（3）功效。具有疏筋通络、止痛、活血散瘀、健脾和胃、宽胸理气的作用。

（4）主治。头痛、面瘫、胸胁痛、脘腹胀痛、四肢软组织损伤等。

（5）举例说明。

1）头痛、面瘫：在前额及面部用鱼际揉法。

2）胸胁痛：掌根揉章门、期门及患处。

3）四肢软组织急性损伤：可在患处周围用揉法，而在损伤处一定要给予冰敷和制动。

2. 指揉法　用拇指或中指罗纹面，或以示指、中指，或以示指、中指、环指罗纹面，在某一穴或几个穴或某部位上做轻柔的小幅度的环旋揉动，称为指揉法。指揉法还有单指揉法、双指揉法、三指揉法之分。

临床上指揉法常与按法结合，组成按揉复合手法。单指揉可适用于全身各部位；双

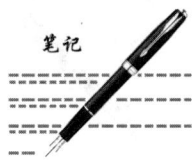

指揉可用于背俞穴，也可用小儿推拿乳旁、乳根穴或双侧天枢穴；三指揉可用于背俞穴，也可用于小儿先天性肌性斜颈等。

（六）搓法

用两手掌面挟住肢体的一定部位，相对称用力做方向相反的来回快速搓揉或做顺时针回环搓揉，即双掌对揉的动作，称为搓法。此法属于推拿手法中的一种辅助手法，常作为四肢、胁肋部、腰背部推拿治疗的结束手法，具有疏通经络、调和气血、放松肌肉等作用。搓法在临床应用时，常随治疗部位而有所变化。

1. 搓肩关节　患者取正坐位，肩臂放松自然下垂。医者双下肢取马步位，然后双掌如抱球样相对用力做顺时针方向回环搓揉 10~20 次。本法适用于肩周炎。

2. 搓上肢　体位同上。医者双手挟持住患侧上臂做一前一后的交替搓揉，并渐渐下移由前臂至手腕，再快速由腕部向上至腋部，如此往返搓揉 3~5 遍。本法适用于上肢痹痛。搓肩、搓上肢可视为一个整体手法，由肩而下，也可分为两个手法，根据临床需要做选择。

3. 搓胁肋部　患者取坐位，医者位于其后，用双手自腋下挟持患者胸廓的左右两侧，相对用力做一前一后的交替搓揉，沿胁肋搓至髂嵴上，如此做自上而下的单向搓揉移动。一般搓 3~5 遍。本法适用于胸胁并伤、肝气郁结。

4. 搓下肢　患者取仰卧位，下肢微屈。医者用双手挟持住患者大腿的内外侧（或前后侧），相对用力做一前一后的交替搓揉，经膝、小腿至踝部，再由踝、小腿、膝至大腿，如此往返 3~5 遍。本法适用于下肢痹痛。

5. 腰背部搓法　患者取坐位或俯卧位，医者位于其后，双手放置于其背部做呈水平状的搓揉动作，自上而下至下腰部，再上下往返搓揉 3~5 遍。本法适用于腰背痛。

（1）手法要领。

1）搓动时双手动作幅度要均等，用力要对称。

2）搓揉时频率可快，但在体表移动要缓慢。

3）双手挟持肢体时，力量要适中。挟持过重，搓不动；挟持过轻，搓不到。

（七）捻法

用拇指的罗纹面与示指的罗纹面或桡侧缘相对，捏住所需治疗部位，稍用力做对称的如捻线状的快速捻动，称为捻法。

1. 手法要领

（1）捻动时要轻快柔和、灵活连贯，其频率为每分钟约 200 次。

（2）用力要对称、均匀，不可呆滞。

2. 部位　适用于四肢远端诸指（趾）小关节。

3. 功效　具有行气活血、祛瘀、滑利关节作用。

4. 主治　主治类风湿关节炎、指（趾）间关节损伤等。

5. 举例说明　类风湿手：对病变的指间关节做左右位或前后位的捻动，并可配合抹法和关节被动屈伸法等。

（八）推法

用拇指或手掌或其他部位着力于人体某一穴位或某一部位上，做单方向的直线或弧形移动，称为推法。推法在成人推拿里的应用主要是平推法。在小儿推拿里的应用有直推、分推、旋推等多种方法。

在推法中,有以拇指为力点的,称为拇指平推法;有以手掌为力点的,称为掌平推法;有以用拳为力点的,称为拳平推法;有以用肘尖为力点的,称为肘平推法。平推法是做直线的单向运动,体表受力较大,但推行速度相对缓慢,可以推动气血的运行。

1. 拇指平推法 以拇指指腹为着力点,于治疗部位沿经络循行路线或肌纤维平行方向由甲点推向乙点,其余四指并拢当作支点以助拇指用力。一般可连续操作 5~10 遍或更多。

(1) 手法要领。

1) 从甲点推向乙点时要用力均匀。

2) 从甲点推向乙点时要匀速。

3) 对从甲点推向乙点途中需加重手法刺激的某穴,可配合按揉或按压等手法。

4) 在治疗部位应先涂抹少量冬青油等油类介质,使皮肤有一定的润滑度,以利于操作,并防止推破皮肤。

(2) 部位。适用于四肢、肩背、腰臀及胸腹等部位。

(3) 功效。具有疏经通络、理筋散结、活血祛瘀的作用。

(4) 主治。颈肩腰腿诸痛症及脘腹胀满。

(5) 举例说明。

1) 落枕:拇指平推痉挛的斜方肌。

2) 脘腹胀满:拇指平推中脘(小儿推拿中常用)。

2. 掌平推法 以掌根为着力点,于治疗部位由甲点推向乙点。若需要增大压力时,可用另一手重叠缓慢推进。一般可连续操作 5~10 遍。

(1) 手法要领。同拇指平推法。

(2) 部位。适用于腰背、胸腹及下肢等部位。

(3) 功效。具有舒筋通络、消积和中的作用。

(4) 主治。腰背酸痛、积食、便秘等。

(5) 举例说明。

1) 腰背酸痛:掌平推腰背筋膜。

2) 积食证:掌平推上腹部。

3. 拳平推法 握拳,以示指、中指、环指、小指 4 指的近节指间关节为着力点,于治疗部位由甲点推向乙点。由于本法刺激力度较强,一般连续操作 3~5 遍或更少。

(1) 手法要领。同拇指平推法。

(2) 部位。适用于腰背部、臀部、四肢等部位。

(3) 功效。具有理筋解痉、活血止痛的作用。

(4) 主治。风湿痹痛、肌肉劳损。

(5) 举例说明。风湿痹痛:常以拳平推法对患部做手法刺激。

4. 肘平推法 以肘部尺骨鹰嘴为着力点,于治疗部位由甲点推向乙点。由于本法刺激力度特强,一般连续操作 1~2 遍即可。

(1) 手法要领。同拇指平推法。

(2) 部位。适用于背部脊柱两侧膀胱经。

(3) 功效。具有理筋活血、祛风散寒的作用。

(4) 主治。腰背部风湿伴有感觉迟钝、强直性脊柱炎等。

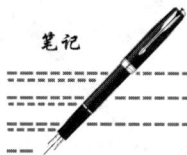

（5）举例说明。强直性脊柱炎：可轻轻使用肘平推法施于脊柱两侧骶棘肌。

（九）擦法

用手掌紧贴皮肤，稍用力下压并做上下向或左右向直线往返摩擦，使之产生一定的热量，称为擦法。

擦法以皮肤有温热感即止，是推拿常用手法之一。有掌擦法、鱼际擦法和侧擦法之分。

1. 手法要领

（1）上肢放松，腕关节自然伸直，用全掌或大鱼际或小鱼际为着力点，作用于治疗部位。以上臂的主动运动带动手做上下向或左右向的直线往返摩擦移动，不得歪斜，更不能以身体的起伏摆动去带动手的运动。

（2）摩擦时往返距离要拉得长，而且动作要连续不断，如拉锯状，不能有停顿。如果往返距离太短，容易擦破皮肤；当动作有停顿会影响热量的产生和渗透，从而影响治疗效果。

（3）压力要均匀、适中，以摩擦时不使皮肤起皱褶为宜。

（4）施法时不能操之过急，呼吸要调匀，千万莫屏气，以防伤气机。

（5）摩擦频率一般为每分钟 100 次左右。

2. 部位 适用于全身各部位。

（1）掌擦法多用于胸腹、胁肋部。

（2）鱼际擦法用于四肢为主，尤以上肢为多用。

（3）侧擦法多用于背部、腰骶部。

3. 功能 具有健脾和胃、温阳益气、温肾壮阳、祛风活血、消瘀止痛的作用。

4. 主治 体虚乏力、脘腹胀痛、月经不调、腰背风湿痹痛等。

5. 举例说明

（1）体虚乏力。擦督脉、肾俞、涌泉。

（2）月经不调。擦八髎、小腹。

（3）注意事项。

1）室内要保持温暖，以免患者着凉。

2）擦法是在体表直接摩擦，为保护皮肤，防止擦破，施术前在治疗部位要涂抹少量油类润滑剂。

3）擦法在临床上常作为最后使用的手法，一般在擦法之后就不再于该部使用其他手法，以免皮肤破损。但擦法之后可辅以湿热敷，能加强疗效。

（十）抹法

用拇指罗纹面在体表做上下、左右或弧线呈单向或任意往返的移动的手法，称为抹法。

1. 手法要领

（1）用单手拇指罗纹面或双手拇指罗纹面紧贴于治疗部位，稍施力做单向或往返移动，其余四指轻轻扶住，使拇指能稳沉地完成手法操作。

（2）双手动作要协调、灵活、力量均匀。

2. 部位 适用于头面部、胸腹部、手背、足背等部位。

3. 功效 具有开窍镇静、安神明目、疏经通络的作用。

4. 主治　头痛、失眠、近视、感冒、胸闷痞满、指掌麻木等。

5. 举例说明

（1）头痛。抹前额，按列缺，揉百会。

（2）指掌麻木。抹手背，捻指间诸关节。

（十一）扫散法

用手指在颞部做往返的摩擦运动，称为扫散法。

1. 手法要领

（1）手势。拇指伸直呈外展位，四指并拢微屈曲。

（2）分解动作。拇指以桡侧面少商为着力点，自前额发际向后至太阳做直线往返摩擦移动，并可做少量的上下位移。其余四指以指端为着力点，依足少阳胆经循行路线做弧线（即耳郭上缘、耳后至乳突范围内）的往返摩擦移动。

（3）操作时腕关节略背伸，以腕关节小幅度的左右摆动和肘关节少量的屈伸运动，来带动手部的扫散动作。通常患者取坐位，医者面对患者站立，用一手扶住患者一侧的头部起稳固作用；另一手在患侧颞部做扫散手法。可左右侧交替进行，每侧 30~50 次往返摩擦移动。

（4）动作要平稳，避免患者头部随手法操作而晃动。

（5）手法要贴于患者头皮操作，以免牵拉发根而造成疼痛。

2. 部位　适用于颞部。

3. 功效　具有平肝潜阳、醒脑安神、驱风散寒的作用。

4. 主治　头痛、头晕、高血压、失眠等。

5. 举例说明

（1）高血压。采用扫散法，按揉百会，推桥弓。

（2）偏头痛。采用扫散法，指揉列缺。

（十二）拿法

拇指和示指、中指二指或其余四指相对用力，提捏或揉捏某一部位或穴位的手法，称为拿法。

拿法是推拿常用手法之一，在临床上有三指拿（拇指与示、中指相对用力）和五指拿（拇指与其余四指相对用力）之分。

1. 手法要领

（1）一定要以各手指罗纹面相对用力，去捏住治疗部位肌肤并逐渐用力内收。将治疗部位的肌肤提起，做有节律的轻重交替而又连续的提捏或揉捏动作。

（2）腕关节要放松，巧妙地运用指力，诸指动作要协调、柔和、灵活。

（3）力量要由轻到重，轻重和谐，不可用指端去抠掐。

（4）本法的刺激性较强，特别是在三指拿法之后，常继以揉法，以缓解刺激。

2. 部位

（1）三指拿。主要适用于颈项、肩井等部位。

（2）五指拿。主要适用于头部和四肢等部位。

3. 功效　具有疏经通络、解表发汗、镇静止痛、开窍提神的作用。

4. 主治　颈项强痛、肌肉酸痛、头痛、鼻塞等。

5. 举例说明

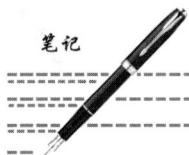

（1）外感头痛。拿五经，拿风池，扫散法。

（2）落枕。拿风池，按揉痉挛斜方肌，指揉列缺穴。

（3）腹痛。拿足三里，按脾俞、胃俞，摩腹。

（4）拿五经。用于头部时又称拿头五经。方法：患者取端坐位，医者站立于其后侧方。一手扶其前额，另一手五指分开，以诸指末节罗纹面为力点作用于头部；要求是中指定督脉，示指、环指分别置于两侧足太阳膀胱经，拇指、小指分别置于两侧足少阳胆经（称为"拿五经"）；然后医者五指同时用力，由前发际起，将头皮抓起，随即松开，重复抓、放动作，并缓慢向后移动。当手移至后脑部时，示指、中指、环指、小指要逐渐并拢，改为三指拿法，最后终止于风池穴。如此可重复 3～5 遍，且左右手可交替操作。

（十三）抖法

用双手或单手握住患肢远端，微微用力做小幅度的上下连续抖动，使患肢关节、肌肉有松动感，称为抖法。

抖法在临床上常作为辅助或结束手法，有抖上肢和抖下肢之分。其操作方法如下。

1. 抖上肢　患者取坐位，上肢放松。医者站立于前外侧，上身略微前倾，用双手握住患者的手腕部（不宜握得太紧），缓缓地将其患肢向前外侧方向抬起60°～70°；然后医者以腕力为主，做连续小幅度的上下抖动，并使其抖动如同波浪由远端腕部逐步地传递到近端的肩部，或医者用手掌按住患侧肩部，另一手握住患侧远端的腕部，在腕部用力做连续小幅度的上下抖动。

2. 抖下肢　患者取仰卧位，下肢放松。医者站立其足后方，用双手分别握住患者足，先将双下肢徐徐抬起，离床面 20～30 cm，然后医者以臂力为主，小幅度地上下抖动，使整个下肢产生舒松感；在做抖下肢时可配合做肢体内、外旋转的运动。对高、大、体重的患者可两腿分开操作。

（1）手法要领。

1）抖动时用力要自然，抖动幅度要小，但频率要快。一般抖动幅度在 3～5 cm；上肢抖法频率一般在每分钟 200 次左右；下肢抖法频率一般在每分钟 100 次左右。

2）嘱患者一定要放松肢体，配合治疗，否则无法进行。

（2）部位。适用于四肢部。

（3）功效。具有通松脉络、滑利关节的作用。

（4）主治。肩臂疼痛、腰腿疼痛等症。

（5）举例说明。肩周炎：搓肩关节，抖上肢法。

（十四）合掌侧击法

以双掌相合，五指自然微分，用小鱼际尺侧和小指尺侧为着力点去击打治疗部位，称为合掌侧击法。常作为放松肌肉或结束手法。

1. 手法要领　合掌后以前臂旋转力为动力，带动小鱼际尺侧和小指尺侧去击打治疗部位，由于五指自然微分，在做击打法时因指与指间的碰撞，还会发生有节奏的响声。

2. 部位　适用于腰背、四肢部位。

3. 功效　具有舒通筋络、消除疲劳的作用。

4. 主治　腰背肌肉痉挛、疼痛及风湿痹痛等症。

5. 举例说明　腰背痛：在推拿治疗后，常可选用本法在患者全背部做自上而下的击打，使痉挛的肌肉得以缓解。

（十五）啄法

五指自然微屈，分开呈休息位状，以腕关节的屈伸为动力，以诸指指端为着力点，轻快而有节律地击打治疗部位，如鸡啄米状，称为啄法。本法可单手操作，也可双手操作，但以双手操作为多。

1. 手法要领

（1）手腕及手指均需放松，以腕力为主。

（2）手法要轻快灵活，有节律性，双手配合自如。

2. 部位　适用于头部。

3. 功效　具有安神醒脑、疏通气血的作用。

4. 主治　头痛、失眠、神经衰弱等。

5. 举例说明　头痛、失眠：拿五经，扫散法，按揉列缺、神门诸穴后，常可辅以头部啄法（由前向后、由头顶部向两侧全方位地轻啄）。

（十六）拍法

五指自然并拢，掌指关节微屈，使掌心空虚，然后以虚掌有节律地拍击治疗部位，称为拍法。

1. 手法要领

（1）指实掌虚，利用气体的振荡，虚实结合，要做到拍击声清脆而不甚疼痛。

（2）拍法要以腕力为主，灵活自如。

（3）一般拍打 3~5 次即可，对肌肤感觉迟钝麻木者，可拍打至表皮微红充血为度。

2. 部位　适用于肩背、腰骶、股外侧、小腿外侧诸部。

3. 功效　具有行气活血、舒筋通络的作用。

4. 主治　风湿酸痛、重着麻木、肌肉痉挛等症。

5. 举例说明　腰背部风湿酸痛：按揉委中、局部推拿后，在患者腰背部可涂抹少量冬青油，而后做自上而下的拍法，直至表皮微红充血为度。

（十七）弹拨法

用拇指深按于治疗部位，做如弹拨琴弦样的往返拨动，称为弹拨法。

本法有广泛的适应性，若能掌握得好，可用于肢体一切的痛症。

1. 手法要领

（1）拇指深按程度依病变组织而定，一般要深按至所需治疗的肌肉、肌腱或韧带组织，待出现酸胀、疼痛的指感后，再做与上述组织成垂直方向的往返拨动。若单手拇指指力不足时，可以双手拇指重叠进行弹拨。

（2）本法对深部组织刺激较强，所以在使用本法后局部应加以轻快的揉摩手法，以缓解疼痛反应。

2. 部位　适用于四肢、颈项、腰背诸部。

3. 功效　具有解痉止痛、松解粘连的作用。

4. 主治　慢性软组织损伤及痛症、关节屈伸不利等症。

5. 举例说明

（1）落枕。可在压痛点处施以弹拨法，并辅以颈部屈伸、旋转、侧屈等被动运动。

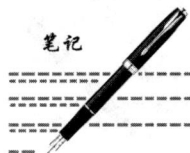

（2）网球肘。除局部手法治疗后，可在压痛点肌腱处施以弹拨法。

（十八）摇法

用一手握住或扶住被摇关节的近端肢体（有时起固定肢体的作用），另一手握住关节的远端肢体，做缓和的环转运动，使关节产生顺时针方向或逆时针方向的转动，称为摇法。

首先，摇法的方向和幅度一定要在生理许可的范围内进行，或者在患者能忍受的范围内进行，而且要由小到大，逐渐增强。其次，用力要柔而稳，速度要缓而匀，动作要因势利导。根据人体不同部位的要求，将摇法操作分为如下几类。

1. 颈项部摇法　患者取坐位，颈项部放松。医者站立于患者的后外侧面，用一手扶其头顶部，另一手托住其下颌部，双手协调配合以相反方向缓缓地使头按顺时针方向或逆时针方向摇动。本法操作3~5次即可。常用于落枕、颈椎病、颈项部软组织劳损、颈项强痛、活动不利等症。

2. 肩关节摇法　患者取坐位，肩部放松，患侧肘关节屈曲。医者站立于其侧方，呈半蹲位，上身略前俯。用一手扶住其肩关节上部，另一手托起患肢肘部（使患者手臂搭在医者的前臂上），然后缓缓地做顺时针方向或逆时针方向的肩关节摇动。常用于肩关节周围炎、肩部伤筋、肩部骨折后遗症等症。

3. 肘关节摇法　患者取坐位，患肘关节半屈曲位。医者一手托住患肘关节后部，另一手握住患肢的腕部，使肘关节做顺时针方向或逆时针方向的摇动。常用于网球肘、肘部骨折后遗症等症。

4. 摇腕关节法　患者取坐位或仰卧位，医者站立于患侧。一手握住患肢腕关节近端，另一手握住其掌部，使腕关节做顺时针方向或逆时针方向的摇动。常用于腕部软组织损伤、腕部骨折后遗症等症。

5. 摇掌指关节法　患者体位同前。医者一手握住患侧掌部，另一手握住患侧手指，使掌指关节做顺时针方向或逆时针方向的摇动。常用于指部腱鞘炎、类风湿关节炎等病症。

6. 摇腰法　患者取坐位，腰部放松。医者坐于其后，用一手按住其一侧腰部（拇指与四指分开，拇指按住腰间，其余四指按放于腰侧季肋部），另一手扶住对侧肩部，两手协调用力，将腰部缓缓摇晃。另一种摇腰法可嘱患者取俯卧位，下肢伸直放松。医者用一手掌按住其腰部，另一手以前臂托于双下肢股前远端，并用力将下肢抬起，然后做过伸位的腰部顺时针方向或逆时针方向的摇动。此法对医者的体力要求较高，而且仅限于腰部运动障碍恢复期应用。一般以坐位摇腰法即可。常用于腰部酸痛、板滞、活动不利等症。

7. 摇髋关节法　患者取仰卧位，下肢自然放松。医者站立于患侧，用一手扶住其膝前，另一手托起足跟（或握住踝关节）。先将患肢屈髋、屈膝，达90°左右后双手协同做髋关节顺时针方向或逆时针方向的摇动。另一种摇髋关节法可嘱患者取俯卧位，下肢自然放松。医者站立于患侧，用一手按住臀部，另一手置于患肢股前远端，并用力将下肢抬起，然后做过伸位的髋关节顺时针方向或逆时针方向的摇动。常用于腰腿痛、髋关节活动不利等症。

8. 摇踝关节法　患者取仰卧位，下肢自然伸直。医者站立于足端，用一手托起足跟以固定，另一手握住其足趾部，双手配合做踝关节顺时针方向或逆时针方向的摇动。常用于踝关节损伤性疼痛、踝关节骨折后遗症等症。

（十九）揉法

揉法具有体表接触面积大、刺激力量强且又十分柔和的特征，主要用于治疗运动系统和周围神经系统疾病。整个手法动作是由两部分协调来共同完成：一是由前臂的旋转；二是由腕关节的屈伸而组成的复合式动作，其受力部位为小鱼际肌至第 4、5 掌骨的背侧。

1. 手法要领

（1）前臂旋转与腕关节屈伸两者动作一定要协调。即前臂旋前时，腕关节一定要伸展，以小鱼际肌为着力部位。反之，在前臂旋后时，腕关节一定要屈曲，以第 4、5 掌骨的背侧为着力部位。如此在体表部位上持续不断地来回揉动，其揉动频率为每分钟 80~100 次。

（2）躯体要正直，不要弯腰屈背，不得晃动身体。

（3）肩关节自然下垂，上臂与胸壁保持 5~10 cm 的距离，千万不要摆动上臂。

（4）腕关节要放松，屈伸幅度要大，约为 120°（屈腕约 80°，伸腕约 40°）。

（5）揉法突出的是一个"揉"字。忌用手背拖来拖去摩擦移动、跳动、顶压及手背撞击体表治疗部位。

（6）手指均需放松，任其自然，不要有意分开，也不要有意握紧。

2. 部位　适用于颈项、肩背、腰臀部及四肢等肌肉较丰厚的部位。

3. 功效　具有舒筋活血、解痉止痛、松解粘连、滑利关节等作用。

4. 主治　风湿酸痛、肌肤麻木、肢体瘫痪、运动功能障碍等症。

5. 举例说明

（1）下腰痛。以骶棘肌为主的揉法治疗。

（2）肩周炎。以三角肌为重点施用揉法，并辅以各项关节的被动运动。

（3）坐骨神经痛。沿膀胱经自臀部、股后、腘部、小腿后侧用揉法而下至足跟、足背，并辅以经络与腧穴的按压和被动运动。

（二十）操作步骤

1. 操作者准备　整理仪表，洗手，戴口罩。

2. 查对患者信息　患者姓名、床号、部位。

3. 评估　解释和检查患者按摩局部皮肤的情况。

4. 操作

（1）摆放体位。使患者取舒适体位。

（2）松开衣被，选取合适体位，垫枕；保持平稳而持久的姿势，暴露推拿部位，保暖或降温（室温保持在 25~27 ℃）。

（3）腰、腹部进行推拿前嘱患者排尿。

（4）选取推拿的穴位或区域。

（5）根据健康评估的综合分析结果选择不同力度的基本操作。

（6）观察患者的面色、表情、动作等。

（7）询问患者的感觉。

（8）整理床单位，用具消毒，清洗物品，物归原处，洗手。

（9）记录。

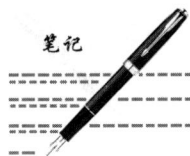

【注意事项】

推拿治疗的禁忌证如下。

（1）开放性的软组织损伤。

（2）某些感染性的运动器官病症，如骨结核、丹毒、骨髓炎、化脓性关节炎等。

（3）某些急性传染病，如肝炎、肺结核等。

（4）各种出血病，如便血、尿血、外伤性出血等。

（5）皮肤局部的病变，如烫伤与溃疡性皮炎的局部。

（6）肿瘤、骨折早期、截瘫初期。

（7）孕妇的腰骶部、臀部、腹部。

（8）女性的经期不宜用或慎用推拿。

（9）年老体弱、久病体虚、过度疲劳、过饥过饱、醉酒之后、严重心脏病及病情危重者禁用或慎用推拿。

【评估标准】

项目	项目分数	操作要求	实际得分
评估	10	(1)患者当前的主要症状、临床表现及既往史	
		(2)推拿部位的皮肤情况	
		(3)患者对疼痛的耐受程度及心理状况	
计划	20	(1)预期目标:进行治疗后,患者各种急、慢性疾病症状解除或缓解	
		(2)准备 1)护士自身准备:着装整洁,剪指甲,洗手,戴口罩 2)用物准备:治疗盘、滑石粉,必要时准备水或液体石蜡、姜汁、酒等 3)患者准备:缓解患者紧张情绪,空腹者进食,排空大小便	
操作过程	50	(1)备齐用物,携至床旁,核对患者床号、姓名和治疗单,向患者解释操作目的	
		(2)协助患者摆好体位,暴露推拿部位	
		(3)遵医嘱核对部位	
		(4)操作方法 1)推法:一指推是指用拇指指腹或指侧面贴于推拿部位,通过有节律的腕关节的屈伸,作用于患处或穴位上。二指推是指示指、中指二指并拢,着力于治疗部位来回有规律地推动 2)按法(指按法):用大拇指指头按压穴位及痛点,注意指甲不要接触患者皮肤,多用于穴位和痛点 3)摩法:用手掌或手指指腹贴于患部,做有规律的环形或来回运动,快速法频率为每分钟 100~120 次,慢速法频率为每分钟 80~100 次 4)揉法:将大鱼际或掌根或拇指着力于推拿部位,腕关节或第 1 掌指关节做回旋运动 5)捏法:用拇指、示指二指或五指将患者皮肤、肌肉、肌腱按走向或经络循行走向做连续不断向前提捏推行的操作	

(续表)

项目	项目分数	操作要求	实际得分
		(5)小儿推拿疗法 1)直推法:以拇指桡侧或指面或示指、中指二指指面在穴位上做直线运动 2)捏脊法:患儿取俯卧位,裸露背部。医者用拇指桡侧缘分别顶压脊柱两旁皮肤,示指中指前按,三指同时用力提拿皮肤,双手交替捻动,直线前行,或示指屈曲。以中指桡侧顶住皮肤,拇指前按,两指同时用力提拿皮肤,双手交替捻动,直线前行,自长强穴推至大椎穴	
		(6)清洁局部皮肤(计时结束),协助患者穿好衣裤,安排舒适体位,整理床单位	
		(7)用具归还原处,洗手	
		(8)记录推拿部位、时间、疗效、患者的反应情况,并签名	
评价	10	(1)认真查对无差错,操作步骤熟练、动作轻巧	
		(2)治疗时沟通有效,患者感到安全,能够配合	
提问	10	(1)推拿疗法的功能	
		(2)推拿疗法的适应证	
		(3)推拿疗法的注意事项	
总计	100		

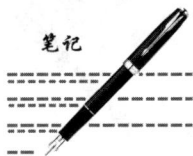

实训六 刮痧疗法

【实训目标】

（1）掌握刮痧的适应证。

（2）掌握刮痧的操作方法。

【实训准备】

刮痧板、刮痧油、卫生纸、75%乙醇、按摩床、人体经络及穴位分布挂图或模型。

【实训步骤】

1. 刮痧原则与方法 手拿刮板，治疗时刮板厚的一面对手掌，保健时刮板薄的一面对手掌。刮拭方向从颈到背、腹、上肢再到下肢，从上向下刮拭，胸部从内向外刮拭。刮板与刮拭方向一般保持在45°~90°。刮痧板一定要消毒。一般每个部位刮3~5分钟，最长不超过20分钟。对于一些不出痧或出痧少的患者，不可强求出痧，以患者感到舒服为原则。刮痧次数一般是第1次刮完等3~5天，痧退后再进行第2次刮治。出痧后1~2天，患者皮肤可能有轻度疼痛、发痒，这些反应属于正常现象。

（1）头部。头部有头发覆盖，须在头发上面用面利法刮拭，不必涂刮痧润滑剂。为增强刮拭效果可使用刮板薄面边缘或刮板角部刮拭，每个部位刮30次左右，刮至头皮有发热感为宜。

1）太阳穴：太阳穴用刮板角部从前向后或从上向下刮拭。

2）头部两侧：刮板竖放在头维穴至下鬓角处，沿耳上发际向后下方刮至后发际处。

3）头顶部：头顶部以百会穴为界，向前额发际处或从前额发际处向百会穴处，由左至右依次刮拭。

4）后头部：后头部从百会穴向下刮至后颈部发际处，从左至右依次刮拭。风池穴处可用刮板角部刮拭。头部也可采取以百会穴为中心，向四周呈放射状刮拭。

5）全息穴区：额顶带从前向后或从后向前刮拭。顶枕带及枕下旁带从上向下刮拭。顶颈前斜带或顶颞后斜带及顶后斜带从上向下刮拭。额中带、额旁带治疗时呈上下刮拭，保健时上下或左右方向刮拭均可。

（2）面部。由内向外按肌肉走向刮拭。面部出痧影响美观，因此手法需轻柔，忌用重力大面积刮拭。眼、口腔、耳、鼻病的治疗须经本人同意，才可刮出痧。刮拭的按力、方向、角度、次数均以刮拭方便和病患局部能耐受为准则。

（3）背部。由上向下刮拭。一般先刮后背正中线的督脉，再刮两侧的膀胱经和夹脊穴。肩部应从颈部分别向两侧肩峰处刮拭。用全息刮痧法时，先对穴区内督脉及两侧膀胱经附近的敏感压痛点采用局部按揉法，再从上向下刮拭穴区内的经脉。

（4）胸部。胸部正中线任脉天突穴到膻中穴，用刮板角部自上向下刮拭。胸部两侧以身体前正中线任脉为界，分别向左右两边（先左后右）用刮板整个边缘由内向外沿肋骨走向刮拭，注意避开乳头部位。中府穴处宜用刮板角部从上向下刮拭。

（5）腰腹部。腹部由上向下刮拭。可用刮板的整个边缘或 1/3 边缘，自左侧向右侧刮。有内脏下垂者，应由下向上刮拭。

（6）四肢。由近端向远端刮拭。下肢静脉曲张及下肢水肿患者应从肢体末端向近端刮拭，关节骨骼凸起部位应顺势减轻力度。

2. 颈椎病的刮痧疗法　颈椎病是一种慢性、复发性的中老年疾病，表现为在生理退行性变化过程中，因某些创伤及劳损因素，使颈椎逐渐发生一系列解剖病理变化，从而引起颈神经根椎体周围软组织、颈脊髓受刺激或压迫，出现颈项、肩臂、肩胛、上背、上胸壁及上肢疼痛或麻痛等症状。

（1）风寒阻络。

症状：以颈项僵硬，伴有肩背及上肢疼痛、畏寒无汗、舌淡苔白为典型症状。

治法：

1）选穴：风池、肩井、天柱、大椎、昆仑。

2）定位

风池：在项部，当枕骨之下，与风府相平，胸锁乳突肌与斜方肌上端之间的凹陷处。

肩井：在肩上，前直乳中，当大椎穴与肩峰端连线的中点上。

天柱：在后发际正中直上 0.5 寸，旁开 1.3 寸，斜方肌外缘凹陷中。

大椎：在第 7 颈椎棘突下凹陷中。

昆仑：在外踝后方，当外踝尖与跟腱之间的凹陷处。

3）刮拭顺序：先刮肩颈部的风池、肩井、天柱、大椎，再刮足部昆仑穴。

4）刮拭方法：泻法。在需刮痧的部位涂抹适量刮痧油。由于肩部肌肉丰富，用力宜重，从风池穴一直刮到肩井穴，应一次到位，中间不要停顿。然后刮颈后天柱穴至大椎穴，分别由两侧向大椎穴刮拭，用力要轻柔，不可用力过重，可用刮板棱角刮拭，以出痧为度。最后刮足部外侧昆仑穴，重刮 30 次，以出痧为度。

（2）气血瘀滞。

症状：以颈项僵硬伴有肩背、上肢疼痛，胸闷心悸，舌质黯为典型症状。

治法：

1）选穴：风池、肩井、天柱、大椎、昆仑、血海、膈俞、三阴交。

2）定位

风池：在项部，当枕骨之下，与风府相平，胸锁乳突肌与斜方肌上端之间的凹陷处。

肩井：在肩上，前直乳中，当大椎穴与肩峰端连线的中点上。

天柱：在后发际正中直上 0.5 寸，旁开 1.3 寸，斜方肌外缘凹陷中。

大椎：在第 7 颈椎棘突下凹陷中。

昆仑：在外踝后方，当外踝尖与跟腱之间的凹陷处。

血海：屈膝，在髌骨底内侧缘上 2 寸，当股四头肌内侧头的隆起处。

膈俞：在背部，当第 7 胸椎棘突下，旁开 1.5 寸。

三阴交：在内踝尖直上 3 寸，胫骨后缘。

3）刮拭顺序：先刮肩颈部的风池、肩井、天柱、大椎，再刮背部膈俞，最后刮下肢的血海、昆仑、三阴交。

4）刮拭方法：泻法。在需刮痧部位涂抹适量刮痧油。由于肩部肌肉丰富，用力宜重，从风池穴一直刮到肩井穴，应一次到位，中间不要停顿。然后刮颈后天柱穴至大椎

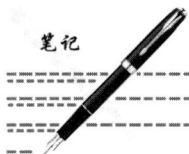

穴，分别由两侧向大椎穴刮拭，用力要轻柔，不可用力过重，可用刮板棱角刮拭，以出痧为度。刮背部膈俞穴，宜用刮板角部由上至下重刮 30 次，直至出痧。最后刮足部外侧昆仑穴和下肢内侧血海、三阴交穴，重刮各 30 次，以出痧为度。

3. 刮痧过程中可能出现的意外及处理　刮痧疗法和针灸、按摩等方法是一样的，都是对人体的穴位进行刺激，只不过使用的工具不同而已。所以刮痧也和针灸一样，有可能像晕针一样出现晕刮。

（1）晕刮出现的症状。头晕，面色苍白、心悸、出冷汗、四肢发冷，恶心欲吐或神昏仆倒等。

（2）预防措施。空腹、过度疲劳者忌刮；低血压、低血糖、过度虚弱和神经紧张特别怕痛的患者轻刮。

（3）急救措施。迅速让患者平卧；让患者饮用 1 杯温糖开水；迅速用刮板刮拭患者百会穴（重刮）、人中穴（棱角轻刮）、内关穴（重刮）、足三里穴（重刮）、涌泉穴（重刮）。

【注意事项】

（1）准备好刮痧用具，要注意做好消毒工作。最好一人一板，如无条件，每刮一人必须将刮痧板清洗干净。

（2）有出血倾向，如糖尿病晚期、严重贫血、白血病、再生障碍性贫血和血小板减少患者不要刮痧，因为这类患者在刮痧时所产生的皮下出血不易被吸收。

（3）凡体表有疖肿、破溃、疮痈、斑疹和不明原因的包块处禁止刮痧，否则会导致创口的感染和扩散。

（4）急性扭伤、创伤的疼痛部位或骨折部位禁止刮痧，因为刮痧会加重伤口处的出血。

（5）过度饥饱、过度疲劳、醉酒者不可接受重力、大面积刮痧，否则会引起虚脱。

（6）眼睛、口唇、舌体、耳孔、鼻孔、乳头、肚脐等部位禁止刮痧，因为刮痧会使这些黏膜部位充血，而且不能康复。

（7）精神病患者禁用刮痧法，因为刮痧会刺激这类患者发病。

（8）有严重心脑血管疾病、肝肾功能不全、全身水肿者禁用刮痧法。因为刮痧会使人体皮下充血，促进血液循环，这会增加心、肺、肝、肾的负担，加重患者病情，甚至危及生命。

（9）孕妇的腹部、腰骶部禁用刮痧，否则会引起流产。妇女的乳头禁刮。

（10）夏季刮痧时，应避免风扇直接吹刮拭部位。出痧后 30 分钟内忌洗凉水澡。前一次刮痧部位的痧斑未退之前，不宜在原处再次刮拭出痧。出痧后患者最好饮一杯温开水（最好为淡盐水），并休息 15~20 分钟。

【评估标准】

项目	项目分数	操作要求	实际得分
评估	10	(1)核对医嘱、治疗卡、床号、姓名	
		(2)评估患者的体质及局部皮肤情况、既往病史、目前症状、发病部位及相关因素	
		(3)评估环境:环境清洁、舒适、安静,根据季节关好门窗,调节室温	
计划	15	(1)预期目标所患"痧症",如头晕、胸闷等症状得到缓解或消除	
		(2)准备 1)护士自身准备:衣、帽、鞋穿戴整洁,修剪指甲,洗手 2)用物准备:治疗盘、卫生纸、弯盘、刮具(瓷勺、牛角刮板等)、治疗碗内盛少量清水(根据情况可准备液体石蜡等润滑剂),必要时准备浴巾、屏风等 3)患者准备:说明治疗目的,缓解患者紧张情绪	
操作过程	50	(1)备齐用物,携至床旁,再次核对医嘱、治疗卡、床头卡、床号、姓名,与患者解释交流	
		(2)协助患者取合适体位,暴露刮痧部位,注意防寒及保护患者隐私	
		(3)检查刮具边缘是否光滑,有无缺损,以免划破皮肤	
		(4)右手持刮痧工具,蘸上水或润滑剂,在患者体表的特定部位按一定方向进行刮拭,刮具与皮肤之间角度以45°为宜。一般采用腕力及臂力,忌用蛮力。用力要均匀、适中,由轻渐重,不可忽轻忽重,以患者能耐受为度。刮痧要顺着一个方向刮,在需要刮痧的部位单向重复地刮,不要来回刮	
		(5)刮具干涩时,需及时蘸湿再刮,以皮下呈现轻微紫红或紫黑色痧点、斑块为度	
		(6)一般每个部位刮10~20次,直至皮肤出现深红色斑条(血痕)为止。根据部位不同,将"血痕"刮成直条或弧形。如需再刮应间隔5~7天,以皮肤上的痧痕退去为标准	
		(7)刮痧方法:①面刮,在身体平坦部位,用刮板一侧边缘接触皮肤,刮板与皮肤间成45°进行刮拭。②角刮,在凹凸部位,用刮板的角部在穴位上以较短的距离进行刮拭	
		(8)随时询问患者有无不适,观察皮肤颜色变化,及时调节手法力度	
		(9)刮拭完毕,清洁局部皮肤,协助整理衣着及床单位;取合适体位;嘱患者饮一杯温开水或淡盐水,休息15~20分钟	
		(10)清理用物,洗手,做好记录	
评价	10	(1)患者:体位正确,皮肤无破损,衣物无污染,症状改善	
		(2)护士:操作手法正确、熟练,刮力均匀适中,刮痕符合要求	
提问	15	注意事项等	
总计	100		